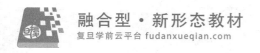

融合型·新形态教材
复旦学前云平台 fudanxueqian.com

普通高等学校学前教育专业系列教材

0~6岁儿童营养与食育

主　　编　童　连
名誉主编　何更生
编　　委　童　连　朱国伟　王　畅　赵明一　金春燕
　　　　　朱　珠　卢中洁　张　丽　刘思雨　张小宁
　　　　　刘乐乐　杨　芳　杨　娟　何　晓

U0276633

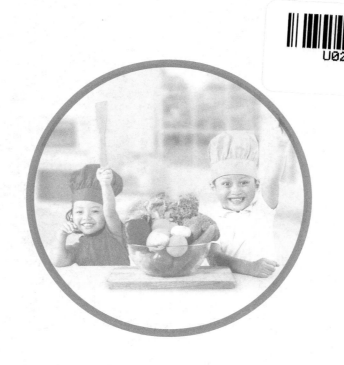

复旦大學 出版社

内容提要

适宜的营养是儿童健康的基石。本书系统讲述了0~6岁儿童的营养知识，强调营养与健康的密切关系，以及如何通过科学喂养、儿童自主饮食行为习惯培养和健康观念的塑造，达到促进儿童健康的目的。

本书共七章，在内容上可分为三个部分。第一部分聚焦儿童营养基础知识，系统梳理了儿童饮食营养与健康的关系，儿童生长发育与营养喂养，特殊情况下的儿童营养与喂养，儿童常见营养性疾病与喂养；第二部分引入了食育理念，详细介绍了食育的内涵、重要性以及优秀的食育实践案例与经验。第三部分介绍了0~6岁儿童营养与喂养行为评价，并提供了大量国内外常用喂养行为评价工具索引。

本书既可作为学前教育专业、早期教育专业、婴幼儿托育专业、儿童保健专业等学生的教材，也适合儿童保健人员、托幼机构照护人员、家长、营养师等参阅。

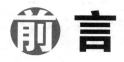

前言

　　0～6岁是儿童体格生长和神经心理发育的关键时期,此时期合理的膳食营养是儿童生长发育和智力发展的重要物质保障,也是终身健康的重要前提;同时,还可以有效降低患感染性疾病以及成年后患慢性疾病的风险。儿童饮食营养与健康是全民健康的重要组成部分,提高我国儿童饮食健康水平是全面提升中华民族健康素质、实现人民健康的重要组成部分。同时,儿童营养健康状况也是衡量国家社会发展水平的重要指标,终止儿童营养不良是全球可持续发展目标之一。

　　近几十年来,我国儿童的营养状况得到了很大的改善,儿童营养不足问题显著减少,儿童健康的总体水平大幅提升。与此同时,伴随着社会经济的发展、物质供给的极大丰富,人们的生活和饮食方式呈现出快捷化与多元化的特点,给儿童的饮食营养和健康带来了新的问题与挑战。儿童营养不良的表现形式更加多元,营养不足和营养过剩并存。其中,因热量过剩导致的儿童超重肥胖问题更加突出,并存在低龄化趋势,已严重威胁到儿童的健康,并对终身健康构成潜在的危害。此外,因营养素摄入不均衡导致的"隐性饥饿"和因热量摄入过剩导致的"隐形肥胖"并存。儿童营养问题还存在明显的地区差异,如发达地区的儿童超重肥胖问题更加严重,欠发达地区的儿童营养不足、营养不均衡和发育迟缓问题更为突出。

　　儿童营养问题的成因中除了复杂的社会环境外,还与家庭环境(家长的喂养行为)密切相关。家长的营养知识、喂养理念直接影响家长的喂养行为,影响儿童的饮食习惯和健康。因此,应进行全民食育教育,改善人们的营养健康知识与理念,饮食行为和生活方式。0～6岁儿童饮食行为习惯的培养,关乎其终身健康。家庭和托幼机构要注重科学喂养,培养儿童良好的饮食习惯,增强对食物的科学认知,养成健康的生活方式。《中国儿童发展纲要(2021—2030)》将"改善儿童营养状况"作为改善儿童健康状况的重要举措,提出:要"关注儿童生命早期1 000天营养""实施母乳喂养促进行动""开展儿童生长发育监测和评价""加强食育教育,引导科学均衡饮食、吃动平衡,预防儿童超重和肥胖。加强学校、幼儿园、托育机构的营养健康教育和膳食指导。"

　　本书共七章,亦可分为三个部分,一是0～6岁儿童营养与喂养,二是食育与儿童健康,三是喂养评价。其中,第一部分系统阐述了 0～6 岁儿童饮食营养与健康的关系,生长发育与营养喂养的关系,特殊情况下的儿童营养与喂养,0～6 岁儿童常见营养性疾病与喂养。第二部分则详细介绍了食育的由来和内涵、食育的重要性以及如何在家庭和托幼机构开展儿童食育工作,并引入了集体儿童照护中的一线食育实践经验。最后,也即第三部分,介绍了 0～6 岁儿童营养与喂养行为评价,并系统回顾了国内外常用的喂养行为评价工具,供广大读者参考。

童 连

复旦大学副教授、医学博士

目录

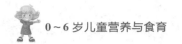

第一章
0～6岁儿童饮食营养与健康

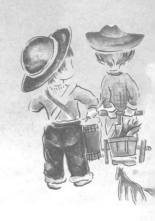

 学习目标

1. 掌握0～6岁儿童生长发育规律与饮食营养之间的关系。
2. 理解0～6岁儿童良好饮食及健康膳食的重要性。
3. 学会运用本章所学知识应对儿童饮食面临的种种挑战。

 学习导引

　　本章详细介绍了0～6岁儿童饮食营养与生长发育规律间的关系及其具体的作用机制,详细介绍了当前儿童饮食营养中面临的种种挑战并阐释了相关的影响因素,还进一步提出了回应性喂养和食育的概念。希望学习者通过相关知识的学习、掌握,能应对儿童饮食问题,最终实现儿童健康科学饮食的目标。

知识结构

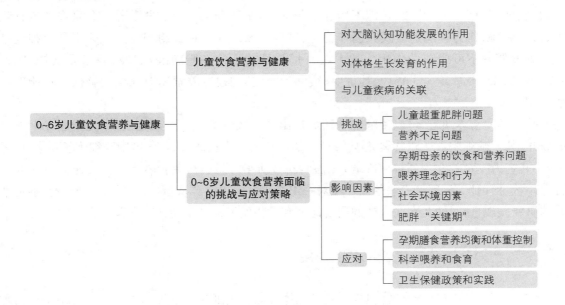

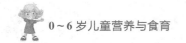

儿童时期获得充足均衡的营养和养成良好的饮食生活习惯,不仅有助于儿童健康成长,也将影响其一生的身体素质和健康状况。提高我国儿童饮食健康水平,是全面提升中华民族身体素质,实现人民健康的重要部分;也是积极参与全球健康治理,履行《2030 年可持续发展议程》这一国际承诺的重要举措。近几十年来,我国儿童营养状况得到很大改善,但是也面临一些新的挑战,如儿童超重肥胖问题日益严重。该情况提示相关部门应积极采取措施解决当前儿童群体所面临的包括超重肥胖、营养不均衡以及隐形肥胖在内的多种营养问题。

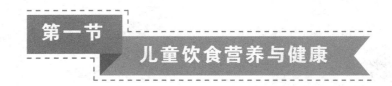

第一节　儿童饮食营养与健康

营养可以维持人的生命,保障人体一切正常的生理活动,修复受损的组织和器官,防止营养性疾病的发生,提高机体的免疫力。0～6 岁是儿童生长发育的黄金时期,这个时期获得充足和均衡的营养是促进儿童健康与发展的基础。该时期的营养问题可导致近期和远期的不良后果:近期表现为贫血、体格和智力发育迟缓;远期表现为智力水平不佳、学习能力下降、患慢性病的危险性增加以及成年后的劳动生产能力与身体健康状况较差等,这种影响可持续终生且不可逆转。有些观点认为,早期营养障碍是导致成年期肥胖和代谢综合征发生的重要原因。

一、营养对儿童大脑认知功能发展的作用

越来越多的研究表明,营养均衡不仅能为儿童各个阶段的生长发育提供必需的营养物质,而且对儿童心智的发育起着关键作用。0～6 岁,特别是 0～3 岁是人体大脑发育的关键时期,良好的营养为大脑发育提供了重要的物质基础。对于大脑和神经系统活动具有重要影响的营养素包括蛋白质、磷脂、糖类、氨基酸、长链不饱和脂肪酸、微量营养素等。这些营养素分别在构成神经元细胞、形成髓鞘、作为神经递质及其前体物质、减轻应激反应对神经组织的过氧化损伤等神经结构和功能上发挥着不可或缺的作用。其中,蛋白质,长链不饱和脂肪酸,胆碱,微量元素铁、锌、碘,及维生素 A、D、B_6、B_{12}(叶酸)尤其重要,被称为"大脑构建营养素",对儿童大脑认知功能发挥着重要作用。

如胎儿早期营养缺乏,可以使脑细胞的数目出现永久性的减少。研究表明,死于胎儿期营养不良的婴儿,其大脑细胞数比正常婴儿少 20%。如在脑细胞增长期营养不良,则脑细胞长不大,脑重量不足,小儿智力发育就会受到较大影响。研究表明,幼年时患过严重营养不良的儿童到少年时表现出智力差,包括记忆力、理解力差等。一项对一组 2 岁时曾患过严重蛋白质-能量营养不良症的非洲幼儿的研究发现,这些幼儿在儿童期的语言能力和动作发展都低于幼儿时期营养良好的幼儿。

二、营养对儿童体格生长发育的作用

儿童体格生长发育是指儿童的身高(身长)、体重以及头围和胸围等的生长与发育情况。营养是儿童体格生长发育的必要物质基础,营养物质供给不足或重要的微量元素缺乏会严重影响儿童的生长发育,使其出现发育迟缓。《2021 年世界儿童状况》报告指出,2016 年全球有 16 800 万名 5 岁以下

儿童生长发育迟缓，5 600万名5岁以下儿童体重与身高的比例偏低，3 500万名5岁以下儿童肥胖。全球每年死亡的700多万5岁以下儿童中有50％是直接或间接地由营养不良造成，其中$\frac{2}{3}$以上与出生后第一年的喂养不当有关。

随着我国社会经济发展和儿童营养物质供给能力的提高，1985—2015年，我国5岁以下儿童的发育迟缓、体重不足的患病率从分别12.21％、4.44％下降至0.97％、0.59％。

三、营养与儿童疾病的关联

营养状况与学龄前期、儿童期，乃至成年期的疾病密切相关。早期营养不足、过剩或者营养不均衡都可能会引发疾病。如过多的营养对儿童的身高和营养均衡并没有帮助，反而会引起儿童的超重、肥胖，对儿童的生长发育造成不良影响。一项对上海市586名0～3岁婴幼儿的调查显示，0～3岁婴幼儿缺铁性贫血和超重肥胖的患病率分别为3.24％和28.50％，其中超重肥胖儿缺铁性贫血患病率为7.19％，显著高于体重正常儿的1.68％。超重肥胖儿发生缺铁性贫血是正常儿童的4.55倍。可见超重肥胖并不代表营养均衡，反而会增加婴幼儿发生缺铁性贫血的风险，预防和控制超重肥胖对防治婴幼儿缺铁性贫血具有积极意义。

此外，由肥胖所引发的慢性疾病也正在危害着儿童健康。超重和肥胖儿童患糖尿病的风险约为正常人群的4.3倍，患高血压疾病的概率较正常体重的儿童高50％～120％，这一数字在患上肥胖症6年后将增加至400％～500％。美国相关研究显示，儿童哮喘的发生率与儿童BMI（Body Mass Index，身体体质指数）四分位值的上升呈正相关。肥胖会使儿童患非酒精性脂肪肝的概率上升。超重和肥胖带给儿童的社会压力也会导致其出现心理、认知和智力等方面的问题。

必要的微量元素在儿童生长发育过程中也起着重要作用，我国幼儿钙、铁、锌等微量元素缺乏现象很常见。铁是血红蛋白的重要组成成分，若体内含量不足可导致0～6岁儿童发生缺铁性贫血及相应神经、精神症状。钙缺失不仅会对0～6岁儿童的牙齿与骨骼造成影响，而且对0～6岁儿童的身高及其他生理功能都有一定的影响。锌在人体生长发育、免疫及内分泌等生理过程中具有重要作用，缺锌可引起0～6岁儿童食欲不佳、生长发育迟缓等。

合理的膳食营养和喂养模式是确保实现儿童健康成长的有效手段，同时也对降低行为疾病的发生起到关键作用。因此，加强早期营养与科学养育，不仅能促进0～6岁儿童大脑的认知发展，发挥其最大潜能，而且可以提高人口综合素质，促进国家高速发展和人类生命全程健康。

第二节　0～6岁儿童饮食营养面临的挑战与应对策略

一、0～6岁儿童饮食营养面临的挑战

我国0～6岁儿童饮食营养状况已经得到很大改善，但仍然面临多重挑战，营养不良和营养不均衡问题同时存在。其中，营养不良中营养过剩和营养不足问题并存；儿童超重肥胖问题严重，且有低

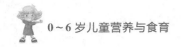

龄化趋势。由肥胖引起的健康问题也在威胁儿童健康。与此同时,一些贫困地区儿童营养不良和生长发育迟缓问题也不容忽视。

（一）0～6岁儿童超重肥胖问题

营养过剩是0～6岁儿童营养不良的一个突出表现。近年来,随着人们生活水平的提高和喂养方式问题,使得0～6岁儿童的超重肥胖问题日益严重。一项研究对上海市某社区2013—2017年儿童保健资料中的1 484名0～3岁婴幼儿的营养性疾病的发生情况进行了分析。结果发现在0～3岁婴幼儿中,有30.93%发生了营养性疾病,其中男童的发生率略高于女童;营养性疾病分类的顺位情况依次是超重、缺铁性贫血、肥胖、营养不良、佝偻病及生长迟缓,排在前两位的超重和缺铁性贫血发生率分别为18.60%和11.93%;营养性疾病的发生主要在0～12月龄的低年龄段。

一项研究针对2018—2019年在北京市某社区卫生服务中心进行体检的5 970人次婴幼儿信息进行分析,采用"WHO儿童体格生长发育标准差数值表"进行身体发育评价,计算婴幼儿的超重、肥胖率。结果显示,3个月组超重发生率11.49%,肥胖发生率3.73%;6个月组超重发生率13.41%,肥胖发生率6.26%;8个月组超重发生率15.90%,肥胖发生率2.43%;12个月组超重发生率10.39%,肥胖发生率3.13%;18个月组超重发生率7.39%,肥胖发生率1.13%;24个月组超重发生率4.31%,肥胖发生率1.05%;30个月组超重发生率4.18%,肥胖发生率0.42%;36个月组超重发生率2.50%,肥胖发生率0.58%。不同年龄组中超重肥胖的发生率均是男童明显高于女童;随着儿童的月龄增长,其肥胖率呈逐渐下降的趋势。如发现8个月内的婴儿肥胖发病率明显高于8个月后发病率,8个月之后随着月龄的逐渐增加,超重肥胖比例不断下降,这与其他研究报道的结果基本一致。如一项研究发现,18个月以内的0～6岁儿童随着月龄越来越大,超重及肥胖检出率越低,18个月以后,未发现类似趋势。这可能是由于孕妇体重增加过快,导致胎儿体重增加,分娩出巨大儿的比例较高。我们常说的"婴儿肥"也特指在婴儿期超重肥胖的孩子。

2013年的"中国5岁以下儿童营养与健康状况监测",研究对象为中国30个省55个监测点6岁以下的留守儿童共4 576人,结果显示2013年中国农村6岁以下留守儿童超重率为6.9%,普通农村、贫困农村分别为7.7%和5.6%。"2010—2013年中国居民营养与健康状况监测"对全国30个省(自治区、直辖市)55个调查县(区)中32 862名0～5岁儿童进行了调查,结果显示2013年中国0～5岁儿童超重率为8.4%,男童和女童超重率分别为9.4%和7.2%。0～6、6～12、12～24、24～36、36～48、48～60和60～71月龄组超重率分别为13.0%、11.1%、8.3%、6.0%、4.8%、3.9%和15.9%;低、中、高收入家庭的儿童超重率分别为8.0%、8.8%和8.9%。0～5岁儿童肥胖率为3.1%,男童和女童肥胖率分别为3.6%和2.5%;城市和农村儿童肥胖率分别为3.3%和2.9%。

最近的一项对西安城市地区6 595名幼儿园儿童的调查显示,儿童超重率为13.45%,肥胖率为6.14%,肥胖主要为轻度肥胖,占肥胖儿童的66.42%;男童肥胖率高于女童,随着年龄的增加,儿童肥胖的检出率有逐渐增大的趋势,且民办幼儿园儿童超重率、肥胖率均大于公办幼儿园。另一项针对北京城区的2 985名学龄前儿童的调查发现,儿童超重、肥胖检出率分别为8.17%和8.21%,其中男童分别为9.14%和11.41%,女童分别为7.14%和4.78%,且肥胖检出率随年龄增长而增加。

（二）0～6岁儿童营养不足问题

儿童超重肥胖日益增多的同时,0～6岁儿童的营养不足问题依然存在,特别是欠发达地区和农村地区。一些欠发达地区0～6岁儿童的贫血问题不容乐观,凉山州4个重点县6～24月龄婴幼儿贫血患病率为51.9%,低体重率为9.5%,生长迟缓率为25.6%。

贫困地区儿童生长迟缓、低体重率、贫血率约为城市的4～5倍,农村的1～2倍。《中国居民营养与慢性病状况报告(2020年)》显示,营养不足的问题得到持续改善,6岁以下儿童生长迟缓率降至了7%以下,低体重率降至5%以下。我国农村儿童的生长迟缓问题已得到根本改善,农村6岁以下儿童生长迟缓率由2015年的11.3%降至5.8%;6岁至17岁儿童青少年生长迟缓率从4.7%降到了2.2%。

一项研究以湖南省农村地区随机抽取的3 630名6～23月龄婴幼儿作为研究对象,发现该地区婴儿低出生体重发生率为4.10%,巨大儿发生率为6.7%。低出生体重组0～6岁儿童生长迟缓率、低体重率和消瘦率分别为22.8%、14.1%和6.0%,明显高于正常出生体重组(4.97%、2.4%和2.1%)和巨大组(0.8%、0.8%和0.41%);低出生体重是婴幼儿生长迟缓、低体重和消瘦的危险因素,出现三类问题的风险分别是正常出生体重婴幼儿的7.9倍、6.3倍和3.1倍。巨大儿组婴幼儿超重肥胖率为25.8%,明显高于低出生体重组(4.7%)和正常出生体重组(13.0%),计算可知巨大儿患超重肥胖的风险是正常出生体重儿童的2.3倍。此外,低出生体重组、正常出生体重组和巨大儿组婴幼儿贫血率分别为25.5%、29.1%和25.41%,无显著差异,说明出生体重与婴幼儿贫血的发生无关。

某城市地区3～6岁儿童2016—2018年营养不良患病率分别是2.63%、1.98%和1.84%,呈逐年下降趋势;贫血患病率分别为2.86%、2.91%和2.68%,三年间无显著变化。而肥胖患病率2016—2018年分别为9.87%、11.28%和14.67%,呈上升趋势。一项针对某市托幼机构的6 053名学龄前儿童的调查显示,学龄前期儿童营养不良总患病率为5.62%。

世界卫生组织(WHO)将营养素摄入不足或营养失衡称为"隐性饥饿"(Hidden Hunger)。"隐性饥饿"是指机体由于营养不平衡或者缺乏某种维生素及人体必需的矿物质,同时又存在其他营养成分过度摄入,从而产生隐蔽性营养需求的饥饿症状。"隐性饥饿"多见于儿童和青少年,在城市和农村地区都存在。

联合国儿童基金会(UNICEF)和世界微量元素倡议组织(Micronutrient Initiative)共同调查表明,全球儿童对维生素和矿物质摄取不足,提出"隐性饥饿"这个公共健康问题,以及对儿童的智力和身体发育造成了严重影响。引起婴幼儿"隐性饥饿"原因有很多,其中最重要的原因是家长对婴幼儿的喂养不当,造成婴幼儿各种营养素的摄入不均衡。美国马里兰大学的莫里·布拉克教授指出,父母的喂养行为对婴幼儿的健康有很大的影响,因喂养方式不当而导致营养吸收不全,可能会令婴幼儿出现体重不足或微量营养素缺乏的症状,进而带来认知、心理和运动发育迟缓的危险,特别是那些早期学习机会不多的儿童会更加明显,这就是"婴幼儿隐性饥饿"。在我国,由于很多家长还保留传统的喂养理念和生活习惯,导致婴幼儿脂肪和精制碳水化合物等高能量、低维生素及矿物质含量的食物摄入过多,而蔬菜水果等富含维生素、矿物质的食物摄入量不足,尤其是各种维生素、钙和铁的摄入量明显偏低,这不仅造成了婴幼儿超重、肥胖问题,同时也因为维生素和矿物质的摄入量不足而对婴幼儿生长发育造成伤害。

二、0～6岁儿童饮食营养问题的影响因素

0～6岁儿童饮食营养问题和造成的疾病结局受到遗传和环境的交互作用,相关因素包括母亲怀孕期间的膳食营养和体重控制、父母的BMI、妊娠并发症以及婴儿性别、出生时体重和出生后的喂养方式等。其中,父母BMI、婴儿出生时体重以及喂养方式是营养性疾病发生的关键因素。同时这些因素也与社会环境密切相关,如生活节奏加快和饮食文化的改变、地区发展不均衡等社会因素。

(一)孕期母亲的饮食和营养问题

越来越多的流行病学调查及动物实验研究提示,母亲孕期营养对其子代成年以后非感染性疾病(如代谢性综合征及心肺疾病等)的发生有着重要影响。同时,还可能影响子代儿童时期非感染性疾

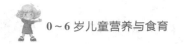

病的发生,如儿童哮喘、喘息、遗传性过敏体质等。这些疾病带给患儿心理负担,严重影响患儿生长发育和生活质量,甚至会危及生命。

英国著名流行病学家David Barker教授早在20世纪90年代初期基于多项临床流行病学研究发现,胎儿在母亲子宫内的生长发育状况与其成年疾病的发生存在一定的关联,并根据相关研究结果提出了"成人疾病的胎儿起源"假说,即著名的"Barker假说"。这一假说认为母亲怀孕中晚期营养不良会引起胎儿生长发育失调,进而会增加成年后罹患肥胖、糖尿病、心血管疾病等的风险。这种影响甚至可持续几代,这提示生命早期的生活和营养状况对成年后慢性非传染性疾病的易感性具有重要影响。孕期合理营养、科学膳食可以降低子代这些疾病的发病风险。

出生体重与0～6岁儿童体格发育密切相关,低出生体重将增加0～6岁儿童营养不良的发生风险,巨大儿将增加0～6岁儿童超重肥胖的发生风险。孕前和孕期营养不良包括摄入的营养不足和过剩,其中产妇孕前超重或肥胖、孕期体质量增长总量过多、合并妊娠期糖尿病是分娩巨大儿(新生儿的出生体重等于或大于4 000 g称为"巨大儿")的危险因素。新生儿出生体重不是越重越好,出生体重过重的新生儿与儿童肥胖有关,与成年后的疾病发生有关,也与孕妇孕期高血压、糖尿病以及难产有密切关系。因此控制母亲怀孕期间的体重和热量摄入,使新生儿体重在正常范围内,对母婴健康都有重要的意义。

然而,由于人们生活水平的提高和对孕期营养摄入的错误认识,近年来巨大儿的发生率整体呈不断上升趋势。北京通州地区某医院巨大儿的检出率在1999年、2005年、2010年和2012年分别为7.2%、8.8%、12.1%和7.7%。同时,农村巨大儿的发生率有逐年提高的趋势,1999年、2005年和2010年分别为5.3%、6.5%、7.1%。无孕期营养知识是巨大儿的影响因素,孕期营养健康教育是巨大儿的保护因素。常州市某区医院对1998年、2008年和2017年出生的2 376名新生儿的统计分析显示,这3年的巨大儿发生率分别为10.1%、8.7%和9.7%。

(二)喂养理念和行为

喂养行为对儿童饮食行为有着重要影响,不同的喂养行为会使儿童形成不同的饮食行为习惯。喂养行为包括喂养者行为、食物制备行为、喂养环境、喂养过程、环境卫生等。不当的喂养行为可造成0～6岁儿童的喂养困难,如偏食、挑食、进食量少、进食行为不良、自我进食缓慢等,会增加0～6岁儿童营养缺乏性疾病的发生风险,从而影响0～6岁儿童生长发育。不当的喂养行为常常是由不当的喂养理念导致。一些照护人较为娇惯孩子,会竭力满足孩子的所有要求,导致儿童养成挑食和喜爱零食、饮料等饮食行为;或者担心孩子吃不饱或营养不够,喂养过程中剥夺儿童独立进食的机会,由照护人代替喂养为主。或者采用强迫型的喂养行为,如要求孩子必须吃某种食物,或者通过"哄骗"等各种方式让孩子吃完准备好的所有食物等,这种做法会增加儿童超重肥胖的风险。

相反,有些照护人在喂养过程中缺乏对儿童进食行为的约束或监督,或者为了让儿童"安静"吃饭,让儿童在吃饭的时候看电子产品,或边吃边玩,很容易让儿童养成吃饭分心的不良饮食行为。此外,家长自身的饮食习惯也会潜移默化地影响着儿童,如家长在吃饭的时候看手机、看电视,或者家长喜欢喝含糖或碳酸的软饮料等。

纯母乳喂养率和母乳喂养时间、辅食添加的时间和辅食制作的健康营养都是影响0～6岁儿童健康的重要因素。在出生后的最初6个月中,应对婴儿进行完全母乳喂养以实现最佳生长、发育和健康。然而,我国的纯母乳喂养率仍然不高。根据中国国家卫生服务调查,6个月纯母乳喂养率从2008年的27.6%上升到2013年的58.5%,虽然已经高于全球40%的平均水平,但还有很大的提升空间。6个月后,为了满足婴儿不断增加的营养需求,婴儿应接受营养充足和安全的补充食物,即"辅食添加",同时继续进行母乳喂养直至2岁或以上。过早添加辅食或者过度喂养都可能会导致0～6岁儿童超重肥胖。

儿童出生时的体重、父母的 BMI、是否母乳喂养以及妊娠期糖尿病等因素,都与0～6岁儿童的超重肥胖有关。父母亲肥胖、照顾者文化程度较低、喜爱油炸食品和奶类食品摄入较少是学龄前儿童超重肥胖的危险因素。相关研究发现,喝鲜榨果蔬汁/纯果蔬汁、喝运动饮料是儿童超重肥胖的危险因素,而户外运动、食用坚果类食品是儿童超重肥胖的保护因素。

(三) 社会环境因素

除了0～6岁儿童个体、家长个体健康和喂养行为的因素外,还应该看到社会环境中宏观层面的因素对儿童饮食营养问题的影响。因为以上成因中的个体行为,是在整个社会文化背景和社会经济发展的大环境下形成的。社会环境因此也造成了0～6岁儿童的营养状况和喂养方式的地区差异,如城市地区的0～6岁儿童超重肥胖问题严重,而农村地区的营养不足问题更加严重。整体而言,农村和偏远地区的0～6岁儿童的营养状况和喂养状况不容乐观,要差于城市和发达地区。应加强宣传教育,提高家长的育儿素养,掌握营养包的有效服用方法,纠正不正确的喂养方式。

(四) 肥胖"关键期"

从胎儿期到入小学前包括三个预防肥胖的关键时期,即胎儿期、婴儿期和学龄前期。前面已论述了前两个时期的重要性,而学龄前期有着更特殊的意义。3～6岁被认为是预防儿童肥胖的关键"窗口期",因为这个时期又叫"脂肪重聚"期。孩子在出生时的脂肪比例比较高,然后逐渐下降,正常发育的孩子,身体的脂肪比例到六七岁开始回弹。3～6岁儿童身高和体重增长的速度与2岁以前婴儿期相比,会有明显下降,体重增速的下降更明显。这其实是正常的自然生长规律,但是有些家长认为孩子变瘦了是营养缺乏,然后让孩子多吃,从而导致肥胖。"脂肪重聚"的年龄越早,以后越容易发生肥胖。而且,学龄前的肥胖以后更难纠正。换言之,3～6岁时的体重指数增长过快,青春期及成年肥胖的概率就会大幅增加。

三、0～6岁儿童饮食营养问题的应对

孕期注意膳食营养均衡、适当增重、控制孕期 BMI、预防妊娠期糖尿病等并发症,同时控制父母的 BMI、采取科学的婴儿喂养方式,是预防0～6岁儿童营养性疾病的关键。

(一) 孕期膳食营养均衡和体重控制

从生命全程观的角度看,0～6岁儿童期营养问题的预防应从母亲怀孕期的营养均衡和体重控制开始,甚至可以提前到母亲备孕期间。如果孕前母亲 BMI 为超重肥胖,或者孕期母亲营养和能量摄入过剩,体重增加过快,都可能会导致巨大儿,不仅不利于分娩,同时巨大儿日后超重肥胖的风险要高于出生体重正常的婴儿。

母亲孕前体重与新生儿出生体重、婴儿死亡率以及孕期并发症等不良妊娠结果有密切关系,低体重或肥胖的育龄妇女是发生不良妊娠结果的高危人群。备孕妇女宜通过平衡膳食和适量运动来调整体重,保持体重指数在 18.5～23.9 的理想范围内。

同时,孕期母亲需要保持营养均衡、注意特定营养素的补充。如常吃含铁丰富的食物,选用碘盐。育龄妇女是铁缺乏和缺铁性贫血患病率较高的人群,怀孕前如果缺铁,可导致早产、胎儿生长受限、新生儿低出生体重以及妊娠期缺铁性贫血。因此,备孕妇女应经常摄入含铁丰富、利用率高的动物性食物,铁缺乏或缺铁性贫血者应纠正贫血后再怀孕。碘是合成甲状腺激素不可缺少的微量元素,为避免孕期碘缺乏对胎儿智力和体格发育产生的不良影响,备孕妇女除选用碘盐外,还应每周摄入 1 次富含碘的海产品,如海带、紫菜、贝类海鲜以增加一定量的碘储备。备孕妇女还应从准备怀孕

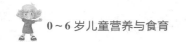

前3个月开始每天补充400 μg叶酸,并持续整个孕期。围孕期补充叶酸不仅可以降低不良妊娠的发生率,降低神经管缺陷的风险使早产的整体风险降低14%,小于胎龄儿出生风险降低19%,而且能提高新生儿出生体重和促进胎儿宫内生长。

(二) 科学喂养和食育

科学喂养是预防0～6岁儿童营养性疾病的重要途径。对0～6岁儿童的科学喂养应遵循以下原则:及时原则,即掌握合适的喂养和辅食添加时机;充足原则,即能量和营养要充足;恰当原则,即喂养行为和食品安全;个性化原则,即要满足0～6岁儿童个体需求。

首先,鼓励纯母乳喂养至6个月,不宜过早或过晚添加辅食,避免过度喂养。7个月至2岁时,辅食制作要健康营养、热量适度、合理喂养且继续母乳喂养,不能母乳喂养的添加配方奶粉,但要注意配方奶粉添加的量、喂养时间频度的个体差异性,杜绝过度喂养和不科学的喂养方式。3～6岁幼儿处于生长发育的敏感期,也是脂肪组织发育活跃期及重聚期,应遵守"顺应性喂养"的原则科学喂养,并开展合适的"食育",养成自我进食的习惯。

2003年,世界卫生组织和联合国儿童基金会出版了《婴幼儿喂养全球战略》,提出了"顺应性喂养"(responsive feeding),也翻译为"回应性喂养"(以下统称"回应性喂养")。回应性喂养是回应性照护(responsive caring)的延伸,是在回应性照护理念框架下的一种积极、主动的喂养方式,是照护者积极的育儿理念和实践在喂养行为中的体现。中国营养学会2015年发布的《7～24月龄婴幼儿喂养指南》中也纳入了"回应性喂养",以指导具体的喂养行为。

回应性喂养是一种主动性的喂养方式,主张在喂养过程中注重儿童与照护者之间的互动情况,关注儿童在进食过程中反馈的信息,并且要求照护者以支持、及时和适当的方式对儿童的反馈信息做出迅速反应。越来越多的研究发现,回应性喂养不仅能够帮助0～6岁儿童建立健康的饮食行为,促进其体格生长,还在儿童依恋关系的建立、认知和语言的发展以及适应能力的良好性方面发挥着重要作用。为进一步推动回应性喂养的开展,世界卫生组织和联合国儿童基金会已经把回应性喂养纳入《婴幼儿喂养全球战略》,并将回应性喂养作为一项基于回应式照护原则的、"关爱儿童发展"的干预方案。

"食育"已被证明是可以改善人的饮食观念和行为,并影响人一生健康的有效举措。《中国儿童发展纲要(2021—2030年)》在改善儿童营养状况的策略措施中提到,"加强食育教育,引导科学均衡饮食、吃动平衡,预防控制儿童超重和肥胖。加强学校、幼儿园、托育机构的营养健康教育和膳食指导"。针对儿童、家长和机构照护人员进行"食育",也是预防0～6岁儿童营养性问题的有效方法。食育包括对食物知识的认知教育,良好饮食习惯的培养、人与自然、人与环境和谐的教育。"食育"一词,最早由日本著名的养生学家石冢左玄于1896年在其著作《食物养生法》中提出。2005年日本颁布了"食育基本法",将其作为一项国民运动,以家庭、学校、保育所、地域等为单位,在全国范围进行普及推广,通过对食物营养、食品安全的认识,以及食文化的传承、与环境的调和、对食物的感恩之心等,来达到"通过食育,培养国民终生健康的身心和丰富的人性"这一目的。食育是全民的教育,最有效的食育应该从幼儿开始。我国的幼儿医疗和教育机构也引入了食育的理论,并开展了一系列的实践活动,如一些托育机构和幼儿园开展了针对幼儿和家长的食育工作。

(三) 卫生保健政策和实践

开展定期体检、生长发育评价、健康管理和家庭喂养指导等儿童保健工作也是预防0～6岁儿童饮食营养问题的重要举措。我国基本公共卫生服务体系中,0～6岁儿童的健康管理包括体格测量,按"4-2-1"①程序按时监测体重、身长(高)和头围,定期检测血红蛋白等指标,用以反映儿童体格发

---

① "4-2-1"指:1岁内4次,即3月龄、6月龄、9月龄及1周岁时各检查1次;1～3岁1年2次,即每半年1次;3～6岁,每年1次。

育是否正常。当评价为营养不良或贫血时,需及时采取营养干预措施,以保证儿童正常生长发育。截至2019年,国家基本公共卫生服务体系中儿童健康管理工作已持续推进10年。

此外,从国家层面出台相关政策和指南也有助于预防0～6岁儿童营养问题,促进其健康发展。2008年,中国营养学会委托中国营养学会妇女分会制定完成并正式发布了《中国孕期、哺乳期妇女和0～6岁儿童膳食指南》,同期还推出了0～6岁儿童各生长阶段的平衡膳食宝塔(注:0～6岁儿童平衡膳食宝塔与膳食指南并非独立的理论体系,而是密切联系、相辅相成的关系)。中国0～6岁儿童平衡膳食宝塔以对中国0～6岁儿童不同生长时期身体发育特征和饮食习惯的研究分析为基础,以合理膳食为原则,注重食材的多样性和均衡性,通过宝塔的形式将0～6岁儿童不同生长阶段每日身体所需的油、脂肪、动物蛋白、蔬菜水果、谷类、母乳和乳制品进行专业标示,目的在于为指导家长实施科学的喂养提供科学、权威的标准参照,也为进一步增强中国0～6岁儿童体质提供科学依据。

2022年,中国营养学会发布了《中国居民膳食指南(2022)》《中国婴幼儿膳食指南(2022)》,为孕妇、乳母、婴幼儿和学龄前儿童提供膳食指导,保障生命早期一千天营养,促进0～6岁儿童以及学龄前儿童健康成长,维护孕期和产后妇女近期与远期健康。

 本章小结

儿童时期充足的营养是生长发育的基础,合理的营养对于儿童认知及行为能力的发展和疾病的预防起着重要作用,而目前我国0～6岁儿童饮食营养仍面临着严峻的挑战。通过对本章的学习可以了解营养与生长发育规律之间的关系及其作用机制,提出针对儿童营养影响因素的应对方案,以更好地保障儿童的健康成长。

 思考与练习

一、单项选择题

1. 儿童生长发育的黄金时期是?(　　)
　　A. 0～3岁　　　　　　　B. 0～6岁　　　　　　　C. 3～6岁　　　　　　　D. 6～9岁

2. 儿童大脑发育的关键时期是?(　　)
　　A. 0～3岁　　　　　　　B. 0～6岁　　　　　　　C. 3～6岁　　　　　　　D. 6～9岁

3. 下面哪一项不是早期营养对儿童发育的作用?(　　)
　　A. 大脑认知　　　　　　B. 体格发育　　　　　　C. 儿童疾病　　　　　　D. 性情气质

4. "大脑构建营养素"不包括?(　　)
　　A. 蛋白质　　　　　　　B. 长链饱和脂肪酸　　　C. 维生素A　　　　　　D. 叶酸

5. 以下关于微量元素缺失对儿童生长发育的说法错误的是?(　　)
　　A. 缺钙对牙齿、骨骼有影响　　　　　　　　　B. 缺铁导致贫血
　　C. 缺锌对免疫无影响　　　　　　　　　　　　D. 缺锌引起生长发育迟缓

二、材料分析题

安安已经2周岁了,身材瘦小,明显低于同性别同龄幼儿。喜欢一个人玩,不太会说话。安安生活在某地农村地区,由于他的父母离异从小和外婆一起生活。小时候没有得到充足的母乳喂养,也没有补充足量的配方奶粉,平时和外婆一起吃大人吃的东西。

请以安安的例子说明婴幼儿营养和喂养的重要性,并提出应对策略。

第二章
0~6 岁儿童生长发育与营养喂养

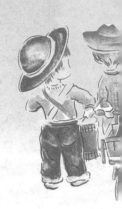

 学习目标

1. 识记不同年龄阶段儿童的生长发育特点以及婴儿时期消化系统的特点。
2. 理解造成喂养方式差异的原因和顺应喂养的方法。
3. 掌握不同年龄段儿童的喂养方式。
4. 运用所学知识,设计不同年龄段的饮食搭配。

 学习导引

　　0~6 岁儿童处在生长发育的高峰期,不同阶段对应的喂养原则和方法也各有不同。从纯母乳喂养到逐渐引入其他食物,不仅需要考虑儿童的消化系统特点,还需要综合考虑感知、心理方面的差异,做到合理喂养。本章主要介绍了婴幼儿及学龄前儿童的发育特点与喂养方式,以为不同阶段儿童的喂养提供指导。

 知识结构

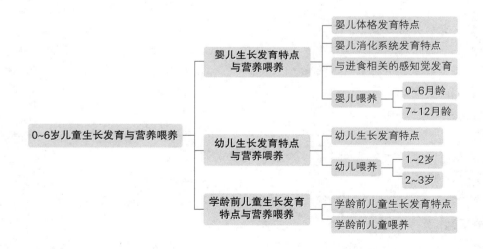

世界卫生组织与联合国儿童基金会一致建议：在出生后 1 小时内尽早开始母乳喂养；在前 6 个月进行纯母乳喂养并在 6 个月大时引入营养充足且安全的辅食，并持续母乳喂养至 2 岁或 2 岁以上。发表于《柳叶刀》的《21 世纪的母乳喂养：流行病学、机制和终身效应》指出，如果所有 0~23 个月大的婴幼儿都能得到母乳喂养，那么每年可以挽救超过 82 万名 5 岁以下儿童的生命。由此可见，合理的喂养方式是儿童健康与生长发育不可或缺的部分。而合理喂养就要求我们必须了解不同阶段儿童生长发育的特点，包括消化系统及与进食有关的感知觉系统等的发育特点。

0~6 岁是指从胎儿娩出开始到入小学前这个阶段，包括婴儿期、幼儿期和学龄前期。从时间上划分：从出生后至不满 1 周岁这段时期为婴儿期，其中包括新生儿期（断脐至出生后 28 天）；从满 1 周岁到不满 3 周岁为幼儿期；从 3 周岁到入学前这段时期为学龄前期。

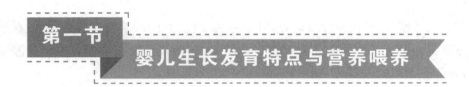

第一节　婴儿生长发育特点与营养喂养

婴儿期是人生第一个生长高峰期，是婴儿完成从子宫内生活到子宫外生活的过渡期，也是感知觉、动作和行为发育最快的时期，是视觉、听觉、运动、情感和社交发育与发展的关键期。

一、婴儿体格发育特点

（一）体重

婴儿期是出生后体重增长最快的时期，正常足月婴儿平均出生体重约为 3.3 kg；在出生后前 3 个月体重增加最迅速，平均每月增加的体重为 1~1.2 kg；生后 3 个月体重约等于出生时体重的 2 倍；至 12 月龄时体重约等于出生体重的 3 倍。

（二）身长

婴儿期也是身长增长最快的一年。婴儿出生时身长平均 50 cm，1 周岁达 75 cm，约为出生身长的 1.5 倍，1 年增长了约 25 cm。

（三）头围、胸围

新生儿头围平均为 34 cm，至 1 周岁头围平均约 46 cm。新生儿胸围较头围略小 1~2 cm，为 32~33 cm。1 岁时胸围约等于头围，1 岁后胸围超过头围。

二、婴儿消化系统发育特点

（一）口腔

婴儿口腔容积小、舌短而宽、舌系带固定、唇肌和两颊脂肪垫发达有利于吸吮乳汁。婴儿出生时唾液腺发育差，3~4 个月后唾液分泌开始增加，且 3 个月以内婴儿唾液中淀粉酶含量低下。

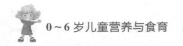

(二) 胃

婴儿胃多呈水平位,相对较小,足月新生儿的胃容积为 30～35 ml,3 个月时为 100 ml,1 岁时为 250 ml 左右。由于婴儿食管壁肌肉、弹力纤维和贲门括约肌发育尚不完善,而幽门括约肌发育较好,故易造成溢乳。喂哺婴儿时,食物量也不宜过多,过多易引起呕吐。

(三) 肠道

肠道是营养物质消化吸收最重要的场所,也是婴儿消化系统中出现状况概率最高的器官,比如腹泻、便秘、腹痛。婴儿肠道相对较长,超过自己身长 6 倍,有利于消化吸收,但其固定性较差,易发生肠扭转和肠套叠。一般肠黏膜发育良好,但肠壁薄、通透性高、屏障功能较差,肠腔中微生物、毒素及过敏物质容易透过肠壁进入血液引起感染或过敏。

(四) 肝、胆、胰腺

婴儿肝脏血管丰富,结缔组织发育较差,肝细胞再生能力强,不易发生肝硬化,但在感染和心力衰竭等情况下易淤血肿大。婴儿胆汁分泌较少,对脂肪的消化和吸收功能较差。胰腺发育也不成熟,消化酶分泌少且活力低。

(五) 消化酶

各消化器官分泌的蛋白酶、脂肪酶、碳水化合物酶等各类消化酶在出生时分泌量及活性程度均不同,对食物中各种成分消化能力也不同。总体来说,随着月龄增加,消化器官所分泌的消化酶量及活性不断增加,消化能力不断增强。

三、与进食相关的感知觉发育

进食是一个复杂和需要学习的过程,涉及触觉、嗅觉和味觉,这些感知觉在胎儿时期已开始发育。

(一) 触觉发育

新生儿出生后触觉已高度敏感,口周能非常敏感地感知到触碰到的物体,口腔内各种感知觉(如本体觉、压力觉、温度觉、触觉)感受器非常丰富。婴儿认识物品,一般从将物品放入口中感知开始。

(二) 嗅觉发育

嗅觉感受器位于鼻腔内,新生儿出生后就有了嗅觉反应,能根据妈妈乳汁的味道找到妈妈的乳头,且会对刺激性气味表现出厌恶。嗅觉和味觉会整合和互相作用,当鼻黏膜因感冒而暂时失去嗅觉时,人体对食物味道的感知就比平时弱。

(三) 味觉发育

婴儿出生时的味觉已发育完善,通常情况下舌尖对甜味最敏感,舌根对苦味最敏感,舌边对酸味最敏感,并且舌尖和舌边都对咸味很敏感。婴儿出生后不久就能够辨别不同的味道,喜欢微甜的糖水,不喜欢酸酸的柠檬汁。4～5 个月的婴儿对食物的微小改变已很敏感,6 个月到 1 岁时婴儿的味觉最灵敏。

四、婴儿喂养

婴儿生长发育速度快,摄入的营养不仅要满足其新陈代谢的需要,还要保证体格生长和各器官发育的需求。由于婴儿期消化吸收功能尚未完善,机体与环境之间尚未很好地相互适应、相互平衡,故合理的营养与喂养尤其重要。

(一) 0～6 月龄

生命最初 1 000 天,是指从怀孕开始到儿童 2 岁这一时期,是国际公认的奠定人们一生健康的关键时期。0～6 月龄的营养状况不仅影响儿童体格和智力的发育,还与其成年后的慢性病发病率有明显联系。奶类是 0～6 月龄婴儿的主要营养来源,提倡母乳喂养,如母乳不足或无法母乳喂养,则用婴儿配方奶粉替代。

1. 母乳喂养

母乳喂养是保障生命最初 1 000 天营养健康的重要举措之一。世界卫生组织建议:6 个月内纯母乳喂养。6 月龄内是人一生中生长发育的第一个高峰期,对能量和营养素的需要高于其他任何时期,但由于消化器官发育尚未成熟,功能不健全,对食物的消化吸收能力较低,亟需营养丰富又易消化吸收的食物。母乳既可提供优质、全面、充足和适宜的营养素,满足婴儿 6 个月内全部液体、能量和营养素需要,又能适应婴儿尚未发育成熟的消化能力,为一生的健康打下关键基础。

(1) 母乳喂养对婴儿的好处

① 母乳易消化、吸收,含有婴儿所需的全部营养,有助于婴儿生长发育;

② 预防婴儿腹泻和呼吸道感染;

③ 减少过敏性疾病、儿童期肥胖的发生;

④ 有利于母子之间的感情交流、婴儿的情感发育。

(2) 母乳喂养对母亲的好处

① 有助于建立亲子关系;

② 有助于推迟再次妊娠;

③ 帮助子宫收缩,减少阴道出血,预防产后出血;

④ 减少发生乳腺癌和卵巢癌的风险,保护母亲健康;

⑤ 消耗母亲多余脂肪,促进体形恢复,使乳房丰满。

(3) 母乳喂养对家庭的好处

母乳喂养经济、方便,母乳温度适宜,可减少婴儿食物被污染的机会。

世界卫生组织与各国儿科学会的喂养政策性文件均强调正确的婴儿喂养应该是纯母乳喂养至 6 月龄,引入其他食物后继续母乳喂养至 1～2 岁。

针对我国 6 月龄内婴儿的喂养需求和可能出现的问题,基于目前已有的科学证据,同时参考世界卫生组织、联合国儿童基金会和其他国际组织的相关建议,提出 6 月龄内婴儿母乳喂养指南。核心推荐如下 6 条:

● 产后尽早开奶,坚持新生儿第一口食物是母乳;

● 坚持 6 月龄内纯母乳喂养;

● 顺应喂养,建立良好的生活规律;

● 生后数日开始补充维生素 D,不需补钙;

● 婴儿配方奶是不能纯母乳喂养时的无奈选择;

● 监测体格指标,保持健康生长。

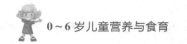

2. 混合喂养或人工喂养

当母乳不足或无法继续母乳时,可添加适合年龄段的婴儿配方奶粉。任何婴儿配方奶粉都不能与母乳相媲美。但在某些特殊情况下,如母乳不充足、乳母患有某些传染病或者精神性疾病、婴儿在乳母忌口的情况下依旧过敏严重、婴儿患有某些代谢性疾病等情况下,不得已用普通或者特殊配方奶粉来补充或者替代母乳喂养。对于过敏严重的婴儿首先建议乳母忌口,乳母回避可能引起过敏的食物(如海鲜、牛奶),如无效则建议用氨基酸奶粉替代。

6月龄以内婴儿不建议直接用牛奶、成人奶粉、豆奶粉等喂哺。

3. 奶量及喂奶频次

无论母乳喂养、混合喂养还是人工喂养,因新生婴儿胃容量较小,生后3个月内婴儿应按需喂养,逐渐过渡到定时、定量。3个月后婴儿可建立自己的进食规律,到4～6月龄可逐渐形成定时喂养习惯,每日喂奶次数可从最初的近10次逐渐减少到6～7次(每3～4个小时一次)。

婴儿胃容量相对较小,足月新生儿逐渐从30～35 ml/次过渡到70～80 ml/次,1月龄时90 ml/次,2～3月龄时可增至120 ml/次,4～5月龄时增至150 ml/次,≥6月龄时增至180～200 ml/次。3月龄内婴儿奶量约500～750 ml/日,4～6月龄婴儿奶量约800～1 000 ml/日,逐渐减少夜间哺乳。

每个个体由于先天气质特点、生理特点等方面的不同,存在个体差异,允许每次奶量有波动,避免采取不当方法刻板要求婴儿摄入固定的奶量。

4. 维生素D及钙的补充

母乳中维生素D含量低,母乳喂养儿不能通过母乳获得足量的维生素D来源。适宜的阳光照射会促进皮肤中维生素D的合成,但鉴于养育方式的不同及受到季节、温度等因素影响,阳光照射不是6月龄内婴儿获得足够维生素D的最方便途径。婴儿出生后数日就应开始每日补充10 μg(400 IU)的维生素D。

纯母乳喂养能满足婴儿骨骼生长对钙的需求,不需额外补钙。

2022年6月1日,中国营养学会发布了《中国婴幼儿喂养指南(2022)》。该指南包括《0～6月龄婴儿母乳喂养指南》《7～24月龄婴幼儿喂养指南》和《学龄前儿童膳食指南》3个部分,涵盖12条准则和5条核心推荐,共计17条知识要点,关乎孩子从出生到学龄前阶段的饮食和成长。其中《0～6月龄婴儿母乳喂养指南》提出了6条准则:

准则1:母乳是婴儿最理想的食物,坚持6月龄内纯母乳喂养

正常情况下,纯母乳喂养能满足6月龄内婴儿所需要的全部能量、营养素和水。婴儿从出生到满6月龄的阶段内都完全喂给母乳,不要喂给母乳以外的食物,如婴儿配方奶粉。

准则2:生后1小时内开奶,重视尽早吸吮

新生儿出生10～30分钟,即具备觅食和吸吮能力,出生后30分钟到1小时内的吸吮有助于建立早期母乳喂养。出生1小时后让新生儿开始吸吮,可刺激乳头和乳晕神经感受,向垂体传递其需要母乳的信号,刺激催乳素的分泌,这是确保母乳喂养成功的关键。

准则3:回应式喂养,建立良好的生活规律

及时识别婴儿饥饿及饱腹信号,并快速做出喂养回应。哭闹是婴儿饥饿信号的最晚信号。按需喂奶,不要强求喂奶次数和时间。婴儿生后2～4周就基本建立了自己的进食规律,家长应明确感知其进食规律的时间信息。

准则4:适当补充维生素D,母乳喂养无需补钙

母乳中的维生素D含量低。婴儿出生后,应每日补充10 μg即400个国际单位的维生素D。纯母乳喂养能满足婴儿骨骼生长对钙的需要,并不需要额外补钙。婴儿中比较普遍的缺钙表现原因在于维生素D的缺乏。

准则5:如想要改变母乳喂养,需要先咨询专业人员,并由他们帮助做出决定

任何婴儿配方奶和代乳品都不能与母乳相媲美,只能作为纯母乳喂养失败后无奈的选择。如果由于母婴双方或任何一方原因不适合母乳喂养,须由医生做出判断。如果由于其他原因造成母婴暂时分离,不得不采用非母乳喂养,则必须选择适合6月龄内婴儿配方奶喂养,而普通的液态奶、成人奶粉、蛋白粉、豆奶粉等都不宜用于喂养婴儿。

准则6:定期监测体格指标,保持健康生长

6月龄内婴儿应每月测一次身长、体重、头围,病后恢复期可增加测量次数,并选用《5岁以下儿童生长状况判定》(WS/T 423—2013)这一国家卫生标准来判断生长状况。婴儿生长有自身的规律,过快过慢生长都不利于儿童远期健康。婴儿生长存在着个体差异,也有阶段性波动,不宜相互攀比生长指标。

(二)7~12月龄

7~12月龄婴儿的在职妈妈需要回归工作岗位,但依然建议坚持母乳喂养。对这个月龄婴儿来讲,虽然奶类已经不是营养的全部、单一来源,但仍然是很重要的,需要保持每日600~800 ml的奶量。同时在保证奶量的基础上添加其他营养丰富、适合婴儿消化的食物。

1. 添加辅食原则

无论是母乳喂养还是配方奶粉喂养,6个月以上婴儿需要合理添加辅食,遵从从稀到稠、从细到粗、从少到多的原则。等婴儿习惯了一种食物后再添加另一种,应在婴儿身体健康、消化功能正常的情况下开始添加。喂食初期要多次尝试,1岁以内不建议添加调味品。应从富含铁的泥糊状食物开始,逐步达到食物多样。

2. 添加辅食时间

添加辅食开始时间一般建议在足6月龄后,但也可根据婴儿个体情况如孕周、出生体重、生长情况、健康情况在添加辅食的起始月龄以及添加速度、种类、量等方面适当调整。添加开始时间一般不早于4个月、不晚于8个月,添加过早不利于婴儿消化吸收,添加过晚则错过婴儿味觉敏感期,容易导致以后偏食、挑食等饮食问题。辅食添加食物品种多的宝宝长大后不容易挑食。

3. 添加辅食方法

7~8月龄属于辅食添加开始阶段,主要是让婴儿适应新的食物并逐渐增加辅食量。为了保证母乳喂养,刚开始建议在两次乳类喂养之间进行辅食添加,首选强化铁的婴儿米粉,可用母乳、配方奶或温水冲调成泥糊状(用小勺挖起不会很快滴落)。婴儿刚开始学习接受小勺喂养时,由于进食技能不足,可能会将食物推出、吐出,需要慢慢练习。可以用小勺挖起少量米糊放在婴儿嘴角一侧让婴儿自己尝试去舔吮,切忌将小勺直接塞进婴儿嘴里,令其有窒息感,产生不良的进食体验。

第一天只需尝试1~2次,第二天视婴儿情况增加进食量。一种食物连续添加至少三天,观察三天后如适应良好可继续添加另一种食物,如果出现不良反应(如呕吐、腹泻、皮疹等不适应情况)应立即停掉,等不良反应消退后换一种食物。宝宝患病时应暂停添加。如此反复尝试各类辅食,从米粉、蔬菜、水果到荤菜,不断增加辅食品种及量。

9~12月龄婴儿已经开始尝试并适应多样种类的食物,这一阶段应在继续扩大婴儿食物种类的同时,增加食物的稠厚度和粗糙度,并注重培养婴儿对食物和进食的兴趣。9~12个月婴儿的辅食可以由泥糊状过渡到碎菜,加厚、加粗、带有一定小颗粒,并可以开始尝试块状的食物,无论牙齿是否萌出,牙齿或者牙床都可以磨碎较软的小颗粒食物。尝试颗粒状食物可促使婴儿多咀嚼,更有利于牙齿的萌出,使得说话口齿更清晰。这个时期可以为婴儿准备一些便于手抓捏的"手抓食物",鼓励婴儿尝试自己吃如香蕉块、煮熟的土豆块、胡萝卜块、馒头、面包片、切片的水果和蔬菜及撕碎的鸡肉等。一般在9~10月龄尝试香蕉、土豆等比较软的手抓食物,12月龄时可以尝试黄瓜条、苹果片等较硬的块状食物。

为9~12月龄婴儿添加新的辅食时仍应遵循食物添加原则,并需密切关注是否有食物不适应的

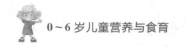

情况。这个月龄婴儿辅食添加次数已从最初的 1 次增加到 2～3 次,可替代 1～2 次喂奶次数。一般每天哺乳 3～4 次,保证每天 600 ml 的奶量,辅食喂养 2～3 次。

夜奶:随着婴儿夜间睡眠时间延长、每次奶量的增加、辅食的添加等因素,6 月龄以后的婴儿可逐步断离夜奶。这不仅可以培养婴儿良好的睡眠习惯,而且对保证口腔卫生和牙齿健康也非常重要。

4. 注重顺应喂养

顺应喂养(responsive feeding)是在顺应养育(responsive parenting)模式框架下发展起来的婴儿喂养模式。顺应喂养要求:父母应负责准备安全、有营养的食物,并根据婴儿需要及时提供;父母应负责创造良好的进食环境,而具体吃什么、吃多少,则应由婴儿自主决定。在婴儿喂养过程中,父母应及时感知婴儿发出的饥饿或饱足的信号,充分尊重婴儿的意愿,耐心鼓励,但决不能强迫喂养。

父母应根据婴儿的月龄准备好合适的辅食,按婴儿的生活习惯决定辅食喂养的适宜时间。从开始添加辅食就应为婴儿安排固定的座位和餐具,营造安静轻松的进食环境,不要看电视、手机等(会分散婴儿对进食和食物的兴趣)。喂养时父母要与婴儿面对面,便于交流。父母应及时回应婴儿发出的饥饿或吃饱的信号,及时提供或终止喂养,如当婴儿看到食物兴奋、小勺接近时张嘴、舔吮食物等表示饥饿;而当婴儿紧闭小嘴、扭头、吐食物时,表示已经吃饱。父母应以正面态度鼓励婴儿以语言、肢体语言等发出要求或拒绝进食的请求,增进婴儿对饥饿和饱食的内在感受,发展其自我控制饥饿或饱食的能力。

父母要允许婴儿在准备好的食物中挑选自己喜欢的食物。对于不喜欢的食物,父母应反复提供并鼓励其尝试。如在添加新品种辅食过程中,有些婴儿可能对新的辅食需要尝试十余次才能接受,在这个过程中,既要最后让婴儿接受新的辅食,又不能强制喂养,需要通过多种方式引起婴儿对食物兴趣,从而愉快接受新的辅食。父母应对食物和进食保持中立态度,不能以食物、进食作为奖励和惩罚。

父母鼓励并允许婴儿尝试自己进食,可以手抓或使用小勺等。建议为婴儿准备合适的手抓食物,鼓励其在良好的互动中学习自我服务,增强对食物和进食的注意与兴趣,促进婴儿逐步学会独立进食。

另外,父母的进食态度和行为是宝宝模仿的榜样,父母必须保持自身良好的进食习惯和行为。

第二节　幼儿生长发育特点与营养喂养

幼儿期是养成良好饮食习惯的关键时期,是完成从以母乳为营养到以其他食物为营养的过渡期。在幼儿期,幼儿头部前囟门闭合,乳牙慢慢出齐,饮食从婴儿期的糊状逐渐过渡到接近成人的普通饮食。这个阶段与婴儿期相比,体格发育速度相对缓慢,但语言、动作、心理发展非常迅速,喂养重点是帮助幼儿形成良好的饮食习惯。

一、幼儿生长发育特点

(一) 体格发育

1～3 岁幼儿体格发育速度减慢。1 岁时体重为出生时的 3 倍,约为 9 kg;2 岁时体重为出生时的 4 倍,约为 12 kg;2 岁后体重每年增加 1.5～2 kg。身高在 1～2 岁这一年增加 10～11 cm,2 岁后平均每年增加 5～7 cm,加之活动量越来越大,热能消耗相对增多,所以身体开始变瘦,皮下脂肪减少。

（二）消化系统

幼儿乳牙在两岁半左右依次出齐,咀嚼能力逐渐增强。幼儿胃容量也较婴儿期增加,可达到300～500 ml,且随着固体食物摄入和食物多样化,肠道菌群逐渐接近成人,各种消化酶活性也逐渐接近成人水平。消化系统结构和功能逐渐完善,消化和吸收能力较婴儿期也有很大提升。

（三）其他系统发育

幼儿期脑和神经系统的发育已经显著减慢,但并未结束,1～3岁仍是大脑和神经系统发育的关键时期。幼儿与外界接触的增加,会促进神经系统发育,神经细胞间的联系也逐渐复杂。运动骨骼系统:1岁左右出现独立行走,出现脊柱的第三个弯曲,利于保持身体平衡。

（四）心理发育

从心理社会角度,要建立幼儿的自主感。1～3岁的幼儿有一个特点,他会主动想要做一些事情,比如吃饭、穿衣、控制大小便,这是一种自主感的体现。另外,这个时期的幼儿常以自我为中心,是相对比较自私的一个阶段。在这个时期家长对于幼儿的自主行为不要给予过分的干预,要积极鼓励和支持。比如吃饭、穿衣让他自己去尝试,尝试成功之后对他来说是自主感的建立。这个时期如果禁止了幼儿的各种尝试,他就丧失了自己想做事情的欲望,等成人想让他自己去完成的时候,他不会做也不想自己做,所以在幼儿期建立自主感非常重要。

二、幼儿喂养

幼儿期饮食的主要特点是从婴儿期以乳类为主、普通食物为辅的结构,转变为普通食物为主、乳类为辅的结构。饮食的烹调方法及选用的食物也越来越接近家庭一般饮食。但这种改变应与幼儿消化代谢功能的逐步完善相适应,不能操之过急,以免造成消化吸收紊乱。中国营养学会针对我国7～24月龄婴幼儿制定了平衡膳食宝塔(见图2-1)。

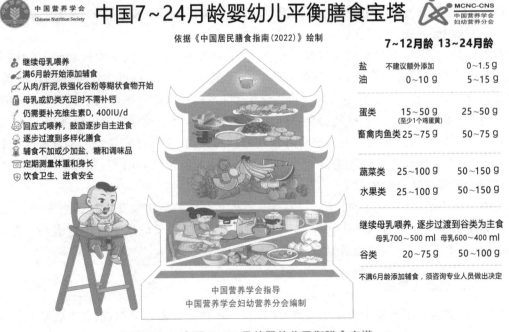

图2-1 中国7～24月龄婴幼儿平衡膳食宝塔

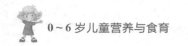

（一）1～2岁幼儿喂养

1～2岁也属于生命早期1 000天的关键时期，是从以乳类为主转变为以成人谷类食物为主的过渡时期，食物不断多样化，食物量、品种较婴儿期增加，可添加少量盐与油。每天进食规律与家人一致。

1. 饮食结构

奶类：这个阶段的奶类依然是重要的食物来源，应每天保持500 ml摄入量，保证优质蛋白质来源。这个时期可以继续母乳喂养，或者配方奶粉喂养。在喂奶过程中，可逐渐用杯子代替奶瓶。

食物选择：这个阶段幼儿食物选择更多，应遵循荤素搭配原则，摄入一定量的鱼虾、肉等荤菜和各类蔬菜、水果。从食物质地上，可以选择一定硬度、需要咀嚼的食物，让幼儿习惯吃固体食物。但相对成人来讲，仍比较松软、易消化，这样既锻炼了幼儿的咀嚼能力，又充分考虑到了幼儿胃、肠道消化能力。

2. 烹调方法

考虑幼儿消化系统发育特点，提供的食物除了符合营养要求以外，在烹调上还要采用科学烹调的方法，既要保留食物中的营养成分，又要碎、软、烂，如多采用炖、蒸、煮等方法，同时须去骨、去刺，让幼儿食用丰富多样、安全的食品。并且注意粗细粮搭配、荤素搭配，使各种营养素均衡，全面地满足幼儿对各种营养素的需求。

3. 培养良好的饮食习惯

环境：营造合适的就餐氛围。幼儿应该和家庭成员同食，尽可能让幼儿自己单独坐在儿童餐椅就餐，便于与家人互动交流。避免进食时看电视或玩玩具等，更不可追着喂养。

工具：幼儿喜欢的餐具可以帮助幼儿慢慢喜欢上吃饭，所以家长要为幼儿提供适宜的勺子、叉子、碗等餐具，便于幼儿使用。幼儿可学习用手抓，逐渐用勺子参与进餐过程，逐步学习自己进食。

规律性：要保证幼儿饮食的规律性，定时定点进行喝奶和进餐。与家人共进三顿主餐，合理的进餐次数与进食量可以保证幼儿的食欲。1～2岁幼儿每天进餐次数建议5～6次，正餐乳类3～4次，加餐辅食2～3次，每餐间隔时间3～3.5小时。幼儿食量可波动，不强求定量，要让孩子体验饥饿感。有些孩子自己不主动吃饭，等着家长喂饭；有的吃饭时不好好吃，吃一点点就开始玩要。这时候家长应统一意见，不要怕孩子饿着，过了吃饭时间，就不应再给孩子提供食物，要让孩子适当地体验到饥饿，从而认识到吃饭的重要性。

培养自主进食：婴幼儿学会自主进食是很重要的，需要多次给予孩子尝试和练习的机会。一般在婴儿期就会有自己进食的意愿，喜欢抓东西往嘴里塞。1岁后家长可尝试将食物切成条或小块，便于幼儿自己抓着进食。1.5岁左右家长可尝试给幼儿勺子，让幼儿抓着勺子自喂，随着年龄增加、练习机会越多，幼儿的自主进食技能也会不断提升，直至能很好地独立完成进食过程。

教养者的良好态度是帮助幼儿养成良好饮食习惯的关键，这需要教养者遵循良好饮食行为习惯的培养原则，耐心引导幼儿良好的进食行为。教养者一定要有足够的耐心，允许幼儿进食过程狼藉，给幼儿足够的锻炼自主进食的机会。

幼儿进入1岁后，已经有了自己吃饭的意识，教养者一定要珍视幼儿进食的意图，对于幼儿不好的进食行为要给予耐心和时间逐步引导；对于好的进食行为，要及时给予肯定性表扬。在培养自主进食的过程中，不必过于担心，而是耐心、细致、逐步引导及培养。

（二）2～3岁幼儿喂养

由于2～3岁幼儿依然处于快速生长发育时期，对各种营养素要求较高，2岁后幼儿食物摄入种类和膳食结构已开始接近成人，同时也是饮食行为和生活方式形成的关键时期，其机体各项生理功能正在逐步发育完善,但对外界不良刺激的防御能力较差,因此不能完全参照成人食物。这一阶段幼儿生活自理能力不断提高,自主性、好奇心、学习能力和模仿能力增强,是培养良好饮食习惯的重要时期。这一时期幼儿的营养指导性意见可参考中国学龄前儿童平衡膳食宝塔(见图2-2)。

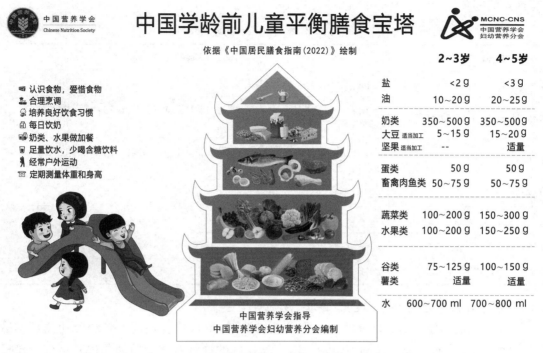

图2-2 中国学龄前儿童平衡膳食宝塔

1. 注重膳食结构平衡

奶类含有丰富的优质蛋白质、钙、B族维生素和其他矿物质,是优质蛋白质和天然钙质的极好来源。对于2～3岁幼儿来说,奶依然是很重要的营养来源。母乳是婴儿早期的主要营养来源,但2岁以后幼儿的营养素主要来源基本上不再是母乳,因此,婴幼儿配方奶粉是帮助婴幼儿顺利实现从母乳向普通膳食过渡的理想食物,是确保婴幼儿膳食过渡期间获得良好营养的食物。2～3岁的幼儿,每日应保证350～500 ml 液态奶的幼儿配方奶粉,也可选择鲜奶、酸奶、奶酪等乳制品。

保障膳食结构平衡:膳食中荤菜、素菜的搭配,荤菜中鱼、虾、畜肉、禽肉的搭配,素菜中深色蔬菜和浅色蔬菜的搭配,叶菜和块茎类蔬菜的搭配,粮食中米、面的搭配,口味中注意甜、咸搭配,点心中注意干、湿搭配,注意每天摄入食物的品类数,做到品类多样、结构平衡。

2. 培养喝白开水的习惯

幼儿新陈代谢旺盛,宝宝能独立行走、跑、跳后,活动量明显增大,户外活动时间增多,水分需要量相对较多。建议2～3岁幼儿每天水的总摄入量(即饮水和膳食中汤水、奶等总和)为1 300～1 400 ml,建议2～3岁宝宝每天饮水600～700 ml,以白开水为主,少量多次饮用,温水为宜。进餐前不宜大量饮水,以免冲淡胃酸,影响食欲和消化。运动后不宜立即大量饮水。

应避免喝含糖饮料。各类含糖饮料的口味和外观对幼儿有着极大的诱惑,如不加以严格控制,很容易形成对含糖饮料的依赖,养成孩子非含糖饮料不喝的习惯,所以从开始就要做好控制。首先家长应以身作则,养成良好饮水习惯,而不是带着孩子一起喝饮料。其次告知幼儿喝含糖饮料对身体的危害,且家中不购买含糖饮料,在外出游玩时自备温水或购买矿泉水。也不建议将水果榨汁后食用。

3. 正确选择零食

正餐以外,用于补充营养的食品都称为零食,往往以加餐的形式,也是儿童饮食中的重要组成部

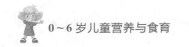

分,零食的添加以不影响正餐为原则,量不宜过多。

添加零食注意事项:①选择新鲜、天然、易消化的食物,如水果、奶制品;②少选油炸食品和膨化食品;③安排在两次正餐之间,量不宜多,睡前 30 分钟不添加零食。零食的种类十分多样,对于儿童群体有推荐的零食和应当限制的零食(见表 2-1)。

表 2-1　推荐和限制的零食

推荐的零食	限制的零食
新鲜水果、蔬菜	果脯、果汁、果干、水果罐头
乳制品(液态奶、酸奶、奶酪等)	乳饮料、冷冻甜品类食物(冰激凌、雪糕等)、奶油、含糖饮料(碳酸饮料、果味饮料等)
馒头、面包	膨化食品(薯片、爆米花、虾条等)、油炸食品(油条、麻花、油炸土豆等)、含人造奶油甜点
鲜肉、鱼制品	咸鱼、香肠、腊肉、鱼肉罐头等
鸡蛋(煮鸡蛋、蒸蛋羹)	无
豆制品(豆腐干、豆浆)	烧烤类食品
坚果类(磨碎食用)	高盐坚果、糖浸坚果

4. 培养良好饮食习惯,避免挑食、偏食,鼓励自主进食

2～3 岁幼儿期仍处于培养良好饮食习惯的关键时期,挑食偏食是这个年龄段幼儿最容易出现的不良饮食习惯。家长应以身作则、言传身教,家长良好的饮食习惯能给幼儿树立良好的榜样。另外家长应避免强迫幼儿进食,在幼儿出现抗拒某种食物时,不能简单粗暴强迫进食,而应循序渐进,通过提升厨艺、改善食物做法,或从少量逐渐增加等方法来纠正幼儿挑食偏食。家长应给幼儿提供轻松、愉快的进餐环境和氛围,让幼儿有自主选择食物的权力,并在幼儿自主选择的基础上加以正确引导。2～3 岁的幼儿可以开始用勺子、碗等餐具独立完成进食过程,家长应给予锻炼机会。

为贯彻落实《健康中国行动(2019—2030 年)》,指导儿童家长和社会公众树立科学育儿理念,普及儿童喂养健康知识和技能,提升群众健康素养水平,促进儿童健康成长,由国家卫生健康委员会组织专家编写了针对 0～3 岁婴幼儿的《婴幼儿喂养健康教育核心信息》,并于 2020 年发布,详见附录 1。

2022 年 6 月 1 日,中国营养学会发布的《中国婴幼儿喂养指南(2022)》中的《7～24 月龄婴幼儿喂养指南》提出了 6 条准则。

准则 1:继续母乳喂养,满 6 月龄起必须添加辅食,从富含铁的泥糊状食物开始

婴儿满 6 月龄后继续母乳喂养到 2 岁或以上,从满 6 月龄起逐步引入各种食物,辅食添加过早或过晚都会影响健康。首先添加肉泥、肝泥、强化铁的婴儿谷粉等富铁的泥糊状食物,有特殊需要时须在医生的指导下调整辅食添加时间。

准则 2:及时引入多样化食物,重视动物性食物的添加

婴儿添加辅食时每次只引入 1 种新的食物,从 1 种到多种逐步达到食物多样化。不盲目回避易过敏食物,比如鸡蛋、小麦、鱼、坚果等。研究证实,1 岁内适时引入各种食物达到食物多样化,能帮助婴儿达到营养均衡,也能减少食物过敏风险。辅食添加从泥糊状食物开始,逐渐过渡到颗粒状、半固体、固体食物,辅食频次和进食量也应逐渐增加。

准则 3:尽量少加糖、盐,油脂适当,保持食物原味

婴幼儿辅食应该单独制作,尽量保持食物原味,让婴儿体验天然食物多样化口味。尽量少加糖、盐以及各种调味品。不同于成人,婴幼儿需要适量的油脂提供生长所需能量,满 1 岁后婴儿可尝试

淡口味的家庭膳食。

准则4：提倡回应式喂养，鼓励但不强迫进食

进餐时父母或者喂养者应该与婴幼儿有充分交流，注意识别孩子发出的饥饱信号——张嘴，扑向食物表示饥饿；扭头、闭嘴等表示吃饱不想吃了。父母或者喂养者应该鼓励并协助婴幼儿自主进食，培养孩子的进餐兴趣。进餐时不要分散孩子注意力，不看电视，不玩玩具，每次进餐时间不超过20分钟。

准则5：注重饮食卫生和进食安全

选择安全、优质、新鲜的食材，制作过程中必须始终保持清洁卫生，煮熟煮透，生熟分开。生吃的水果和蔬菜必须洗干净去掉外皮以及果核，注意剔除骨头和鱼刺等异物，不吃整粒花生、坚果、果冻等，以防发生进食意外。饭前洗手以防病从口入。

准则6：定期监测体格指标，追求健康生长

每3个月测量一次身长、体重、头围等体格生长指标。平稳生长是婴儿最佳生长模式，而并非超过平均才是生长良好。鼓励婴幼儿爬行、自由活动、增加身体活动，可以更好地达到营养平衡。

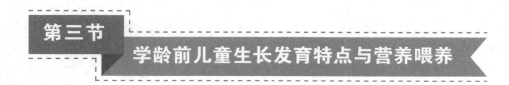

第三节　学龄前儿童生长发育特点与营养喂养

学龄前儿童开始从家庭走向集体托幼机构，与婴幼儿相比，学龄前儿童的体格发育速度相对减慢，但仍保持稳步增长，且这个时期儿童活动量较大，热量消耗增加，所以仍应注重儿童营养摄入，保证儿童活动和生长发育所需。

一、学龄前儿童生长发育特点

（一）体格发育

学龄前儿童每年体重增长 1.5~2 kg，身高增长 5~7 cm，且保持稳步增长。儿童在刚进入托幼机构后，由于生活环境改变及疾病等原因的影响，短期内会导致儿童营养摄入及体格发育受到一定影响。而在托幼机构后期，由于儿童已适应托幼机构生活，且随着年龄增加免疫力提升，患病概率降低，消化吸收能力不断完善，容易导致儿童食物摄入过多，进而导致超重肥胖。需定期监测儿童体格发育情况，早期发现营养不良及肥胖儿童，并进行早期干预。

（二）消化系统

到 3 岁时，儿童 20 颗乳牙已出齐，咀嚼能力较幼儿期增强，但较成人仍有很大差距，消化能力也仍有限。因此，不能过早进食成人膳食，以免导致消化吸收紊乱，造成营养不良，且学龄前儿童每日盐摄入量为成人摄入量一半，在烹饪要求上有别于成人。

（三）心理发育

5~6 岁儿童具有短暂控制注意力的能力，时间约 15 分钟，但注意力易分散仍然是学龄前儿童的行为特征之一，在饮食行为上表现为不专心进餐、边吃边玩，使进餐时间延长、食物摄入不足而容易

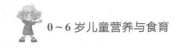

发生营养素缺乏。

学龄前儿童个性有明显的发展,生活基本能自理,主动性强,好奇心强。在行为方面表现为独立性和主动性,在饮食行为上表现为自我做主,对父母要求其进食的食物可能产生反感甚至厌恶,久之导致挑食、偏食等不良饮食行为和营养不良。3~6岁儿童模仿能力极强,家庭成员尤其是父母的行为常是其模仿的主要对象。

二、学龄前儿童喂养

学龄前儿童膳食摄入种类和结构已接近成人,可与家人共同进食,但在食物烹饪方法、调味料多少、食物大小等方面仍不能完全参照成人食物,此阶段儿童家庭在饮食制作上更应偏向以满足儿童需求为主。这一阶段儿童生活自理能力不断提高,自主性、好奇心、学习能力和模仿能力增强,是培养良好饮食习惯的重要时期。

(一)食物多样,谷类为主

学龄前儿童仍处于生长发育阶段,新陈代谢旺盛,对各种营养素需要量相对高于成人。人类的食物是多种多样的,各种食物所含的营养成分不完全相同,任何一种天然食物都不能提供人体所必需的全部营养素。儿童的膳食必须是由多种食物组成的平衡膳食,才能满足其各种营养素的需要,因而提倡食物多样。

谷类食物是人体能量的主要来源,也是我国传统膳食的主体,可为儿童提供碳水化合物、蛋白质、膳食纤维和B族维生素等。学龄前儿童的膳食也应该以谷类食物为主体,并适当注意粗细粮的合理搭配。

(二)多吃新鲜蔬菜和水果

应鼓励学龄前儿童适当吃蔬菜和水果,并应注意蔬菜和水果营养成分并不完全相同,不能相互替代。在准备儿童膳食时,应注意将蔬菜切小、切细以利于儿童咀嚼和吞咽,同时还要注重蔬菜水果品种、颜色和口味的变化,以引起儿童多吃蔬菜和水果的兴趣。

(三)经常吃适量的鱼、禽、蛋、瘦肉

鱼、禽、蛋、瘦肉等动物性食物是优质蛋白质、脂溶性维生素和矿物质的主要来源。肉类中铁的吸收利用较好,鱼类特别是海产鱼所含的不饱和脂肪酸有利于儿童神经系统的发育,动物肝脏所含的维生素A极为丰富。鱼、禽、畜肉等含蛋白质较高,饱和脂肪酸较低,建议儿童可经常适量吃这类食物。

(四)每天饮奶,常吃大豆及其制品

奶类是一种营养成分齐全、组成比例适宜、易消化吸收、营养价值很高的天然食品,对仍处于较快速生长发育阶段的学龄前儿童,应鼓励每日饮奶,保持每日350~500 ml摄入量。

大豆是我国的传统食品,含优质植物蛋白。为提高农村儿童的蛋白质摄入量及避免城市儿童由于过多摄入肉类带来的不利影响,建议每日保证一定的大豆及豆制品摄入量。

(五)膳食清淡少盐,正确选择零食,少喝含糖量高的饮料

在为学龄前儿童烹调加工食物时,应尽可能保持食物的原汁原味,多采用蒸、煮、炖、煨等烹调方式。儿童的膳食应清淡,少盐、少油、少糖,并避免添加辛辣等刺激性物质和味精等调味品。

学龄前儿童胃容量小,肝脏中糖原储存量少,又活泼好动,容易饥饿。应通过适当增加餐次来适

应学龄前儿童的消化功能特点,以一日"三餐两点"为宜。各餐营养素和能量合理分配,早中晚正餐之间加适量的加餐食物。通常情况下,三餐能量分配中,早餐提供的能量约占30%(包括上午加餐),午餐提供的能量约占一日的40%(含下午午点),晚餐提供的能量约占一日的30%(含晚上少量水果、牛奶等)。

学龄前儿童新陈代谢旺盛,活动量多,水分需要量也大,学龄前儿童每日饮水量可达1 000 ml,应以白开水为主,避免含糖饮料和碳酸饮料。

(六)进食量与体力活动要平衡,保证正常体重增长

食物为人体提供能量,体力活动、锻炼都消耗能量,如果进食量过大而活动量不足时,则摄入的多余能量就会在体内以脂肪的形式沉积而使体重过度增长,久之发生肥胖;相反,若进食量不足,活动量又过大时,可能由于能量不足而引起消瘦。所以儿童需要保持进食量与消耗之间的平衡。

(七)不挑食、不偏食,培养良好饮食习惯

学龄前儿童开始具有一定的独立性活动,模仿能力强,兴趣增加,易出现饮食无规律、吃零食过多、食物过量等情况。当受冷受热、有疾病或情绪不安定时,消化功能易受到影响,可能造成厌食、偏食等不良饮食习惯。所以要特别注意培养儿童良好的饮食习惯,不挑食、不偏食。

(八)吃清洁卫生、未变质的食物

注意儿童的饮食卫生,包括进餐环境、餐具和供餐者的健康与卫生状况,不吃污染变质及不卫生的食物。

2岁以前的婴幼儿,其生理功能状态、营养需要及摄取食物的能力,均与成年人群存在巨大的差异,因此《7～24月龄婴幼儿喂养指南》是《中国居民膳食指南(2022)》一般人群膳食指南之外的独立体系。而满2周岁之后,儿童在各方面已经非常接近于一般的成年人群,但是又仍然存在某些特殊性。

对于2～5岁的学龄前儿童,新版《中国学龄前儿童膳食指南》在《中国居民膳食指南(2022)》一般人群平衡膳食8条准则的基础上增加了5条核心推荐:
① 食物多样,规律就餐,自主进食,培养健康饮食行为;
② 每天饮奶,足量饮水,合理选择零食;
③ 合理烹调,少调料,少油炸;
④ 参与食物选择与制作,增进对食物的认知和喜爱;
⑤ 经常户外活动,定期体格测量,保障健康成长,定期监测儿童身高体重每半年1次。
对于2岁以上幼儿,重点培养健康饮食习惯。每日应安排3次正餐＋2次加餐。

 本章小结

儿童期的消化系统发育尚不成熟,如胃容量、消化酶活性、咀嚼能力等消化能力都与成人有着巨大差异,针对不同时期消化系统的特点,进行正确的喂养,可以在满足营养需求的同时保护儿童的健康。应通过了解不同年龄阶段儿童的生长发育特点,理解造成喂养方式差异的原因,进而掌握不同年龄段儿童营养的原则,最后可以运用所学知识设计不同年龄段的饮食搭配。随着儿童自我进食意识的增加,在喂养的方式上应更注重顺应喂养,尊重儿童的意愿,从而尽早培养其良好的饮食习惯。

思考与练习

一、单项选择题

1. 世界卫生组织建议,（ ）内应进行纯母乳喂养。

A. 3个月　　　　　B. 6个月　　　　　C. 8个月　　　　　D. 12个月

2. 下列零食中应当对其摄入进行限制的是（ ）。

A. 馒头　　　　　B. 豆腐干　　　　　C. 水果罐头　　　　　D. 奶酪

3. 学龄前儿童以一日"三餐两点"为宜,即在早中晚正餐之间添加适量的加餐食物。通常情况下,三餐能量分配中,早餐(包括上午加餐)提供的能量约占一日总能量的（ ）。

A. 30%　　　　　B. 35%　　　　　C. 40%　　　　　D. 55%

二、简答题

对于体格发育迟缓、加入辅食存在困难的儿童,如何调整喂养方式?

第三章
特殊情况下的儿童营养与喂养

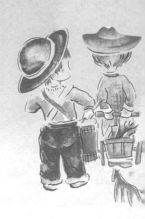

 学习目标

1. 识记不同特殊时期儿童喂养困难出现的具体情况和发生原因。
2. 理解发生不同特殊情况时，儿童所需要的营养需求和喂养原则。
3. 运用本章所学，选用合适的喂养方案对特殊时期的儿童进行科学的喂养。

 学习导引

　　婴幼儿不同时期的营养需要及喂养要点不同。断乳期、患病期、食物过敏、早产儿、低出生体重儿以及其他特殊情况下的儿童喂养，都需要根据不同情形进行具体的安排。本章主要解释了在养育不同特殊时期的儿童时的喂养困难，阐述了各个特殊时期的膳食方案原理以及相应的喂养原则和方法。

 知识结构

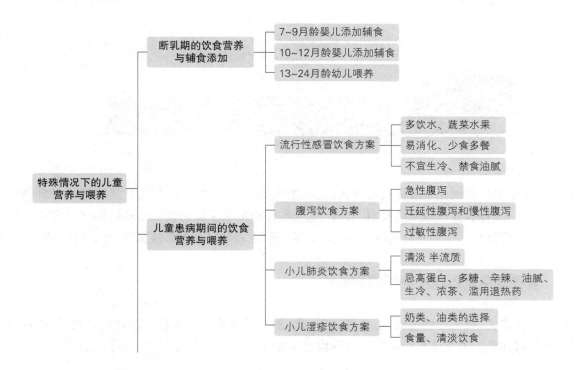

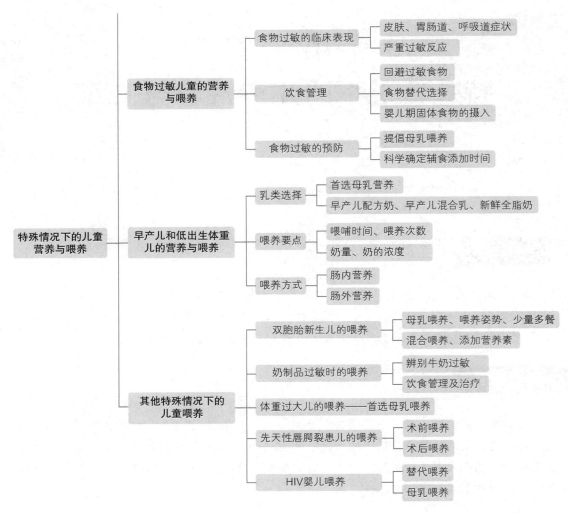

儿童在不同时期的营养需要和喂养方式不同,应做到科学育儿,正确处理不同情况下的儿童喂养,及时发现并纠正喂养中出现的不当行为。

第一节 断乳期的饮食营养与辅食添加

世界卫生组织推荐的儿童最佳喂养方式为:从出生到6月龄纯母乳喂养,此后应继续母乳喂养至24月龄或更长时间,并依各月龄及时、合理、适量并且安全地添加辅食。在断乳期逐渐完成不同种类、不同质地食物的添加和对食物感知能力的培养,至24月龄时基本形成多样化的膳食结构。

一、辅食的定义和辅食添加的重要性

《中国膳食指南》对辅食的定义为:除母乳和(或)配方奶以外的其他各种形状的食物,包括各种天然的固体、液体食物以及商品化食物。目前世界卫生组织对辅食的定义为:除母乳以外任何的食物和（或）饮料（包括婴儿配方奶、较大婴儿配方奶和水）。为鼓励母乳喂养，减少大众对婴儿配方奶的误解，我国强调配方奶是母乳替代品，不是辅食。辅食必须是富含营养的食物，而且数量充足，才能保障和促进婴幼儿的健康及生长发育。

对于7～24月龄婴幼儿，母乳仍然是重要的营养来源，但单一的母乳喂养已经不能完全满足其对能量以及营养素的需求，必须引入其他营养丰富的食物。同时，7～24月龄婴幼儿胃肠道等消化器官的发育、感知觉以及认知行为能力的发展，也需要有机会通过接触、感受和尝试，逐步体验和适应多样化的食物，从被动接受喂养到自主进食。这一过程从婴儿7月龄开始，到24月龄完成。辅食添加不仅可以满足断乳期婴幼儿的营养需要，还与婴幼儿的生理和心理发育需要密切相关。

（一）断乳期婴幼儿的营养需要

随着婴幼儿逐渐长大，其所需的营养素含量也必然按其生长发育速度的增加有所增加。母乳所提供的营养，包括能量、蛋白质、维生素A及其他微量营养素，已不能完全满足婴儿生长发育的需要，同时，婴儿体内储备的铁、锌等营养素在出生后4～6月龄耗竭。据估算，对于7～12月龄婴儿继续母乳喂养的，其所需部分能量，以及99%的铁、75%的锌、80%的维生素B_6、50%的维生素C等，都必须从添加的辅食中获得。因此，婴儿满6月龄时必须尽快加入各种营养丰富的食物。

（二）断乳期婴幼儿的生理和心理发育需要

适时添加辅食，使婴幼儿逐渐适应不同的食物，可以锻炼其口腔运动能力，包括舌头的活动、啃咬、咀嚼、吞咽等，还能促进消化道功能的发育和成熟。研究发现，出生17～26周的婴儿对不同口味的接受度最高，而26～45周的婴儿对不同质地食物的接受度最高，适时添加辅食可以促进婴幼儿味觉、触觉、嗅觉等感知觉的发育。随着年龄的增长，添加多样化的食物，可以帮助婴幼儿顺利实现从哺乳到家常饮食的过渡，为断乳做准备。同时，从被动的哺乳逐渐过渡到婴幼儿自主进食，也是婴幼儿心理发育的重要过程。顺应喂养，帮助婴幼儿自行进食以及与家人同桌吃饭等过程都有利于亲子关系的建立，有利于婴幼儿情感、认知、语言和交流能力的发展。

二、辅食添加的基本原则

婴幼儿的生长发育及对添加食物的适应性存在一定的个体差异，因此添加辅食的时间、种类、数量、快慢等应根据婴儿的具体情况灵活掌握，循序渐进。一般而言，应遵循以下八条原则。

（一）注意辅食添加的适宜年龄

对于大多数婴儿，满6个月是开始添加辅食的适宜年龄，过早（4个月前）、过晚（8个月后）添加辅食均会造成不良影响。过早添加辅食容易因婴儿消化系统不成熟而引发胃肠不适，进而导致喂养困难或增加感染、过敏等风险。这也是母乳喂养提前终止的重要原因，并且是影响儿童和成人期肥胖的重要因素。还可能导致进食时产生不愉快经历，进而影响婴幼儿长期的进食行为。过晚添加辅食则增加婴幼儿蛋白质、铁、锌等营养素缺乏的风险，进而导致营养不良以及缺铁性贫血等各种营养缺乏性疾病，并造成长期不可逆的不良影响；同时，也会增加喂养困难和食物过敏的风险。当婴儿出现下列3种情况时，可以提前添加辅食，但不应早于4个月：

① 母乳已经不能满足婴儿的需求，婴儿体重增加不理想；
② 婴儿有进食欲望，看见食物会张嘴期待；
③ 婴儿口咽已经具备安全地接受、吞咽辅食的能力。

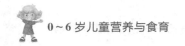

（二）继续母乳喂养

在添加辅食期间，母乳喂养仍然是能量以及各种重要营养素的重要来源，还有抗体、母乳低聚糖等各种免疫保护因子。7~24月龄，继续母乳喂养可显著减少腹泻、中耳炎、肺炎等感染性疾病，还可减少婴幼儿食物过敏、特应性皮炎等过敏性疾病。此外，母乳喂养的婴儿到成人期时，身高更高，肥胖及各种代谢性疾病明显减少。与此同时，继续母乳喂养还可增进母子间的情感连接，促进婴幼儿神经、心理发育。母乳喂养时间越长，母婴双方的获益越多。辅食添加前期阶段一般不应影响奶量的摄入，随辅食数量、质量的增加，辅食添加中后期会相应地减少乳类的摄入。

（三）由一种到多种

开始添加辅食时，要一种一种逐一添加，当婴儿适应了一种食物后再开始添加另一种新食物。这样有助于观察婴儿对新食物的接受程度及其反应，特别是对食物的消化情况和过敏反应。一种食物一般要适应5~7天后再考虑添加另一种食物。

（四）由少量到多量

开始添加的食物可先从每天1次开始，之后逐渐增加次数2~3次。每餐食物的数量也由少到多，逐步增加。例如，刚开始添加$\frac{1}{2}$勺米粉和菜泥，渐渐增加到2~3勺。

（五）由细到粗、由稀到稠

辅食应与婴幼儿的咀嚼、吞咽能力相对应，早期阶段添加的辅食应是细软的泥糊状食物，逐步过渡为粗颗粒的半固体食物。当幼儿多数牙齿特别是乳磨牙长出后，可给予较大的团块状固体食物。避免提供会阻塞气道的食物，如葡萄、坚果、生胡萝卜块、硬糖等。

（六）单独制作

婴儿辅食宜单独制作，不加盐、糖和其他调味品。注意制作过程的卫生，现做现吃，不喂存留的食物。食物的质感和黏稠度要符合婴儿的口感和咀嚼功能。

（七）鼓励回应性喂养

耐心喂养、鼓励进食，但绝不强迫喂养；鼓励并协助婴幼儿自己进食，培养进餐兴趣；进餐时不看电视、玩玩具，每次进餐时间不超过20分钟；进餐时喂养者与婴幼儿应有充分的交流，不以食物作为奖励或惩罚；父母应保持自身良好的进食习惯，成为婴幼儿的榜样。

（八）监控生长发育情况

定期检测婴幼儿身长、体重等体格指标，以判断婴幼儿是否摄入了充足的膳食营养，作为辅食喂养方法的指导。避免要求婴幼儿摄入固定辅食数量，防止出现过分强调数字而有强迫喂养的行为。重点关注喂养环境的好坏、喂养习惯和行为以及食物种类的选择。

三、辅食添加的方法

7~24月龄是婴幼儿从开始添加辅食到完全能够自主进食普通食物的关键时期，按照婴幼儿的生理状态和对辅食接受程度和摄入的一般进程，把辅食添加划分为7~9月龄、10~12月龄和13~

24 月龄三个阶段。三个阶段的一日膳食安排如表 3-1 所示。

表 3-1　一日膳食安排

月龄	早上 7 点	早上 10 点	中午 12 点	下午 3 点	下午 6 点	晚上 9 点	夜间	油盐
7~9 月龄	母乳和(或)配方奶	母乳和(或)配方奶	泥糊状辅食:婴儿米粉、肉末粥、菜泥、果泥、蛋黄等	母乳和(或)配方奶	泥糊状辅食:婴儿米粉、肉末粥、菜泥、果泥、蛋黄等	母乳和(或)配方奶	母乳和(或)配方奶	植物油:0~10 g 盐:不加
10~12 月龄	母乳和(或)配方奶,不足可添加辅食	母乳和(或)配方奶	厚糊状或小颗粒状辅食:软饭、肉末、碎菜等	母乳和(或)配方奶,可加水果泥或其他辅食	厚糊状或小颗粒状辅食:软饭、肉末、碎菜等	母乳和(或)配方奶	无	植物油:0~10 g 盐:不加
13~24 月龄	母乳和(或)配方奶,加辅食,尝试家庭早餐	母乳和(或)配方奶,加水果或其他点心	各种辅食或家庭膳食	母乳和(或)配方奶,加水果或其他点心	各种辅食或家庭膳食	母乳和(或)配方奶	无	植物油:5~15 g 盐:<1.5 g

(一) 7~9 月龄婴儿添加辅食

7~9 月龄属于辅食添加开始阶段,主要是让婴儿适应新的食物并逐渐增加进食量。添加辅食应在婴儿健康且情绪良好时开始,遵照辅食添加原则,循序渐进。7~9 月龄婴儿喜欢抓握,喂养时可以让其抓握、玩弄小勺等餐具。

1. 继续母乳喂养

为了保证母乳喂养,建议刚开始添加辅食时先母乳喂养,婴儿半饱时再喂辅食,然后再根据需要哺乳。每天母乳喂养 4~6 次,保持 600 ml 以上的奶量,不能母乳喂养或母乳不足时应选择适合月龄的婴儿配方奶作为补充。

2. 辅食安排

每天辅食喂养 2 次。第一次添加辅食只需尝试 1 小勺,第一天可以尝试 1~2 次。第二天视婴儿情况增加进食量或进食次数。观察 2~3 天,如婴儿适应良好就可再引入一种新的食物。在婴儿适应多种食物后可以混合喂养。优先添加富铁食物,如强化铁的婴儿米粉、肝泥、红肉等,逐渐达到每天 1 个蛋黄或鸡蛋(如果蛋黄适应良好就可尝试蛋白)以及 50 g 肉禽鱼,其他谷物类、蔬菜、水果的添加量根据婴儿需要而定。如婴儿对蛋黄和(或)鸡蛋过敏,在回避鸡蛋的同时应再增加肉类 30 g。如婴儿辅食以谷物类、蔬菜、水果等植物性食物为主,需要额外添加约 5~10 g 油脂,推荐以富含 α-亚麻酸的植物油为首选,如亚麻籽油、核桃油。

3. 食物质地

刚开始添加辅食时,可用母乳、配方奶或水冲调强化铁的婴儿米粉成稍稀的泥糊状(能用小勺舀起不会很快滴落),随后逐渐过渡到 9 月龄时带有小颗粒的厚粥、烂面、肉末、碎菜等。

(二) 10~12 月龄婴儿添加辅食

10~12 月龄婴儿已经尝试并适应多种类的食物,也达到了一定进食量。这一阶段应在继续扩大婴儿食物种类的同时,增加食物的稠厚度和粗糙度,并注重培养婴儿对食物和进食的兴趣。

1. 继续母乳喂养

每天哺乳 4 次,保持 600 ml 以上的奶量,不能母乳喂养或母乳不足时应选择适合月龄的婴儿配方奶作为补充。

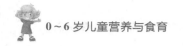

2. 辅食安排

每天辅食喂养 2～3 次，辅食喂养时间安排在家人进餐的同时或在相近时。逐渐达到与家人同时进食一日三餐，并在早餐和午餐、午餐和晚餐之间，以及临睡前各加餐 1 次。保证摄入足量的动物性食物，每天 1 个鸡蛋加 50 g 肉禽鱼，一定量的谷物类，蔬菜、水果的量因婴儿需要而定。继续引入新食物，特别是不同种类的蔬菜、水果等，增加婴儿对不同食物口味和质地的体会，减少将来挑食、偏食的风险。

3. 食物质地

10～12 月龄婴儿的辅食质地应该比前期加厚、加粗，带有一定的小颗粒，并可尝试块状的食物。绝大多数婴儿在 12 月龄前萌出第 1 颗乳牙，可以帮助婴儿啃咬食物。此时婴儿的乳磨牙均未萌出，但婴儿牙床可以磨碎较软的小颗粒食物。尝试颗粒状食物可促使婴儿多咀嚼，有利于牙齿的萌出。建议为婴儿准备一些便于用手抓捏的"手抓食物"，鼓励婴儿尝试自喂，如香蕉块、煮熟的土豆块和胡萝卜块、馒头、面包片、切片的水果和蔬菜以及撕碎的鸡肉等。一般在 10 月龄时尝试香蕉、土豆等比较软的手抓食物，12 月龄时可以尝试黄瓜条、苹果片等较硬的块状食物。

（三）13～24 月龄幼儿喂养

13～24 月龄幼儿已经大致尝试过各种家庭日常食物，这一阶段是学习自主进食并逐渐适应家庭饮食的重要时期。幼儿在满 12 月龄后应与家人一起进餐，在继续提供辅食的同时，鼓励尝试家庭食物。随着幼儿自我意识的增强，应鼓励幼儿自主进食。满 12 月龄幼儿能用小勺舀起，但大多散落；18 月龄时能吃到大约一半的食物；而到 24 月龄时能比较熟练地用小勺自喂，少有散落。

1. 继续母乳喂养

每天哺乳 3 次，保持 500 ml 的奶量，不能母乳喂养或母乳不足时应选择适合幼儿年龄段的配方奶作为补充，也可选择少量的鲜牛奶、酸奶等作为辅食的一部分。

2. 辅食安排

每天辅食喂养 3 次，保持 1 个鸡蛋加 50～75 g 肉禽鱼，50～100 g 的谷物类，蔬菜、水果的量仍然以幼儿需要而定。

3. 食物质地

可以尝试各种较大块的家常食物，如各种肉块、水果或大块蔬菜等，进一步锻炼幼儿咀嚼、吞咽能力。但此时幼儿牙齿、咀嚼和吞咽能力尚在发育过程中，食物的质地要比成人的食物相对松软一些，质地太硬的食物会引起咀嚼、吞咽困难。

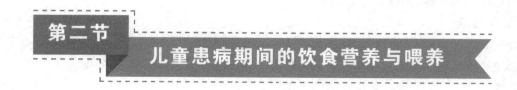

第二节　儿童患病期间的饮食营养与喂养

一、疾病状态下的能量代谢改变

在疾病过程中，因营养物质的摄入不足、需求增加、贮存减少或者丧失过多等，可导致营养代谢紊乱。合理的营养支持会大大提高危重患者的生存率，并缩短康复时间。能量是维持生理功能的最重要因素,当热能供给不足时,糖、脂肪、蛋白质和其他营养要素不能在体内很好地被利用,身体组织因而自身消耗,出现消瘦及营养不良。患病过程中能量供给不足,体内能量和蛋白质贮存耗竭,免疫力下降。患者伤口经久不愈,容易发生继发感染,从而加重病情。婴幼儿正值生长发育时期,每天所需求的能量除维持身体正常生理功能外,还要保证生长发育的需要。若患病期间能量不足,除引起蛋白质-热能营养不良外,还会影响以后的生长发育进程。

(一) 疾病状态下能量短缺的原因

疾病状态下能量短缺的主要原因包括摄入量不足、代谢率增加、能量丢失增多和胃肠道纳受食物能力减弱等。

1. 摄入不足

摄入不足大多由于病后食欲减退引起,其他见于因特殊检查、手术或治疗需要而长时间地禁食,也可因意识障碍或恶心呕吐引起。未成熟儿严重呼吸道疾病或极度衰弱婴儿可因吸吮无力或呼吸困难而减少进食。

2. 代谢率增加

在一些病理情况下,如发热、感染、外伤和外科手术,常伴有新陈代谢率和能量的需要量增加。

3. 营养物质丢失增多

常见于呕吐、腹泻或肠瘘等胃肠道疾病,也可因肾脏疾患引起。

4. 胃肠道纳受能力减弱

如胃肠吸收不良综合征,胰腺、胆道疾患致消化功能障碍。

(二) 常见疾病中能量代谢的特点

1. 饥饿或禁食

疾病状态下,患儿常因营养素摄入过多或丢失过多,但又未及时补充而存在饥饿状态。

2. 短期不进食

进食减少的早期阶段,体内贮存的糖原和脂肪迅速消耗。然而,体内糖原的贮存量很少,主要在骨骼肌和肝脏内。成年人体内糖原总贮存量不过 500 g 左右,饥饿状态下仅能供半天的能量消耗。因而肌肉和内脏的蛋白质势必加速分解以增加糖的异生,成为体内主要能源。此外,随着体内糖原显著减少,血糖趋向降低时,胰岛素分泌减少,胰高血糖素分泌增加,三碘甲状腺原氨酸(甲状腺素 T3)降低,引起一系列代谢改变。

3. 较长时间不进食

较长时间不进食后,基础代谢率降低。这主要是因组织蛋白分解后,细胞体积减小,耗能也相应减少。连续一周以上,甚至数周不进食者,体内将会有 $\frac{1}{3}$ 以上内源性蛋白质被消耗分解,患者体重显著减轻,免疫力及抵抗力下降,伤口持久不愈合,最终导致蛋白质-能量营养不良,并增加继发感染机会。

4. 感染

许多感染性疾病过程中伴有热能需要量增多。体温每升高 1 ℃,心搏加快 16 次/分钟,基础代谢率增高 13% 左右。这些能量主要消耗在发热、寒战、应激状态下的代谢率增高,以及疾病过程引起的心脏、呼吸工作量增加。即使在一些没有明显发热的感染性疾病中,仍有基础代谢率的增高,这主要因感染过程中常同时有分解及合成代谢的增加。

5. 损伤

多种损伤,包括意外创伤或手术后,都伴有体内能量消耗的暂时增加。损伤后,基础代谢率增加

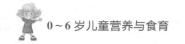

的比例大致如下：一般外科手术约24%，骨骼损伤为32%；大面积钝挫伤者37%，外伤加皮质固醇治疗者可高达61%。烧伤后也有明显基础代谢率和尿中排氮量增高，增高程度与烧伤面积直接相关，一般高于正常情况2～2.5倍。

6. 蛋白质-热能营养不良

营养不良小儿的体重减轻，主要与体内脂肪、肌肉和皮肤皮下组织及组织间水分的容量丧失有关，但这些组织大多耗能较少。基础代谢率则更多地受耗能较多的脑、肝和其他重要器官影响。因而使有的营养不良小儿基础代谢率反较正常儿高。营养不良期间，体内蛋白的合成和分解代谢率均低于正常，但当恢复期，随着体重迅速增加，蛋白合成及能量需要量均较患病期间高。据测定，营养不良恢复初期，患儿体重的增长最快，平均达10 g/(kg·d)，能量的需要也达669.4 kJ/(kg·d)。严重营养不良的幼儿，每增加单位体重所需要的能量消耗也较一般营养不良幼儿多，这可能与严重营养不良时，患儿的胃肠道吸收功能更差、其能量利用率更低有关。

7. 其他

心脏病患者可因心脏负荷增加和代偿性呼吸肌运动增加而消耗更多能量。患先天性心脏病的婴儿，每千克体重每分钟氧耗量为9.3 ml，而正常为7.3 ml；低体重的先天性心脏病患儿氧耗量更高，达10.9 ml/(min·kg)。这种能量需要量的增加，加上肠道消化酶分泌减少和脂类营养物吸收不良，成为先天性心脏病婴儿发生营养不良的主要原因。此外，癌症、胰囊性纤维病变、Crohn's病也都存在蛋白质合成和能量的消耗增加。

（三）估计补充的能量

任何营养治疗中，充足的能量供应是最基本的。患病中的能量需要应根据其估计需要量和目前营养状况来决定。主要包括：①基础代谢需要量；②疾病的特殊需要，如发热、手术、外伤和各种消耗性疾病；③对长期患病和恢复期患儿，应注意病后体重丧失的能量补充，以及体内活动和生长发育所需能量。在一般疾病中，每天应供给婴幼患儿的能量为209.2～251.0 kJ/kg，年长儿约146.4～167.4 kJ/(kg·d)。严重消耗性疾病时，应增加30%～50%的能量供应。由于受液体量限制，对完全不能进食的患儿，仅靠静脉输注5%或10%葡萄糖溶液是不能满足机体热能要求的。短期1～2天尚不致引起机体能量的严重亏损，但更长时间以后，势必造成体内自身消耗。故应及时补充浓缩葡萄糖、血浆、白蛋白、氨基酸注射液和其他注射营养制品，以维持体内氮的平衡。

应做好能量平均摄入量和能量消耗的记录与监测。根据氧热价计算每消耗1 L氧意味着消耗20.2 kJ能量。从呼气中氧耗量可推算出患儿实际能量的消耗和需要量。但实际工作中，可简便地根据体重、皮下脂肪厚度、肌酐身高指数和上臂周径的连续测量，以及血浆白蛋白测定间接获得体内能量代谢的基本概念，以协助调整能量的供应。对新生儿还可简单地根据心率估计能量消耗。

二、儿童常见营养性疾病的治疗与饮食方案

（一）流行性感冒

流行性感冒俗称"流感"，是儿童时期最常见的一种疾病，秋、冬、春换季时发病率较高。对于已患流感的儿童护理，除进行必要的药物治疗外，合理调配患儿的饮食、进行营养护理，也是促进患儿身体早日康复的重要措施。具体饮食方案如下。

1. 多饮水

由于患儿身体发热、呼吸增快、咳嗽及气管中分泌物增多等原因，使体液丢失较多，因此要注意多补充液体。这便于防止脱水现象的发生，并可减少呼吸道内分泌物的黏稠和干结，利于患儿咳出痰液。

2. 多食蔬菜、水果

多食蔬菜、水果等富含维生素 A 的食物,以增加患儿的抗病能力。

3. 进食易消化的食物

患感冒的儿童,由于胃中消化酶的活力受到影响,一般会出现食欲不佳的现象,甚至伴有呕吐、腹泻和便秘等症状。所以,给患儿进食的食物要容易消化,不宜过咸或过甜,不进食油腻或刺激性的食物。

4. 不宜使用生冷食品

尽量选择温热、易消化的食物。

5. 禁止食用油腻食品

食品过于油腻会造成消化不良,极易导致腹泻,增加患儿的胃肠道负担。

另外,患病期间要少食多餐。

（二）腹泻

腹泻是婴幼儿消化系统常见的疾病之一,常见的易感因素有生长发育差、消化系统发育不完善、机体防御能力差、肠道菌群失调等。严重的腹泻将会导致患儿发生水电解质紊乱,严重脱水,危及患儿的生命安全,病程迁延会对患儿的生长发育造成严重的影响。加强对小儿腹泻患者的健康饮食指导,可有效促进患儿临床症状改善,缩短患儿病程,促进患儿尽快康复。

1. 营养治疗原则

调整饮食,预防和纠正脱水,合理用药,加强护理;各种营养供给量应根据患儿的年龄、性别和疾病程度计算;能量需要量为 $30\sim35$ kcal/(kg·d),蛋白质需要量为 $1.5\sim1.8$ g/(kg·d),脂肪供能占总能量的 $25\%\sim30\%$;矿物质以及维生素也应相应增加供给量。

2. 营养制剂

（1）口服补液

世界卫生组织推荐的口服液可用于腹泻时预防脱水及轻、中度脱水而无明显循环障碍者。

（2）静脉营养

静脉营养适用于中度以上脱水或者腹泻严重的患儿。输液的成分、容量和滴注时间必须根据不同的脱水程度和性质决定,同时要结合年龄、营养状况、自身调节功能灵活掌握。少数严重患儿不能耐受口服营养物质者,可采用静脉营养。一般通过外周静脉输入,好转后改为口服。

（3）要素饮食

要素饮食是肠黏膜损伤患儿最理想的食物,系由氨基酸、葡萄糖、中链甘油三酯、多种维生素和微量元素组合而成。即使在严重黏膜损害和胰消化酶缺乏的情况下,仍能耐受和吸收,应用时的浓度和量视患儿临床状态而定。

3. 饮食方案

因患儿多有营养障碍,继续喂养（进食）是必要的治疗措施,禁食对机体有害。

（1）急性腹泻

腹泻时进食和吸收减少,而营养需要量增加,肠黏膜损伤修复、发热时代谢旺盛,侵袭性肠炎丢失蛋白质等,如限制饮食过严或者禁食过久常造成营养不良,并引发酸中毒,以致病情迁延不愈影响生长发育。应强调继续饮食,满足生理需要、补充疾病消耗,以缩短腹泻后的康复时间,但应根据疾病的特殊病理生理状况、个体消化吸收功能和平时的饮食习惯进行合理调整。

① 母乳喂养婴儿:继续哺乳,暂停辅食。

② 人工喂养婴儿:可喂以等量的米汤、稀释的牛奶或其他代乳品,由米汤、粥、面条等逐渐过渡到正常饮食。不足 6 个月的婴儿用牛奶加等量米汤或水稀释,或用发酵奶即酸奶喂养,也可用奶谷

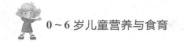

类混合物,每天喂 6 次,以保证足够能量。大于 6 个月的婴儿可用已习惯的饮食,如选用加有少量熟植物油、蔬菜、鱼肉末的稠粥、面条等,由少到多,由稀到稠。

③ 有严重呕吐者:可暂时禁食 4～6 小时(不禁水),待好转后继续喂食,由少到多,由稀到稠。

④ 病毒性肠炎多有双糖酶缺乏(主要是乳糖酶),食用富含双糖(包括蔗糖、乳糖、麦芽糖)的饮食可使腹泻加重,其中以乳糖不耐受最多见,治疗宜采用去双糖饮食,可采用豆浆(每 100 ml 豆浆加 5～10 g 葡萄糖)、发酵奶(酸奶)、低乳糖或不含乳糖的奶粉,以减轻腹泻、缩短病程。腹泻停止后继续给予营养丰富的饮食,并每天加餐 1 次,共 2 周。

(2) 迁延性腹泻和慢性腹泻

① 积极寻找病因并积极治疗,切忌滥用抗生素,避免菌群失调;

② 预防和治疗脱水,纠正电解质及酸碱平衡紊乱。

(3) 过敏性腹泻

有些患儿在应用无双糖饮食后腹泻仍不改善时,需考虑对蛋白质过敏的可能性,应改用其他饮食。

(三) 小儿肺炎

小儿肺炎是目前临床上最常见的儿科疾病之一,发病率逐年增长,疾病集中于秋冬两季,严重时可对患儿的脏器造成影响,危害性较大。治疗小儿肺炎除根据病因对症治疗外,还应合理调配饮食,以提高机体的抵抗力,防止呼吸道感染恶化。因此,必须供给患儿充足的营养,特别是能量和优质蛋白质,以维持机体的营养素消耗。

1. 营养治疗原则

肺炎患儿因能量和营养素消耗严重,因此每天应尽可能供给较高能量和较多优质蛋白质的饮食;应适当限制脂肪,选择优质蛋白质,50～60 g/d 为宜;可给予牛奶、豆制品、蛋类,以及瘦肉等食品。

2. 饮食方案

根据患儿的年龄特点给予营养丰富、易于消化的食物。吃奶的患儿应以乳类为主,可适当喝点水。牛奶可适当兑稀,每次喂少些,增加喂的次数。若发生呛奶,要及时清除鼻孔内的乳汁。年龄稍大能吃饭的患儿,可吃营养丰富、容易消化、清淡的食物,多吃水果、蔬菜,多饮水。

(1) 发热期应以清淡的半流质饮食为好,少量多餐

因缺氧、呕吐、腹泻,甚至有肠麻痹,严重时可能有消化道出血,故在食物选择上应禁食坚硬及含纤维高的以及生葱、大蒜、洋葱等有刺激性的食物,以免加重因缺氧、呕吐、腹泻等而导致的消化道损伤及咳嗽、气喘等症状。多吃具有清热、止咳和化痰作用的水果,如梨、橘子等。

(2) 忌高蛋白质饮食

小儿进食蛋白质多,排出尿素相对也会增高,而每排出 300 mg 尿素最少要带走 20 ml 水分。因此,对高热失水的患儿应忌高蛋白质饮食,在疾病后期可适当补充,以增强体质。

(3) 忌食多糖的食物

糖分是能量补充物质,功能单纯,基本上不含其他营养素。肺炎患儿多吃糖后,体内白细胞的杀菌作用会受到抑制,食入越多抑制就会越明显,从而加重病情。

(4) 忌辛辣食物

辛辣食品刺激大,肺炎患儿在饮食中不宜加入辣油、胡椒等辛辣调味品。

(5) 忌油腻厚味

肺炎患儿消化功能多低下,油腻厚味易影响消化功能,使必要的营养素得不到及时补充,以致抗病力降低。因此,不宜吃鱼肝油、松花蛋黄、蟹黄、凤尾鱼、鲫鱼子,以及动物内脏等厚味食品。若喝

牛奶,应将上层奶脂膜除去;乳母也应少吃油腻食物,以免加重患儿病情。

（6）忌生冷食物

生冷食物容易刺激小儿消化系统,不宜在肺炎患儿饮食中添加。

（7）忌喝浓茶

肺炎患儿多有发热,应忌喝茶水。茶叶中的茶碱有兴奋中枢神经的作用,可使脉搏加快、血压升高,会刺激心肌、加重消耗,非但不能退热,反而会使体温升高,诱发其他疾病。

（8）忌滥用退热药

发热患儿应慎用退热药,切忌用药过多,以防体温骤降,大汗淋漓,发生虚脱。

（四）小儿湿疹

小儿湿疹是一种常见的变态反应性皮肤病,病因很多,与喂养不当关系很密切,因此必须注意在饮食上的预防和治疗。

1. 奶类

在喂养过程中,如果婴幼儿是对人奶中的物质过敏,则应注意改善乳母的饮食,暂时少吃或不吃牛奶、鸡蛋、鱼虾等海味或刺激性食品,避免因为母亲奶液中的过敏性物质诱发婴幼儿湿疹。如果是由于牛奶本身引起的湿疹,可试着将牛奶多煮沸几次,使牛奶中的乳白蛋白变性为蒸发奶,也可停止哺喂牛奶,改用人奶、羊奶、豆浆及其他代乳品。

2. 油类

湿疹患儿的血液中不饱和脂肪酸的含量一般都偏低,而提高血液中不饱和脂肪酸的含量,对促进湿疹痊愈也有一定作用。因此在给患儿烹调食物时,最好采用植物油,如菜籽油、豆油、花生油、芝麻油。

3. 食量

在给小儿试吃某种食物时,食量应由少到多,使其胃肠道慢慢适应,以免因不适应而造成消化不良,进而引起湿疹。此外,如发现小儿有鸡蛋过敏史,则不应给小儿吃蛋白,而仅吃蛋黄。

4. 清淡饮食

对已患湿疹的小儿,应给清淡少盐的饮食,以减少患处的渗出液,在饮食中多给富含维生素和无机盐类的食物,如绿叶蔬菜、胡萝卜、西红柿、新鲜水果等。对于年幼患儿,可将上述食品制成汁液或泥状食用。这样不但可以增强患儿上皮组织的抵抗力、防止感染,同时还可调节生理机能,减少皮肤的过敏反应。

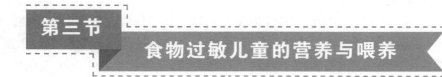

第三节　食物过敏儿童的营养与喂养

食物过敏也称食物变态反应,是由于某种食物引起的 IgE 介导和非 IgE 介导的免疫反应,而导致消化系统或全身性的变态反应。很多对食物的不良反应并不是食物过敏,如某些食物中的毒素或药理学活性成分导致的食物中毒,常见于细菌性食物中毒,或由 IgG 介导所致的食物不耐受,常见于乳糖、咖啡因不耐受。21 世纪以来,食物过敏已成为一个公共健康问题,近年来发病率有逐渐增高的趋势。鉴于儿童是发生食物过敏的高危人群,且不良反应严重,甚至危及生命,这就需要更加仔细

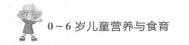

地进行诊断评估、对症治疗以及预防宣教。

一、食物过敏的定义和流行情况

食物过敏(food allergy，FA)指免疫学机制介导的食物不良反应，即食物蛋白引起的异常或过强的免疫反应，可由 IgE 介导或非 IgE 介导。表现为一级病群，症状累及皮肤、呼吸、心血管、消化等系统。食物过敏最常见于生命的最初 1～2 年，大部分患儿 3 岁时过敏反应逐渐减少，$\frac{1}{3}$ 的患儿在避免过敏原 1～2 年后失去过敏作用。

由于食物过敏与其他食物不良反应较难区分，食物过敏的患病率研究通常包括报告的患病率和真正的患病率，患儿自述的或者家长报告的食物过敏患病率大多高于真正的患病率。近年来，食物过敏的患病率呈持续性上升趋势。在西方国家，多达 8％的儿童受到食物过敏的影响。日本儿童的食物过敏发病率为 4.5％～13.5％。2018 年我国上海一社区的流行病学调查结果显示，0～36 月龄婴幼儿食物过敏检出率为 9.82％，其中 0～12 月龄婴幼儿患病率为 11.51％，13～24 月龄幼儿患病率为 7.46％，25～36 月龄幼儿患病率为 2.56％。随着年龄增长，食物过敏患病率明显下降。一项针对全国 31 个城市 0～14 岁儿童食物过敏的调查显示，学龄前儿童(3～6 岁)食物过敏的家长自报率为 6.65％，显著高于其他年龄组。在家长自报有食物过敏的儿童中，38.5％有湿疹病史，23.0％有过敏性鼻炎病史，37.7％有家族过敏史。

二、食物过敏的病因

儿童每天都要接触食物，食物中含有大量细菌、食物过敏原，但大多数儿童不会产生食物过敏反应，其原因是肠道产生免疫排除作用和发生黏膜耐受、口腔免疫耐受。当小肠免疫系统处理食物过敏原能力有限，或接触过多，或黏膜、口腔耐受功能降低时，则会使易感个体发生食物过敏。食物过敏涉及遗传、胎儿期发育、儿童肠道功能和菌群水平等多种因素。

(一) 食物过敏的高危因素

1. 过敏性疾病家族史

过敏性疾病家族史是儿童发生食物过敏的高危因素，具有预示作用。研究显示，父母一方有过敏病史的儿童发生过敏性疾病的危险性为 37％，父母双方均有过敏病史的儿童发生过敏性疾病的危险性为 62％。

2. 胎儿期免疫系统发育

胎儿期正处于免疫系统发育阶段，儿童体内 Th2 细胞呈持续优势状态是儿童早期发生变态反应的基本原因。Th2 细胞优势利于胎儿在宫内存活，出生后 Th2 细胞优势逐渐向 Th1 细胞优势转变。若出生后 Th2 细胞优势向 Th1 细胞优势转变的过程延缓，则会导致儿童体内 Th2 细胞呈持续优势状态。近年来的研究发现，多种细胞参与儿童早期变态反应的发生。

(二) 食物过敏原

食物过敏原为分子量 10～70 kD 的水溶性糖蛋白，大多对热、酸和蛋白酶稳定。常引起过敏反应的食物有牛奶、鸡蛋、花生、坚果、鱼、甲壳类动物、小麦、大豆。目前发现超过 170 种食物可引起过敏反应，水果和蔬菜也可引起轻微的症状，如口腔瘙痒。很多食物蛋白表现出地域同源性，并在过敏试验中有交叉反应。例如，花生是一种豆科植物，大多数对花生过敏的患者对其他豆科植物产生阳性过敏测试结果,这种交叉反应的发生率因食物而异。由食物添加剂引发的过敏反应并不常见,天然来源的添加剂中含有蛋白质,可能触发过敏反应。化学性添加剂一般不引起 IgE 介导的过敏反应,但部分可能导致不良反应(如一些过敏样症状)或激活免疫应答。

三、食物过敏的临床表现

食物过敏的临床表现与免疫类型有关。IgE 介导的食物过敏临床表现常涉及一个或多个器官,如皮肤、胃肠道、呼吸道,严重者可致休克,甚至死亡;非 IgE 介导的食物过敏多为慢性消化道炎症,皮肤症状是儿童食物过敏的常见症状。

(一) 皮肤症状

1. 急性荨麻疹和血管性水肿

多数在进食数分钟内出现症状,常见过敏食物为鸡蛋、牛奶、坚果,是速发型食物过敏最常见症状。

2. 特应性皮炎

特应性皮炎为 IgE 和非 IgE 混合介导的过敏反应,常见过敏原为鸡蛋、牛奶、小麦和大豆。多于婴儿早期发生,表现为湿疹样的瘙痒症、复发性的慢性炎症,并可增加哮喘和过敏性鼻炎的发病风险。

3. 口周炎

多发生于进食柑橘类水果的婴儿,可能与食物中含有的苯甲酸有关,持续时间短,多可自行缓解。

(二) 胃肠道症状

1. 口腔过敏综合征

通常是在花粉季节触发,表现为进食某些特定水果或蔬菜后即刻发生口咽部不适,如舌部麻木、运动不灵、唇肿胀、瘙痒、喉部发紧等。

2. 食物蛋白诱导的小肠结肠炎综合征

常见过敏原为牛奶,其他有鸡蛋、大豆、南瓜、豆类蔬菜、燕麦、米、大麦、马铃薯、鱼、鸡等。典型表现为出生后数月发生的易激惹、间断呕吐和持续腹泻,并可导致脱水,如病变累及结肠可出现血便。发病急,腹泻可出现在摄入食物后 1～3 小时内,如果过敏原持续暴露可导致腹胀、便血、贫血,甚至生长障碍等。多数患儿在 3 岁后缓解。

3. 食物蛋白诱导的直肠结肠炎

常见过敏原有牛奶、豆蛋白配方奶、鱼、鸡蛋、小麦等。可发生于出生后第 1 周甚至出生后数小时内,6 月龄内最为常见。临床表现为间断少量血丝便,患儿一般状况好,无体重减轻,常伴有湿疹。

4. 食物蛋白诱导的肠病

常见的过敏原为牛奶,其次为大豆、鸡蛋、鱼、鸡肉等。出生后数月内出现症状,半数以上病例在摄入可疑食物数小时或数天后出现呕吐及慢性腹泻,可合并脂肪泻、体重不增、腹胀等。

5. 嗜酸性粒细胞性食管炎

可发生于婴儿期任一时间,多见于男孩。临床表现多样,患儿通常存在喂养困难、哭闹、呕吐、生长发育迟缓等。常见并发症包括食管狭窄、感染和食管穿孔。

6. 嗜酸性粒细胞性胃肠炎

可发生于任何年龄,是一种以胃肠道嗜酸性粒细胞异常浸润为特征的比较少见的胃肠道疾病,

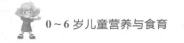

食物过敏是其发病原因之一。表现为持续体重下降或生长障碍,婴儿可出现全身水肿。

7. 乳糜泻

常见过敏原为麦胶蛋白,如小麦、大麦、黑麦、燕麦等。2岁以内婴幼儿以消化道症状为主,常有慢性腹泻、腹胀、厌食、肌肉萎缩、易激惹、生长发育迟缓等,$\frac{1}{3}$患儿伴呕吐,30％的患儿出现牙釉质发育不良。

(三) 呼吸道症状

食物过敏诱发的呼吸道症状通常不会单独发生,多与皮肤症状同时出现,表现为眼眶周围皮肤瘙痒、流泪、鼻塞和鼻痒、打喷嚏和流清鼻涕。严重患儿,当吸入致敏食物经蒸煮加工后形成的烟雾亦可诱发呼吸道过敏反应,如煮沸的牛奶。

(四) 严重过敏反应

常见的过敏原是鸡蛋、牛奶、花生和其他豆科植物、坚果、乳胶等。严重过敏反应多于暴露食物后数分钟至2小时起病。可累及多个器官系统(皮肤、呼吸道、胃肠道、心血管系统),包括喉头水肿、重度哮喘、心血管系统受累,甚至出现休克而死亡。

四、食物过敏的诊断方法

目前食物过敏的诊断标准仍限于IgE介导的速发反应,对非IgE介导的迟发型反应尚缺少统一的检测及判定方法。IgE介导的食物过敏的诊断步骤包括病史及体格检查、过敏原皮肤点刺试验、血清特异性IgE抗体、食物回避试验和口服食物激发试验。口服食物激发试验(oral food challenge test)被认为是诊断食物过敏的“金标准”,儿童可直接采用口服食物激发试验确诊。非IgE介导的迟发型食物过敏反应的诊断主要依靠回避可疑食物,然后经口服食物激发试验确诊。

五、食物过敏的营养干预

食物过敏常会随年龄增长而出现临床耐受,但早期治疗对于改善预后具有重要意义。治疗原则包括:通过回避致敏食物而阻止症状的发生;通过药物使已出现的过敏症状得以缓解,积极治疗因意外摄入导致的严重过敏反应;通过宣教使患儿家长坚持治疗并定期监测。食物过敏常用的药物包括肾上腺素、糖皮质激素、白三烯受体拮抗剂等,所有药物以控制症状为主,故主张短期使用。食物蛋白诱发的严重过敏反应可危及生命,故迅速处理十分重要,肾上腺素是治疗严重过敏反应的首要药物。食物过敏的营养干预包括营养评估和饮食管理。

(一) 营养评估

1. 饮食回避前的营养评估

食物过敏患儿的营养评估包括详细的病史及饮食史、体格生长、临床评估以及实验室检查,以了解营养素缺乏情况。参照正常人群营养素参考摄入量对患儿进行膳食评估,可了解过敏患儿膳食摄入情况是否合理。

2. 饮食回避过程中的营养评估

通过连续测量生长曲线了解生长速度可早期发现生长不良。饮食回避过程中应密切随访,及时调整患儿的膳食结构和补充相应的营养素。

（二）饮食管理

1. 回避过敏食物

回避过敏食物是目前治疗食物过敏唯一有效的方法，所有引起症状的食物均应从饮食中完全排除。单一的鸡蛋、坚果及海产品过敏者，因其并非是营养素的主要来源，且许多其他食物可提供类似的营养成分，故回避不会影响患儿营养状况。对多食物过敏的儿童，可选用低过敏原饮食配方，如谷类、羊肉、黄瓜、梨、香蕉、菜籽油等，仅以盐和糖作为调味品，同时应密切观察摄食后的反应，以减少罕见食物过敏的发生。尽管通常建议严格回避过敏原，但越来越多的文献指出，在某些情况下并不必要。大约70％对奶制品和鸡蛋过敏的患儿能够耐受经加热处理后的食物，如蛋糕或面包。推测加热这些特定的食物可能导致蛋白质构象的改变，使摄入的人仅产生较轻微的过敏，这可能是一种更容易缓解的过敏表现。不过，此方法仅适用于轻度过敏患儿，一些儿童可对加热处理后的产品产生严重过敏反应，因此需谨慎应用。

2. 食物替代选择

牛奶过敏是儿童期最常见的食物过敏之一，回避牛奶比回避其他食物更容易造成营养素摄入不足及生长发育不良。对于母乳喂养的牛奶蛋白过敏患儿应继续母乳喂养，但母亲应回避牛奶及其制品，同时注意补充钙；当母亲多种食物回避后，患儿症状无改善且严重，出现生长迟缓和其他营养缺乏，可考虑更换为低敏配方喂养或转专科诊治。对于配方奶喂养的牛奶蛋白过敏患儿，可采用替代配方（深度水解或氨基酸配方）喂养。由于大豆与牛奶间存在交叉过敏反应，一般不建议选用豆蛋白配方进行治疗。当考虑经济原因，患儿≥6月龄且无豆蛋白过敏者，可选用豆蛋白配方进行替代治疗。其他植物饮品如大米、杏仁"奶"等蛋白质和脂肪含量非常低，不适合作为牛奶替代品；亦不建议采用羊奶、驴奶进行替代。2岁后若牛奶蛋白过敏仍然存在，可进行无奶饮食，并通过膳食评估和喂养指导以保证必需营养素摄入充足。

3. 婴儿期固体食物的摄入

回避所有已明确引起过敏症状的食物及其制品后，可按正常辅食引入顺序逐渐引入其他食物。从单一品种引入，每种食物引入后持续1周左右，观察症状反应性。膳食尽量多样化，已经明确不过敏的食物建议常规每日摄入。

六、食物过敏的预防

早期对食物过敏的预防主要集中在婴儿期回避致敏性食物，目前证据显示，母亲孕期或哺乳期饮食回避不能预防食物过敏，其他一些营养预防策略可能有帮助。

（一）提倡母乳喂养

对于健康婴儿而言，尽管纯母乳喂养能否作为预防过敏性疾病的策略尚存争议，但其对母亲及婴儿的近期及远期的健康益处不容忽视。母乳中含有的大分子抗原较少，并可降低接触致敏异体蛋白的概率。此外，母乳中含有的特异性抗体可以刺激肠道系统的黏膜耐受力，有效防止出现食物过敏现象。因此仍应遵循世界卫生组织的"纯母乳喂养至6月龄"建议，其后逐渐引入其他食物。

（二）科学确定辅食添加时间

《7～24月龄婴幼儿喂养指南》建议满6月龄起添加辅食。过早添加辅食，容易因婴儿消化系统不成熟而增加过敏性疾病的危险，过晚添加辅食也可能增加食物过敏风险。

第四节　早产儿和低出生体重儿的营养与喂养

良好的营养依赖于胃肠道功能的成熟与完善,早产儿及低出生体重儿(low birth weight, LBW)的胃肠道功能是随年龄的增长不断成熟的。吃奶过程需要吸吮、呼吸、吞咽反射的协调,离开母体越早的早产儿以及越低出生体重儿的胃肠功能越不成熟,各种反射越不容易协调,喂养也就越困难。

早产儿及低出生体重儿的胃肠道功能问题:

① 吸吮和吞咽反射:婴儿是靠吸吮和吞咽来获得奶水的,但是,早产儿及低出生体重儿吸吮和吞咽的协调功能并不成熟。

② 胃容量:早产儿及低出生体重儿胃容量很小,胃窦和十二指肠动力也不成熟,两者之间缺乏协调活动,其收缩幅度、传播速度及下食管括约肌压力均是降低的,胃的排空也较慢。

③ 胃肠动力:胃肠道的蠕动促进食物在胃肠道的消化,早产儿及低出生体重儿胃肠道动力不成熟,胃肠蠕动往往很弱。

④ 消化吸收功能:在肠道起着重要的吸收和消化作用的是一些消化酶,早产儿及低出生体重儿这些酶类分泌少,而且活性也较低,对于营养素蛋白、脂肪、糖的吸收和消化有一定的影响。

⑤ 肠道免疫功能:正常的胃肠道有一定的免疫功能,可以防止细菌的合并侵入,如胃酸、肠黏膜、肠道抗体等,早产儿及低出生体重儿胃酸低、肠黏膜渗透性高、肠道抗体能力弱,因此早产儿容易发生坏死性小肠结肠炎。

一、早产儿及低出生体重儿的营养素需求

(一) 能量

由于早产儿及低出生体重儿代谢旺盛,如呼吸快而表浅,为维持恒定体温脂肪的消化吸收效能较低,对热量的要求高于正常足月新生儿。但由于吸收能力低于成熟儿,热能的供给一开始可以稍低,然后根据情况逐步增加。如果每日的热卡不能达到所需的,则体重增长就会减慢。正常新生儿每千克体重每天达到 50～60 cal 可以维持生活,每日每千克体重要有 110～140 cal 才能达到增长体重的目的。

(二) 水分

新生儿及早产儿液体量的规律是体重越小,每日液体需要量越高(见表 3-2)。而且,早产儿及低出生体重儿的肾功能及体液调节功能不完善,液体量不足容易导致脱水,液体量过大容易出现水肿。体重越小的儿童,越应该注意每日进出的液体量应相对恒定。当儿童的尿量减少时,表明摄入的液体量不足,应该适当增加液体量。早产儿肾脏稀释和浓缩能力较低,体重小于 1 000 g 的早产儿,若每日每千克体重液体摄入量少于 80 ml,就会造成脱水,产生代谢性酸中毒;当每日每千克体重液体量供给超过 200 ml,可能会造成液体过度负荷和充血性心脏病。

表 3-2　新生儿及早产儿液体量(每日每千克体重毫升量)

出生体重	生后 1 天(ml)	生后 2 天(ml)	生后 3～7 天(ml)	生后 2～4 周(ml)
小于 1 000 g	70～100	100～120	120～180	140～180
1 000～1 500 g	70～100	100～120	120～180	140～180
1 500～2 000 g	60～80	80～100	110～140	120～160
大于 2 500 g	60～80	80～100	100～140	120～160

(三)碳水化合物

早产儿及低出生体重儿由于糖原贮存低和糖原异生能力差,比足月儿更易发生低血糖。因为乳糖酶的缺乏,适用于以多聚葡萄糖代替乳糖提供的部分热量。多聚葡萄糖对奶的渗透性影响较少,在供给同等热量时采用多聚葡萄糖不增加血液的渗透压。早产儿及低出生体重儿碳水化合物需要量为 11～15 g/(kg·d)(占总热卡的 40%～50%)。

(四)蛋白质

早产儿及低出生体重儿为了追赶生长、增加体重,对蛋白质的需要量要高于正常儿,早产儿及低出生体重儿每日蛋白质需要量为每千克体重 3.5～4.0 g。当他们进食奶量少、蛋白质摄入量不足时,生长发育会受到影响,并发症概率增加。

(五)氨基酸

正常儿必需的氨基酸为 9 种,早产儿及低出生体重儿为 11 种。因早产儿缺乏有关的转化酶,不能将蛋氨酸转化成胱氨酸、将苯丙氨酸转化成酪氨酸,因此胱氨酸、酪氨酸作为必需氨基酸,必须从食物中摄取。

(六)脂肪

早产儿及低出生体重儿的脑细胞生长和髓鞘的形成速度较快,能促进脑发育的亚油酸和亚麻酸等必需脂肪酸以及与其相关的长链多未饱和脂肪酸需要量增加,未饱和脂肪较饱和脂肪易于吸收,中链甘油三酯较长链脂肪易于吸收,早产儿对脂肪吸收功能较足月儿差,更需要容易吸收的脂肪。其脂肪需要量每日每千克体重需有 4～5 g。

(七)维生素

早产儿及低出生体重儿体内储存的维生素较低,摄入也不足,更容易发生维生素缺乏,如维生素 D、维生素 C、维生素 E、叶酸的缺乏。应早期预防,如出生后立即肌肉注射维生素 K 5 mg,连续使用 3 天;出生后 10～15 天,预防性使用维生素 D 每日 400～800 IU;出生后 3～4 天,预防性使用维生素 C 每日 50～100 mg。

(八)矿物质

早产儿及低出生体重儿非常容易因缺乏矿物质类营养而出现生长发育问题。胎儿的最后阶段是无机盐增加的阶段,因此早产儿比成熟儿需要更多的矿物质,如适当增加钙、磷、铁(见表 3-3)。

表 3-3　早产儿维生素和矿物质的每日需求量

维生素	每日需求量	矿物质	每日需求量
VitA(IU)	1 400	钙(mg/kg)	200
VitD(IU)	600～800	磷(mg/kg)	100
VitE(IU)	5～25	镁(mg/kg)	10
VitC(IU)	50～60	钠(mmol/kg)	3～4
VitK(μg)	15	—	—
VitB$_1$(mg)	0.2	钾(mmol/kg)	2～3
VitB$_2$(mg)	0.4	铁(mg/kg)	2～4
VitB$_6$(mg)	0.4	铜(μg/kg)	100～120
烟酸(mg)	5	锌(μg/kg)	1 200～1 500
VitB$_{12}$(μg)	1.5	—	—
叶酸(μg)	50～100	—	—
生物素(μg)	6	—	—

1. 钠

极低体重儿肾脏的钠排出增加，每日需要钠的量也要增加，为 2～3 mmol/kg。母乳中钠每 100 ml 含量约为 0.7 mmol。单纯母乳喂养时应予适当补充钠。

2. 钙

在妊娠后期，钙、磷蓄积量占其总蓄积量的 80%，而且早产儿母亲的母乳中钙磷含量少，即使是有足够母乳喂养，钙的摄取量也只是胎儿后期的 $\frac{1}{3}$～$\frac{1}{2}$，加之早产儿胆酸分泌不足，脂溶性维生素 D 的吸收偏低，因此，胎龄越小的早产儿越容易发生缺钙。而且，早产儿生长速度快于足月儿，故容易发生低钙性佝偻病。

3. 磷

胎儿在子宫内每日累积量为 75～85 mg/kg，每 100 ml 母乳中含磷的量为 12～15 mg，早产儿单纯母乳喂养磷摄入量一般不足，应予补充。钙与磷的摄入比例为 2：1 时易于吸收。

4. 铁

妊娠后期胎儿铁贮存量不断增加，铁的再吸收通常发生在临近足月时，故早产儿铁的储备不足，母乳每 100 ml 含铁量为 100 μg。有些早产儿生后 6～8 周即恢复红细胞生成活性，使体内的铁迅速被消耗。

5. 锌

宫内最后 3 个月胎儿贮存锌量为 250 μg/(kg·d)，出生时，血液中锌的含量高，故足月儿极少发生缺锌。由于早产儿胎龄不足，体内锌贮存量少，加之人乳中锌的含量不能满足早产儿生长所需，故容易缺锌。

二、早产儿及低出生体重儿的乳类选择

乳类是婴儿的主食，乳品喂养是帮助早产儿达到预期营养目标的重要措施。早产儿及低出生体

重儿因肝脏、胃肠道等消化器官的发育不成熟，功能也不完善，又需要有较多额外的营养来对抗外界诸多不良的环境及维持生长需求，所以应选择容易消化、容易吸收、热量高的乳类。

（一）首选母乳喂养

早产儿母亲母乳较足月儿母亲母乳的特点具体表现为：

① 蛋白质高，有利于早产儿的快速生长。早产儿对蛋白质的消化能力较强，能适应含高蛋白质的母乳。

② 脂肪含量低，较容易吸收。

③ 碳水化合物中乳糖较低，适合于早产儿乳糖酶活性较低的情况。

④ 钠盐较高，有利于早产儿早期排出相对较多的细胞外液中的钠。

⑤ 钙、磷较高，有利于骨骼生长。

⑥ 含较多的蛋白质、热能、钠、氯、钙、镁、锌、铜、铁等营养素。

⑦ 免疫活性物质多，牛磺酸和多不饱和脂肪酸更丰富。

因此，对于早产儿来说，母乳是营养素最高的食物，应首选母乳喂养。以前常因早产而推迟开始喂哺的时间，近年来则主张尽可能早喂，但要注意因过早喂养而增加吸入窒息的可能。

注意不要因为早产儿尚无吸吮能力而放弃母乳喂养，要尽力采用母乳喂养。在无法获得人乳时，才考虑用其他乳品或乳制品来代替。

（二）早产儿配方奶

早产儿配方奶的成分接近母乳，并根据早产儿的生理特点强化蛋白质、铁、维生素、牛磺酸、二十二碳六烯酸（docosahexaenoic acid，DHA）、核苷酸等促进神经系统发育、增强免疫力的成分，以满足早产儿的营养需求。

各种早产儿配方奶的共同特点如下（以每 100 ml 配方乳为例）：

① 蛋白质：每 100 ml 早产儿配方奶中含有 1.92～2.2 g 的蛋白质。其中，乳清蛋白与酪蛋白比例为 60∶40 或 70∶30，并有足量的胱氨酸。从消化角度上来讲，酪蛋白消化最快，牛乳清蛋白和人乳清蛋白消化较慢。所以，乳清蛋白含量愈高，消化速度愈慢，早产儿配方奶中的牛乳清蛋白消化速度较酪蛋白慢。

② 脂肪：早产儿配方奶中脂肪含量为 3.41～4.0 g，其中中链脂肪酸占 40%，易于消化吸收。含亚油酸高于需要量 300 mg，利于促进婴儿脑细胞的生长发育。

③ 碳水化合物：碳水化合物中 60% 为多聚葡萄糖，供给所需要的热量，不会增加血渗透压，使乳汁渗透压保持等张状态，可减少早产儿坏死性小肠炎的发生。

④ 钠：增加钠含量，补充早产儿肾排钠量增加的需要。

⑤ 钙：钙含量为正常母乳含量的 3 倍，使钙和磷的比例接近 2∶1，有助于钙的吸收。

⑥ 维生素 E：添加的维生素 E，具有保护细胞膜、防止脂质过氧化作用。

早产儿配方奶还增加了铁、维生素及牛磺酸、核苷酸等促进神经系统发育、增强免疫力的成分，以满足早产儿的需求。但早产儿配方奶不能添加母乳中含有的许多生长因子、酶、IgA 和抵抗病菌的巨噬细胞等。另外，早产儿十二指肠内胆酸浓度较低，不利于配方乳中植物油的乳化分解。

（三）早产儿的混合乳

早产儿的混合乳是指早产儿母乳与早产儿配方奶混合喂养。在母乳不足时，这种混合乳的喂养也可以满足早产儿营养需要，同时也可以提供一定的免疫活性物质。

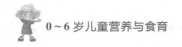

（四）人乳喂养

应该强调的是，在没有确定他人母亲是否健康前，不要直接给婴儿进食他人母亲的母乳，因为很多细菌和病毒（如肝炎病毒）可以通过乳汁传染给婴儿。尽量选择自己母亲的乳汁，只有在没有母乳的情况下，有人乳库的地区可以考虑使用库存人乳。人乳库中的母乳多来自足月儿母亲的成熟乳，所含有的营养不如早产儿自己母亲的乳汁，前者蛋白质含量较低，还必须采取巴氏消毒，而这会影响母乳中的免疫成分和乳脂酶的活性，从而影响母乳的营养价值。所以还是尽量选择自己母亲的奶，只有在没有母乳的情况下才考虑使用库存人乳。

（五）新鲜全脂奶

新鲜全脂奶虽然含有较高的蛋白、脂肪，但这些蛋白质和脂肪不容易被消化和吸收，容易引起坏死性小肠结肠炎，早产儿，尤其是小于 2 000 g 的早产儿不便食用。在没有母乳时，我国还有许多地区缺乏上述的适合早产儿的奶源，新鲜全脂奶可能是唯一的奶源，使用这种新鲜全脂奶时，只能采用人工方法祛脂、稀释后再喂养。

三、母乳喂养的重要性

母乳是所有新生儿包括早产儿及低出生体重儿最佳的营养来源。早产儿由于提前出生，母乳更成为其生后最适宜的营养和免疫保护源泉。

（一）保温作用

通过母亲与早产儿皮肤间的接触、实施母乳喂养，可降低早产儿出生后发生低体温和寒冷损伤的风险。2011 年世界卫生组织提出，对于出生体重在 2 000 g 以下的低出生体重儿，实施母婴袋鼠式护理和纯母乳喂养两项措施，可大大降低发达国家和发展中国家的新生儿病死率。

（二）免疫防御作用

通过尽早开始母乳喂养（产后 1 小时），可防止早产儿免受感染。研究发现，通过袋鼠式护理实施母乳喂养，由于母婴的相同环境影响，母乳中可出现对婴儿室的特殊病原的免疫活性成分，以帮助早产儿抵御院内感染。部分母乳喂养或非母乳喂养的早产儿，因腹泻和其他感染导致死亡的风险可能更大。2011 年世界卫生组织报告显示，母乳喂养可使 LBW 因严重感染导致的病死率降低 18%，新生儿坏死性小肠结肠炎（NEC）风险降低 60%。由于初乳中含有大量免疫活性物质如免疫球蛋白、白细胞和抗炎症因子，尤其是分泌型免疫球蛋白 A(sIgA)，可减少婴儿发生急性肠胃疾病的风险，同时可刺激婴儿的免疫系统制造更多的 sIgA。通过体外实验发现：母乳中的免疫物质可杀死肺炎链球菌、衣原体孢子、HIV（human immunodeficiency virus，艾滋病病毒）等病原微生物，甚至对肺、咽喉、肾、直肠和膀胱中的癌细胞及淋巴瘤、白血病细胞有抑制作用。母乳对婴儿免疫系统的持续保护和促进作用可延续到断奶后。

（三）促进发育作用

早产儿出生时全身器官系统存在显著的发育不完善，母乳中包含大量促进生长发育的生长因子和细胞因子，能有效促进肠道、大脑和其他器官系统的发育成熟。2011 年世界卫生组织报告显示，母乳喂养的低出生体重儿与配方奶粉喂养者相比，智商（IQ）平均可提高 5.2 分。主要原因在于母乳中含有的多不饱和脂肪酸——二十二碳六烯酸（DHA）和花生四烯酸（AA），在婴儿大脑发育过程中起到促进作用，而这些营养成分的差异可能是造成婴儿智力差异的物质基础。

（四）母乳喂养的剂量效应

早产儿接受纯母乳喂养，为其免患疾病提供了最大保护。母乳喂养的时间越长，婴儿将得到越多保护，这种作用称为"剂量效应"。表现为与母乳喂养的纯度（是否添加配方奶粉）、占比（母乳与配方奶粉在喂养总量中的占比）和持续时间相关，或者说随添加配方奶粉比例的增加而逐渐减少。研究显示，母乳喂养对呼吸道感染、中耳炎、腹泻、肥胖和超重、儿童白血病及淋巴瘤等均有剂量相关性保护作用。

（五）增进母婴间的情感交流

母亲怀抱婴儿进行母乳喂养可增加婴儿的安全感。临床研究显示，母婴皮肤接触时，婴儿表现得十分安宁，快波睡眠减少，深睡眠周期延长，对针刺疼痛的哭闹反应降低。同时，当婴儿碰触母亲的乳房或皮肤时，母亲的催产素分泌增加，产生很好的心理满足感，对婴儿慈爱的感情会油然而生，并大大降低由于早产儿疾病住院造成的母婴分离所带来的焦虑和抑郁情绪。

四、母乳喂养的早产儿及低出生体重儿还需添加营养素

母乳虽然含有易于消化吸收的蛋白质、脂肪、乳糖，还有适量的微量元素、维生素、酶、免疫因子等物质，是公认的早产儿最佳食品，但母乳中某些微量元素（铁、锌等）及维生素（D、C、B等）的供给往往还不能达到早产儿的生理需求，而这些营养素又是保证早产儿智力、体格发育所必需的，如不及时添加这些营养素就会造成营养素的缺乏，从而不利于早产儿智力的发育。因此，母乳喂养的早产儿需要在母乳之外补充一些维生素、矿物质或者一些额外的营养素，来保证正常发育（见表 3-4）。应根据早产儿的体重计算药物的剂量，任何药物都应该在医生的指导下服用。

表 3-4 母乳喂养的早产儿及低出生体重儿添加营养素要点

营养素	开始补充时间	推荐量
维生素 D、维生素 A 及钙剂	出生后第 2 至第 3 周	每日供给维生素 D 800～1 200 IU，但用鱼肝油时维生素 A 的剂量不应超过每日 10 000 IU，同时每天每千克体重应补充钙剂 100 mg
铁	出生后 6～8 周起开始补铁至 1 岁	预防量为 2 mg/(kg·d)
维生素 E	出生后 10 天	每日补充 15 mg
叶酸	早产儿出生后 2 周开始补充（血清中叶酸的含量较低，而红细胞生成时需要叶酸）	每日补充 20～50 μg
锌	一般在出生后 4 周开始补充	每日 3 mg
维生素 B	出生后即可开始补充	每日补充 65 mg
维生素 C	需要时补充	每日补充 50 mg，分 2 次口服

五、喂养要点

（一）开始喂哺的时间

大多数早产儿出生后 24 小时内如出现肠鸣音，表明肠蠕动已经开始，便可开始肠道喂养。一般情况可根据早产儿的孕龄和出生体重来考虑喂养时间和喂养方式：①出生体重接近 2 500 g 的早产

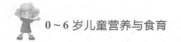

儿可于产后3~6小时开始喂哺,可直接吸吮母乳;②体重小于2 300 g,吸吮能力较差,为防止过于疲劳可用奶瓶喂母乳;③体重在2 000 g以下或吞咽能力不良、因哺乳而引起青紫的早产儿,应推迟喂哺时间,可以用鼻胃管来喂养;④体重小于1 000 g或有呼吸困难、循环衰竭等情况,则选用静脉输注来供给营养;⑤为预防NEC的发生,有以下情况者应延迟喂养——宫内窘迫和窒息、机械通气、脐动脉插管、动脉导管未闭、应用消炎痛、败血症、换血术后24小时内等。

(二)喂养次数

母乳喂养的早产儿应经常称体重,并根据其体重的情况给予适当喂养量。尤其要重视出生后的早期喂养,观察体重的增加情况,以判断喂养是否合理:①如果是人工喂养,一般体重800~1 000 g者,每小时喂奶一次,每天喂奶24次;②体重在1 000 g以上者,每1.5小时喂奶一次;③体重1 500 g以上者,每2小时喂奶一次;④体重在2 000 g以上者,每3小时喂一次;⑤如果早产儿生长情况良好,则夜间可适当延长间隔时间,在保证摄入量的基础上逐步养成夜间不喂的习惯。

(三)奶量

早产儿需奶量大但胃容量小,故应采用少量多次的原则来保证所需的乳量。早产儿所需的奶量,在出生后的头10天可按每次2~4 ml/kg,每增加一天加1~2 ml/kg,10天后每日奶量为婴儿体重克数的$\frac{1}{5}$~$\frac{1}{4}$。以上摄入量为最大摄入量,如早产儿不能吃完,可将剩余部分由静脉补充,以保证蛋白质、热量和水分的供给。

(四)奶的浓度

奶的浓度对于早产儿的吸收也是很重要的,并不是浓度越高营养价值越高。高浓度的奶,虽然蛋白质含量高,但不容易消化,而且呈高渗状态,容易引起NEC。市售的全脂奶粉或强化奶粉均含有较多钠离子,如不适当稀释,可使钠摄入量增高,给新生儿血管增加负担,使血压上升,可引起毛细血管破裂出血、抽风、昏迷等危险症状。强化奶粉补充了加工制作中损失的维生素与牛奶中容易缺少的一些营养元素,但更应加以稀释,才能适用于早产儿食用。一般新生儿年龄越小,奶浓度应该越低。早产儿在母乳不足用牛奶喂养时,奶的浓度要根据体重来决定。例如,体重1 500 g以下的,牛奶浓度为1份牛奶、1份水;体重1 500 g以上的,为2份牛奶、1份水,然后在1 000 ml奶中加7 g糖。而奶粉的配制若以容量比是1:4,则1汤匙奶粉加4汤匙水,兑成鲜牛奶的浓度。若重量比是1:8,则50 g奶粉加400 g水,兑成鲜牛奶的浓度。再根据新生儿的周龄大小,兑成所需要的浓度即可。

六、喂养方式

合理选择喂养方式也是保证婴儿营养的重要环节。如对吸吮、吞咽不协调的婴儿过早选择经口喂养,容易引起呛咳、呕吐及胃反流;如果婴儿有能力自己吃奶,而选择给其胃管喂养,可能会影响婴儿吃奶的本能。所以喂养方式需要根据早产儿不断发育的胃肠道功能来转变。

(一)肠内营养

1. 经口喂养

(1)喂养物质的选择及用量

经口喂养的物质选择要视具体情况而定。首选母乳,无母乳者以早产儿配方奶为宜。摄入奶量依据胃容量的大小。胃容量又与体重相关，一般第 1 天总量为 50～90 ml/kg，逐渐增至 100～150 ml/(kg·d)，最后可增至 150～200 ml/(kg·d)。首次可喂无菌水或葡萄糖水，喂养开始时间为生后 24 小时内，若母亲为妊娠期高血压，婴儿有明显缺氧时可以延迟喂养。延迟时间依患儿耐受情况而定，可允许范围为 3～7 天。开始喂养先用白开水试喂，无异常后用 $\frac{1}{2}$ 稀释奶，可于 3 天左右达到稀释的全奶。一般情况下，对于不足 32 周早产儿采用鼻胃管，超过 34 周可经口喂养，32～34 周的早产儿根据病情选择喂养方式。不足 2 000 g 早产儿首次喂白开水，如无呕吐、呛咳则开始喂母乳；如暂时无母乳，则从 $\frac{1}{2}$ 早产儿配方奶浓度起，逐渐增加浓度至全奶。

（2）经口喂养的适应症

① 建立正常吸吮吞咽反射且动作协调。

② 食道、胃正常蠕动和排气。

③ 吞咽与呼吸动作协调防止吸入气管，适用于胎龄≥33 周、呼吸频率<80 次的婴儿。

（3）经口喂养的方式

① 直接哺喂母乳。出生体重较大、已有吮吸能力的婴儿可试用此法。开始时每日 1～2 次，每次 5～10 分钟。如婴儿无疲劳现象或食欲减退时，可逐渐增加次数。

② 奶瓶喂养。该方式只用于体重较大的并已有吮吸能力的早产儿。宜使用小号、奶头较软的奶瓶，开孔大小以倒置时奶液能滴出为度。

2. 间隙胃管喂养

体重 1 000～1 500 g 和（或）纠正胎龄小于 34 周的早产儿吮吸及吞咽能力较差，直接哺乳常导致呛奶，如其胃肠功能尚可，可用经口腔或鼻腔间隙胃管喂养。但经鼻喂养，会影响宝宝通气，增加其气道阻力，易导致周期性呼吸和呼吸暂停的发生，因而常选择经口胃管喂养。可间隔 2～3 小时喂奶一次，借重力作用使奶汁从 20～30 cm 高度流入宝宝的胃中。喂奶的注射器要用灭菌消毒或一次性注射器且每次更换。当患儿吮吸和吞咽能力成熟后，应尽早改为经口喂养，拔管前可先经口试喂 1～2 次。

3. 持续胃管喂养

持续胃管喂养用于胃中易有残留奶的患儿或间歇喂奶易出现呼吸困难或严重缺氧表现者，插入胃管后，用输液泵以 1～2 ml/h 速度将 1 日奶总量持续缓慢滴入胃内。当早产儿反应能力增强及病情好转，无胃反流或潴留现象时，可改为间歇胃管喂养。

4. 肠管法

体重小于 1 000 g、胃排空时间明显延长、严重胃食管反流及吸入性危险很大的早产儿，可使用肠管法。

（二）肠外营养

肠外营养可加快体重增长和减少后遗症，但要注意预防真菌或细菌所致的败血症、皮肤感染、栓塞、渗透性利尿、血氨过多、高氨基酸血、高血糖等代谢方面的并发症。全静脉营养多用于严重消化道畸形、顽固性腹泻、NEC 患儿以及体重小于 1 500 g 不能耐受胃肠道内喂养者，其他情况可采用部分静脉营养。但循环衰竭、肝肾功能不全、尿素氮大于 12.9 mmol/L、代谢性酸中毒者应在纠正后才能用，严重缺氧者禁用肠外营养。

总之，每种喂养方法各有利弊，对早产儿来说，目前尚无统一的喂养方法。

（三）喂养时需观察的问题

① 早产儿的纠正胎龄是否超过 34 周，肌张力是否正常，有无消瘦无力等表现。

② 喂奶时注意早产儿有无呛奶和吐奶：早产儿出生后开始喂奶前，可以先喂少量温开水或5％葡萄糖水1～2次，发现其吮吸有力，无呛奶、吐奶、腹胀，即可开始喂奶。

③ 判断喂养是否足够：一般来讲，如果24小时尿量持续减少，体重不增，常常是喂养不足的表现。最好给其定时称尿布重量和体重。体重较轻的早产儿应每日或隔日测体重以计算摄入量，并根据尿量和体重的增长判断摄入奶量是否足够。

④ 喂养前后要观察腹部情况：一般喂奶前后婴儿的腹部会有一定的变化，喂奶后腹部会隆起，但用手摸起来是软的。如果喂完奶1～2小时后腹部仍有明显的隆起，且哭闹不安，就应更改喂养计划，寻找专业医师就诊。出现这种情况要详细查体，若体检正常，首先要更改喂养计划，可暂时停喂l～3小时；如果下次喂奶时仍有这种情况，需拍腹部平片，观察胃管位置，并排除坏死性小肠结肠炎的可能性。若腹部平片正常，则可继续喂养，但每次喂奶量要相应减少。

⑤ 胃内滞留：采用胃管喂养的早产儿，每次注奶前，应回抽胃液，观察是否有胃残留，并根据胃残留的情况调节下次注奶量。

⑥ 肠道喂养的婴儿要严密监测喂养耐受性，每日有记录。

⑦ 有明显感染迹象者除应用抗生素外，要严格控制奶的摄入量，因为其喂养的间隔时间、喂奶量控制不当及配方奶的渗透性都是诱发NEC的危险因素。

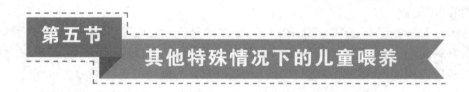

第五节 其他特殊情况下的儿童喂养

一、双胞胎新生儿的喂养

双胞胎一般个子比较小，组织器官发育不完善，所以更应该注意合理喂养，其注意事项包括五个方面。

（一）提高双胞胎母亲母乳喂养信心

双胎妊娠会增加低体重儿和早产的发生，大部分双胞胎早产后，母亲均担心乳汁量不足无法满足新生儿需求而放弃母乳喂养。但是母乳仍是双胎或多胎儿首要的营养品，因为只有母乳才能适应早产儿消化功能不全的状况。研究表明，双胞胎母亲乳汁分泌量比单胎母亲多2倍，且喂养次数越多、乳汁量越多。产后6个月纯母乳喂养的双胞胎母亲每天每侧乳房乳汁分泌量能达到840～2 160 g，完全能够满足两个婴儿需求，达到供需平衡。且和单胎母亲相比，乳汁营养成分并无太大差异。因此，纯母乳喂养是双胞胎婴幼儿理想的喂养方式。双胞胎新生儿易发生低血糖，出生后半小时内可喂5％葡萄糖25～50 ml，并使其尝试吸吮母乳。

（二）双胞胎母乳喂养姿势

一般主张母亲躺在床上同时喂哺两个新生儿，即妈妈在中间，两个婴儿在左右两边用"橄榄球式"哺乳，这样只要一转身即可应付密集的吸吮，同时哺乳能使激素水平升高，增加乳汁分泌。如果一个婴儿的衔乳技巧较差或吸吮力差，可先让吸吮力较强的在一侧乳房吃奶。这样因泌乳反射，另一边的乳汁自动就会流出,这时再让吸吮差的婴儿吃。逐渐调节两个婴儿的哺乳时间达成一致。每次喂奶时,可让两个新生儿互相交换吸吮一侧乳房,有助于两侧乳房均匀分泌更多的乳汁。

(三)少量多餐喂养

双胞胎新生儿绝大多数是不足月分娩,发育不成熟,胃容量小,消化能力差,因此宜采用少量多餐的喂养方法,以免引起消化不良,导致腹泻。

喂奶时间:一般体重不足 1 500 g 的新生儿,每 2 个小时要喂奶 1 次,每 24 小时要喂奶 12 次;体重 1 500~2 000 g 的新生儿,夜间可减少 2 次,每 24 小时喂奶 10 次;体重 2 000 g 以上的新生儿,每 24 小时要喂奶 8 次,平均每 3 个小时喂奶 1 次。采取这种喂法是因为双胞胎儿身体瘦小,热量散失较多,热能需要按体重计算比单胎足月儿多。

另外,双胞胎新生儿全身器官发育不够成熟,对各种感染抵抗力弱。因此,在喂养时要特别注意卫生。奶头、奶瓶要保持清洁,用后消毒,母亲的乳头要在喂奶前擦洗干净。

(四)混合喂养

若母乳不足,可以采用混合喂养,但是在两个双胞胎婴儿都得到母乳的前提下,同时给喂母乳和配方奶粉。可先只给小一点的婴儿喂母乳,而大一点的婴儿采取人工喂养,待小的婴儿体重赶上来后,再同时给予混合喂养。

三胞胎也可按上述方法交换吃母乳,但多数妈妈的乳汁不能同时满足三个新生儿的要求,需不同程度地添加代乳品。每次喂奶时,最好给两个小儿喂母乳,给另一个吃配方奶,每次轮换,让三个小儿都能够轮流吃上母乳。母乳营养丰富,含有大量免疫物质和抗体,虽然吃到的母乳量不多,但对增强机体抵抗力、减少疾病的发生还是有帮助的。

(五)及早添加营养素

由于双胞胎母亲在孕期要孕育两个胎儿,母亲营养素的摄入往往不足,导致双胞胎儿体内的各种营养素贮备较少,要尽早给双胞胎宝宝添加营养素。早产儿从母体获得的贮存铁消耗早,出生后 1~2 个月即可发生缺铁性贫血,此时在母乳喂养时还应补充铁剂和维生素 C。另外,由于钙、磷及维生素 D 的贮存较少,为预防佝偻病,从出生后第二周就应补充维生素 D。

二、奶制品过敏时的喂养

牛奶过敏是婴幼儿最常见的食物过敏,由于牛奶蛋白是婴儿尤其是人工喂养婴儿生长发育所必需的,因此如果不能及时准确地诊断牛奶蛋白过敏,为患儿选择适当的代用食品并提供营养指导,则会引起继发性营养不良。漏诊或误诊均会使儿童的生长发育受到影响,甚至造成严重后果。

(一)辨别牛奶过敏

牛奶过敏时可能表现在胃肠道的反应,但也可能引起皮肤、鼻子、喉咙或肺部的变化。每一个小儿出现症状的严重程度和范围可能不同,主要包括以下五方面。

① 皮肤反应:口周出现皮疹,口唇、舌头、面部、咽喉肿胀,全身湿疹,尤其是耳后和皮肤褶皱部位,面颊部皮肤结痂,流眼泪或眼睛发痒。

② 呼吸道反应:流清水鼻涕,鼻塞,打喷嚏或鼻痒,持续咳嗽,喘息或气急。

③ 胃肠道反应:腹痛和腹部胀气,腹部绞痛,呕吐,腹胀、腹泻,大便呈稀水样且带黏液或脓血。

④ 体重不增或体重减轻。

⑤ 严重过敏反应:症状进展迅速、累及两个以上器官系统,尤其是心血管系统,出现如血压下降及心律失常等表现,甚至过敏性休克。家长发现小儿出现严重过敏症状,应立即到医院急诊科就诊。

如果小儿有以上症状怀疑牛奶蛋白过敏,应到正规医院进行过敏原测试等相关检查以做出诊断。

(二) 牛奶蛋白过敏的饮食管理及治疗

牛奶蛋白过敏缺乏特异性治疗方法,回避牛奶蛋白是最主要的治疗措施,同时给予低过敏原性配方替代治疗,以提供生长所需的能量及营养。人乳喂养儿和配方奶喂养儿喂养策略分别如下:

1. 人乳喂养儿发生牛奶蛋白过敏

继续人乳喂养,但母亲应该改变自己的饮食,少吃过敏原性的食物,如牛奶蛋白、海鲜、花生等,因为异体蛋白可能由母乳带入小儿的体内引起过敏。因牛奶为钙的主要来源,母亲回避饮食期间应注意补充钙剂。此外,严重牛奶蛋白过敏患儿,母亲饮食回避无效时,可考虑直接采用深度水解蛋白配方或氨基酸配方替代。

2. 配方奶喂养儿发生牛奶蛋白过敏

≤2 岁的牛奶蛋白过敏患儿应完全回避含有牛奶蛋白成分的食物及配方,并以低过敏原性配方替代;>2 岁的牛奶蛋白过敏患儿由于食物来源丰富,可满足生长发育需要,故可进行无奶饮食。

(1) 氨基酸配方:氨基酸配方不含肽段,完全由游离氨基酸按一定配比制成,故不具有免疫原性。对于牛奶蛋白合并多种食物过敏、非 IgE 介导的胃肠道疾病、生长发育障碍、严重牛奶蛋白过敏、不能耐受深度水解蛋白配方者推荐使用氨基酸配方。

(2) 深度水解配方:深度水解配方是将牛奶蛋白通过加热、超滤、水解等特殊处理使其形成二肽、三肽和少量游离氨基酸的终产物,大大减少了过敏原独特型抗原表位的空间构象和序列,从而显著降低抗原性,故适用于大多数牛奶蛋白过敏患儿。牛奶蛋白过敏患儿不能耐受深度水解配方的<10%,故在最初使用时,应注意有无不良反应。

(3) 大豆蛋白配方:以大豆为原料制成,不含牛奶蛋白,其他基本成分同常规配方。由于大豆与牛奶存在交叉过敏反应且其营养成分不足,一般不建议选用大豆蛋白配方进行治疗,经济确有困难且无大豆蛋白过敏的>6 月龄的患儿可选用大豆蛋白配方,但对于有肠绞痛症状者不推荐使用。

(4) 其他动物奶:考虑营养因素及交叉过敏反应的影响,故不推荐采用未水解的驴乳、羊乳等进行替代喂养。

三、体重过大儿的喂养

小儿体重超标准体重(标准体重是指同一年龄、性别,相同身高儿童的平均体重)的 10% 时,被认为是过重;如果超过标准体重的 20%,就算是肥胖儿了。小儿肥胖的原因很多,大多数是由于不适当的喂养造成的。对于单纯因喂养过量而造成的肥胖儿,不需要药物治疗,仅需注意限制进食产生热能多的食物,增加运动量以消耗热能,即能达到矫治的效果。

(一) 1 岁以内的婴儿主食是奶类,首选母乳喂养

如用牛奶代替母乳时,为补充牛奶中含糖量的不足,需加入 5% 的白糖,但不可过多加量,在婴儿的饮水中更不可大量加糖,因为糖过多产生的热能也随之增多。每个婴儿的食量是有差异的,因此在哺喂婴儿时,如观察到他已有满足的表情,则不必勉强其完全吮空瓶中的奶液,免得过食而发胖。另外,有些养育人不按婴儿的月龄随便添加辅食,过早或过多地喂食淀粉类食物,使婴儿的胃容量加大,摄入热能过多,也容易造成婴儿肥胖。

（二）1 岁以后仍持续肥胖的幼儿，更应注意安排饮食

小儿处于身体发育阶段，治疗肥胖的主要方法是增加活动量和限制饮食。不宜用饥饿疗法，饮食治疗既要减轻体重，又要保证身体正常发育所需的基本营养。因此，总的原则可采用低热量、低脂肪、低糖、高蛋白、高维生素的食物，即"三低二高"。

1. 总热量控制

5 岁以下的儿童，每日总热量供给 2 520～3 360 kJ；5～10 岁为 3 360～4 200 kJ；10～14 岁为 4 200～5 040 kJ。以 4 200 kJ 热量为例，共需要的食物是：粮食 200 g、蔬菜 400 g、瘦肉 100 g、奶类 250 g、植物油 1 汤匙。

2. 蛋白质

食用含蛋白质高的食物，如瘦肉、鱼、蛋、豆制品、乳类等。蛋白质供应应占食物总量的 30% 以上。每日每千克体重蛋白质供应量 1～3 岁为 4 g 以上，4～6 岁为 3 g 以上，7～10 岁为 2.5 g 以上，11～14 岁为 2 g 以上。随着年龄的增长，每千克体重所需供应量相应减少。

3. 糖类

淀粉类食物如米、面等，应适当控制；含糖多的甜食也应限制。因淀粉和含糖多的食物中，多余的糖类都会转化成脂肪。

4. 脂肪

应限制动物性脂肪，如猪油、肥肉、牛油等，多采用植物油，如豆油、花生油、芝麻油、玉米油、菜油等。动物性脂肪占脂肪总摄取量的比重应控制在 $\frac{1}{3}$ 以下。动物性脂肪多属饱和性脂肪酸，植物油脂肪多属不饱和脂肪酸，两者各有其效用，完全吃素油对身体发育也不利。因此，动物性脂肪不能完全不吃，但不能多吃。

5. 多吃富含维生素和纤维素的食物

纤维素供给热量少，可提高饱腹感；而维生素为人体发育所必需，特别是维生素 C，能降低脂蛋白、增强蛋白酶的活性，从而可使血脂降低。新鲜蔬菜和水果富含维生素 C，可多采用。

父母在通过调节饮食设法减轻肥胖儿的体重时，千万不要操之过急，否则会对小儿健康不利，应有计划地减轻肥胖儿的体重，并配合定期的体格检查。

四、先天性唇腭裂患儿的喂养

先天性唇腭裂是小儿口腔腭面部最常见的先天性发育畸形，为使患儿早日接受手术治疗，促进小儿的正常生长发育，对患儿的护理、喂养须提出高要求。

（一）先天性唇腭裂患儿喂养困难的原因

① 患儿唇腭部裂开，口鼻腔相通，口腔内不能形成一个完整的密闭结构，无法产生吮吸所需负压。

② 由于唇裂部肌肉的分布附着改变，使肌肉的发育及张力不足，引起舌后缩。而舌过度发育、舌头上抬，能在吸食时有效包裹奶嘴。

③ 由于软腭缩短不能抬升致软腭功能不完善而影响吮吸吞咽。

（二）术前喂养

1. 修补前的喂养

用奶瓶喂养时，小儿很难吮吸，奶嘴尖上做一小十字切口，使奶容易流动，吮吸时不会引起呛咳。

选用软奶瓶,在喂奶时稍用力挤压,有利于调整牛奶的流量与流速达到平均流速以使婴儿可轻易控制液体的流量,减少吞咽的空气。喂养时应把婴儿斜抱与地面成 35°～45°角,这种角度既利于牛奶因重力的作用流向奶嘴,也可避免因横抱进食时牛奶易从短而直的咽鼓管流入中耳而引起中耳炎。奶嘴应位于非裂隙侧的颊部内侧而非位于咽喉处。轻柔地按压瓶身,配合着婴儿吸吮奶嘴的动作,使牛奶易于达到舌部,吞咽反射自然而然产生,这样就可达到匀速且有效的喂养。喂养时仍有些婴儿会把空气吸入胃里,应把婴儿竖着抱起,轻拍背部,让其打嗝就可以解决这个问题。喂养时间应限制在 15～20 分钟,以免患儿产生疲劳。

2. 匙子喂养

唇腭裂患儿术前应尽早不用奶瓶,而改用匙子喂养,至少术前三天能用匙子喂养,以便患儿术后适应长时间用匙子喂养。喂养时将患儿抱在腿上或坐在婴儿椅中,选用平底匙而不采用深底匙。最初盛取少量食物,以后逐渐增加,使患儿能控制咀嚼时的感觉并逐渐学会在腭裂的口腔中移动这些食物。可试着将匙子放在患儿的嘴上停留一定的时间以鼓励患儿用唇部移动匙中食物。这对唇腭裂修复术后提高唇运动功能是一种很好的锻炼。

3. 术前预防感染

术前应预防呼吸道、中耳、口腔等感染。为防患儿呼吸道感染,对唇腭裂患儿喂食时尽量做到抱着喂并使其以直立、头胸部稍后仰的姿势进食,使其有效发挥正常的咳嗽反射,防止吸入性肺炎的发生。为防中耳感染,在喂食后应抱起婴儿轻拍背部,驱除胃内空气,防止因呕吐使食物进入耳道而引起感染。若有中耳炎患儿应尽早治疗。防口腔感染:因婴儿用口呼吸,易使嘴唇、口腔黏膜干燥破裂而产生口腔感染,每次喂食后应用清水棉签清洁口腔及裂口处,口唇干裂可涂石蜡油,认真做好口腔护理,有效预防口腔感染。

(三) 术后喂养

1. 避免吸吮动作

术后用匙子喂养流质食物,如牛奶、果汁,直至术口愈合。

2. 防止术后感染

唇裂术后缝线处用生理盐水棉球清洁,将渗出的浆液、血液及时擦去,保证局部清洁,以免结痂感染。腭裂术后用抗菌液漱口,每次进食后用生理盐水进行口腔内外清洁。

五、HIV 婴儿喂养

(一) WHO 推荐

1. 对于 HIV 阴性妇女或 HIV 情况未知者

纯母乳喂养 6 个月,并且继续母乳喂养到 2 岁或更长时间。

2. HIV 阳性妇女

为暴露于 HIV 的婴儿选择最合适的喂养方式,应该考虑其所处的环境,包括卫生服务、喂养辅导和支持,来进一步确定喂养方式。应平衡 HIV 感染的妇女进行母乳喂养的风险:如果母乳喂养,可能会导致 HIV 传播;如果不进行母乳喂养,则会导致婴儿死亡率上升、传染性疾病增加以及营养不良等。

(二) 关于替代喂养与母乳喂养

当替代喂养是可接受、可行、负担得起、可持续的、安全的时,则避免一切母乳喂养以防艾滋病毒。否则,推荐 HIV 感染妇女在婴儿出生的头 6 个月之内纯母乳喂养。

为将病毒传染的危险减少到最低程度,考虑到当地的情况、个别妇女状况和替代喂养的风险,替代喂养一旦可行,母乳喂养应该停止(包括艾滋病毒以外的感染和营养不良)。

 本章小结

本章主要介绍了几种特殊情况下儿童的生理特点及喂养原则与方法,在了解了不同情况下儿童喂养的困难及其要求后,应采取科学的方式方法,以合理的膳食搭配满足儿童对营养的需求,并对疾病进行干预或预防,进而使儿童更好地度过特殊时期。

 思考与练习

一、选择题

1. 以下哪项 7～24 月龄婴幼儿辅食添加的膳食安排是正确的?( )
   A. 立刻断掉母乳喂养　　　　　　　　　B. 给 10～12 月龄的婴儿吃撕碎的鸡肉
   C. 1 岁的幼儿继续母乳喂养　　　　　　D. 不能给 1 岁的幼儿吃苹果

2. 患病状态下儿童能量短缺的原因不包括?( )
   A. 营养物质摄入不足　　　　　　　　　B. 营养物质需求增加
   C. 营养物质代谢率增加　　　　　　　　D. 营养物质吸收能力增加

3. 下面哪一项不是儿童流感时的治疗方案?( )
   A. 多喝水　　　　　　　　　　　　　　B. 多吃蔬菜水果
   C. 喝鸡汤　　　　　　　　　　　　　　D. 选择温热的食物

4. 下面哪一项不是小儿腹泻时的营养制剂?( )
   A. 口服补液　　　　B. 静脉营养　　　　C. 要素饮食　　　　D. 清淡饮食

5. 以下哪个不属于对小儿肺炎的饮食方案?( )
   A. 吃高蛋白质饮食　　　　　　　　　　B. 忌辛辣食物
   C. 吃营养丰富的食物　　　　　　　　　D. 忌食多糖的食物

二、材料分析题

赵先生一家喜得女儿小丽,在小丽 8 个月时,每次喂奶后的 1～3 小时内就会出现腹泻。平时易激惹、间断呕吐,有时会有持续腹泻并脱水。

请问小丽最有可能是什么病症?如果你是赵太太,你会如何处理?如何调整小丽的饮食安排?

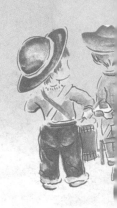

第四章
0～6岁儿童常见营养性疾病与喂养

 学习目标

1. 了解儿童期常见的营养性疾病。
2. 熟悉各种营养性疾病的发病病因和临床表现。
3. 掌握相应的营养干预措施,并做出预防策略。

 学习导引

　　0～6岁时期,儿童生长发育十分迅速,将完成生长发育的第一个高峰。同时脏器的形成和功能也不断发育成熟,尤其是中枢神经系统在生命最初的2～3年发育最为迅速。营养素是儿童维持生命、生长发育和健康极为重要的物质基础,不仅要满足其新陈代谢的需要,还要保证体格生长和各器官发育的需要。营养素包括蛋白质、脂类、碳水化合物、矿物质、维生素和水,任何一种营养素过多或过少导致的营养失衡,都会影响儿童体格、智力及免疫能力等的发展,甚至可能引起成年后的一些慢性代谢疾病。本章主要梳理了三类常见的营养性疾病的定义、病因、临床表现以及治疗和预防措施,为儿童期的营养管理提供指导。

知识结构

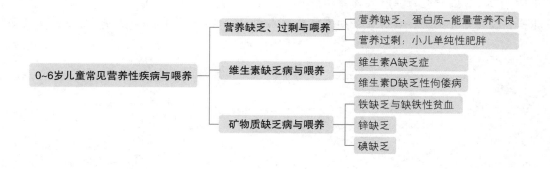

联合国儿童基金会(UNICEF)在《2019年世界儿童状况》中指出,全球范围内,在5岁以下儿童中有至少$\frac{1}{3}$出现生长迟缓、消瘦或超重等症状,有至少半数的儿童因维生素和其他必需营养素的摄入不足而遭受隐性饥饿的困扰,超重和肥胖不断增加,数百万儿童的健康成长受到制约。儿童常见营养性疾病包括蛋白质-能量营养不良、小儿单纯性肥胖及特定营养素缺乏(如维生素A、维生素D、铁、碘、锌等缺乏)。

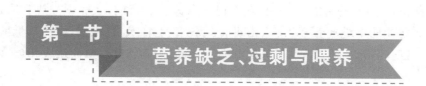

第一节　营养缺乏、过剩与喂养

儿童早期处于1 000天机遇窗口期,适宜的营养对其生长发育和后续的健康持续产生至关重要的影响。营养缺乏会导致儿童低体重和生长迟缓,甚至降低免疫功能。同时,营养过剩也是儿童喂养过程中面临的严重健康问题。这不仅关系到儿童近期的生长发育,还与其成年后疾病的发生密切相关。

一、营养缺乏:蛋白质-能量营养不良

(一) 蛋白质-能量营养不良的定义及重要意义

蛋白质-能量营养不良(protein-energy malnutrition, PEM)是一种因蛋白质和(或)能量长期摄入不足导致的营养缺乏病。蛋白质-能量营养不良一般称为营养不良,临床上一般分为水肿型(kwashiorkor)、消瘦型(marasmus)和混合型(marasmic-kwashiorkor)。水肿型PEM是由于能量摄入基本满足而蛋白质严重不足;消瘦型PEM是由于蛋白质和能量摄入均严重不足;以上两种情况并存即为混合型PEM,临床表现介于水肿和消瘦之间。婴幼儿处于生长发育的高峰期,对蛋白质、能量的不足更为敏感,因此是营养不良的高发人群。

蛋白质和能量是影响生命发生发展的决定因素。儿童的能量需要除了包括基础代谢、活动、食物的特殊动力作用和排泄耗能外,还包括快速生长发育所需的能量储存,维持能量摄入与消耗的正平衡是儿童健康成长的基础。蛋白质是儿童代谢和机体各器官、组织和细胞合成所必需的原材料,人体防御疾病的抗体都是蛋白质及其衍生物,这对处于感染高发期的儿童特别重要。一旦出现营养不良,如果不能及时纠正,尤其在婴儿期,可严重影响其身体生长、智力发育和免疫功能,且易患各种感染性疾病。

近30年来,随着我国居民营养状况的改善和儿童保健工作的加强,城市及农村地区儿童的健康状况明显得到改善。据中国居民营养与健康状况监测资料显示,2013年,全国5岁以下儿童生长迟缓患病率为8.1%,城市和农村儿童患病率分别为4.3%和11.2%。低体重患病率为2.4%,城市和农村儿童患病率分别为1.5%和3.1%。但贫困农村地区儿童的生长迟缓和低体重患病率仍相对较高,分别为18.7%和5.2%。2020年发布的《中国居民营养与慢性病状况报告》指出,我国6岁以下儿童低体重率降至5%以下,生长迟缓率降至7%以下。我国农村儿童的生长迟缓问题也有了根本的改善,农村6岁以下儿童生长迟缓率由2015年的11.3%降至5.8%。

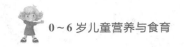

（二）蛋白质-能量营养不良的病因

蛋白质-能量营养不良主要是各种原因导致的长期食物摄入量不能满足身体生长发育和代谢的需要。因食物引起的为原发性蛋白质-能量营养不良，因某些疾病造成的食物摄入、消化或利用困难引起的为继发性蛋白质-能量营养不良。

1. 食物因素

原发性蛋白质-能量营养不良是因食物中蛋白质和能量摄入量长期不能满足机体生理需要和生长发育所致。经济落后、自然灾害、社会动乱是造成食物短缺的重要影响因素。我国近年来经济水平不断提升，因食物匮乏所导致的营养不良儿童已显著减少。目前，喂养不当成为原发性营养不良的最主要原因，如婴儿期母乳喂养不当，幼儿期辅食添加不当（米粉、稀粥、面汤等低能量、低蛋白食物摄入过多）等。也有部分家庭有特殊的健康和营养信仰（限制饮食），从而造成儿童营养摄入不足。

2. 疾病因素

疾病影响儿童对食物和营养素的摄入与吸收，进而发生继发性蛋白质-能量营养不良。主要原因是能量以及蛋白质等营养素的摄入不足，部分为营养吸收不良或能量需求增加（代谢增加），或者各种原因兼而有之。例如，消化系统解剖或功能上异常引起消化吸收障碍；长期发热，各种急、慢性传染病以及慢性消耗性疾病均可致代谢增加、食物摄入减少及消化、吸收障碍。早产、多胎、宫内营养不良等先天不足，也可引起生后营养不良。

（三）蛋白质-能量营养不良的临床表现

1. 临床表现

（1）水肿型

水肿型患儿体重为标准体重的60％～80％，主要表现为水肿、皮肤改变、头发改变、黏膜损伤、腹泻、表情冷漠等。水肿情况主要取决于蛋白质的缺乏程度，凹陷型水肿常见于腹部、腿部、面部，甚至遍布全身，最明显的是下肢。皮肤可有色素沉着、红斑、过度角化和鳞样改变或剥落，可累及机体任何部位。水肿型患儿头发细软、稀少、易脱落、变脆，颜色的改变可反映1～3月龄婴儿的营养状况。患儿还可出现黏膜损伤，如口角炎、肛门周围溃疡。此外，还多存在一定程度的贫血、水样便（或大量稀便）、低血糖等症状。与消瘦型患儿不同，水肿型患儿还保留部分体脂，体重减轻不明显，但其生长仍处于停滞状态。

（2）消瘦型

消瘦型患儿体重降低，常低于同龄儿的60％，如果病程较长，身高也会低于相应的标准身高，严重患儿似"皮包骨""小老头"。主要表现为生长发育迟缓、消瘦无力和贫血，患儿抵抗力下降，容易感染其他疾病而死亡，无水肿表现。此外，患儿皮下脂肪减少，甚至消失，肌肉萎缩、无力，皮肤黏膜干燥、萎缩，神情冷漠或烦躁易怒。多数患儿感到饥饿，也有患儿食欲不振。常伴腹泻症状，多为水泻或稀便，量多。如伴胃肠道感染，腹泻症状加重。

（3）混合型

以上两种情况并存即为混合型PEM，被认为是营养不良中最严重的一种。患儿体重低于标准体重的60％，存在水肿情况。

2. 分级

蛋白质-能量营养不良的患儿根据临床症状和体征可分为轻度、中度和重度。

（1）轻度

患儿体重低于正常的25％；腹部、躯干、大腿内侧脂肪层变薄，肌肉不结实，面色无华；精神状态同正常儿童或较差。

（2）中度

患儿体重低于正常的 25%～40%；腹部、躯干脂肪层完全消失，四肢、面颊轻度消失，皮肤出现苍白干燥、肌肉松弛、胸背瘦削；抑郁不安，活泼性减少，食欲减退，易患腹泻。

（3）重度

患儿体重低于正常的 40%～50%；全身皮下脂肪层完全消失，面颊脂肪亦消失，皮肤褶皱、干枯、无光泽或水肿发亮，肌肉显著消失（皮包骨头）、失去弹性，呈老人相；不安、好哭，晚期高度抑郁，拒食、反应差，感染时体温不升或稍微升高。

（四）蛋白质-能量营养不良的营养干预

对某一地区群体儿童出现的营养不良，需要进行营养教育和宣传，但仍需在地区经济发展的基础上才能得到真正的改善。对于个体的营养不良应在鉴别及治疗原发疾病的基础上给予积极的营养支持，从而使营养不良儿童的生长恢复正常。

1. 治疗原发疾病

积极治疗原发疾病是营养干预的基础，须及早纠正先天畸形、控制感染性疾病、根治各种消耗性疾病等。

2. 补充蛋白质和能量

对于 6 月龄以下的婴儿，鼓励母乳喂养，可使用母乳强化剂增加能量和蛋白质等营养素的供给；非母乳喂养的 6 月龄以下婴儿，可根据情况选择合适的高能量特殊婴儿配方奶喂养；满 6 月龄的婴儿在母乳喂养或高能量特殊婴儿配方奶喂养的同时，须注意辅食的合理添加。应根据儿童的耐受程度选择食物，逐步增加。在米或面食中，加入高蛋白食物，如鱼肉、鸡蛋、碎肉和豆腐。若是低体重婴幼儿，应在每 50～100 g 食物中加入一茶匙植物油和两茶匙糖。除了补充能量和蛋白质外，还应注意维生素和矿物质的补充。

（五）蛋白质-能量营养不良的监测

营养不良儿童需要定期监测体格生长指标。监测体格生长指标的间隔时间依据年龄、营养缺乏程度以及营养干预效果，从每周一次，到 2～3 个月一次。年龄小、营养缺乏严重、营养干预效果差，则需缩短间隔时间。6 月龄以下婴儿至少半个月监测一次，6～24 月龄婴幼儿至少每 2 个月监测一次。在随访过程中，除了监测体格生长情况，还须关注婴幼儿的认知行为发育，预防接种等。

营养不良的婴幼儿经积极营养干预后体重仍增长缓慢，应注意可能存在的器质性疾病、腹泻、结核、感染、获得性免疫缺陷综合征等，同时检查喂养量是否达到目标量。同时，防止补充过度喂养造成的超重及肥胖。

（六）蛋白质-能量营养不良的预防

1. 合理营养

大力提倡母乳喂养，对母乳不足或不宜母乳喂养者应及时给予指导；从满 6 月龄起引入足量、安全的辅食；增加食物多样性以获得多种微量营养素；对营养缺乏高危地区的孕妇（铁、叶酸等）及婴幼儿（维生素 A、铁、锌等）进行营养强化补充；纠正偏食、挑食、吃零食的不良习惯。

2. 推广应用生长发育监测图

定期测量体重，并将体重值标在生长发育监测图上，如发现体重增长缓慢或不增长，应尽快查明原因，及时予以纠正。

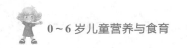

二、营养过剩:小儿单纯性肥胖

(一) 小儿单纯性肥胖的定义及重要意义

小儿单纯性肥胖(obesity)是由于长期能量摄入超过人体的消耗,使体内脂肪过度积聚、体重超过参考值范围的一种营养障碍性疾病。排除由代谢性疾病、神经和内分泌疾病引起的继发性病理性肥胖,单纯由某种生活行为因素所造成的肥胖,占儿童肥胖的95%以上。

早期营养和生长对成年期慢性疾病风险具有重要影响。在儿童养育过程中,营养和生长发育方面传统上追求的"多、高、大、快",在体格、智力和免疫功能等方面带来一定近期效益的同时,也增加了远期健康的风险。研究表明,婴幼儿期生长过快,尤其是体重增加过快,增加儿童期和成人期肥胖的风险,并增加糖尿病、高血压、心血管疾病等的风险。

肥胖已成为21世纪面临的严重的公共健康问题。中国自20世纪80年代中后期开始,儿童超重和肥胖呈逐年上升趋势,肥胖在极低的基数上成倍增长。不仅城市地区儿童超重和肥胖问题日益突出,农村地区也逐渐显现。2005年,城市和农村5岁以下儿童的超重和肥胖发生率分别为5.3%和3.9%;2010年,城市和农村分别升高到8.5%和6.5%;2020年,儿童超重和肥胖率已达10.4%。

(二) 小儿单纯性肥胖的病因

肥胖的流行受遗传、环境等多种因素的共同影响,小儿单纯性肥胖及相关慢性病是多种因素共同作用的结果。遗传的易感性决定了个体具有在特定环境中出现肥胖的潜在倾向,但是否出现肥胖还与环境因素的作用有关。

1. 遗传因素

肥胖是一种复杂的多基因疾病,已发现200余种基因位点与肥胖、脂代谢和糖代谢紊乱以及代谢综合征的发生有关。多基因参与并与环境因素相互作用是大多数儿童肥胖的原因。父母的体重情况可以通过遗传因素影响子女超重、肥胖的发生。双亲均肥胖的后代发生肥胖者高达70%～80%;双亲之一肥胖者,后代肥胖发生率为40%～50%;双亲正常的后代发生肥胖者仅为10%～14%。健康与疾病的发育起源(developmental origins of health and disease,DOHaD)学说认为,出生前的重要事件和儿童期环境因素,包括孕妇体形、孕期增重、代谢和内分泌状况以及胎儿出生早期的生长发育和养育环境等,都会影响胎儿和新生儿的生理功能,包括机体的组织结构和功能上的永久变化,进而增加儿童期甚至成年期发生肥胖等相关慢性疾病的风险。

2. 环境因素

(1) 膳食结构和饮食行为

儿童时期膳食结构不合理和数量不当是造成儿童肥胖的重要危险因素。例如:生命早期"追赶生长";婴儿期纯配方奶喂养;过早、过多添加辅食;高脂肪和高能量食物摄入过多;不吃早餐,中餐或晚餐进食过量;碳酸饮料、油炸或膨化食品、纯糖食物摄入过多,而蔬菜、水果等摄入量少等。饮食行为是另一个重要的驱动因素。例如,将食物作为安抚儿童的手段、进食过快、暴饮暴食、边吃饭边看电视等。

(2) 体力活动

体力活动减少也是造成儿童肥胖的重要原因。随着电视与电脑的普及,使得儿童更加倾向于长时间地看电视、玩电脑游戏而不是外出活动。若活动过少和缺乏适当的体育锻炼,即使摄食不多,也可引起肥胖。肥胖的儿童大多不喜爱运动,并形成恶性循环。

(3) 睡眠时间

儿童睡眠时间过短是导致肥胖的又一个高危因素。由于睡眠时间减少,因而进食量增多。同时,睡眠不足可以影响瘦素、食欲素、糖皮质激素、胰岛素等激素的分泌,导致小儿肥胖。

（4）家庭社会因素

经济状况、居住地区、家庭成员受教育程度、社会传统等家庭社会因素均影响儿童肥胖的发生。收入和受教育水平低的家庭的儿童较收入和受教育水平高的更容易发生肥胖。社会文化和传统意识形态也是影响因素之一,例如受我国传统观念影响,认为儿童胖是健康、有福气、生活水平高的表现,这种认知可导致过度喂养,而使小儿肥胖。

（三）小儿单纯性肥胖的临床表现

1. 常见体征

体格检查可见肥胖患儿皮下脂肪丰满,腹部膨隆下垂。严重肥胖患儿可因皮下脂肪过多,使胸腹、臀部及大腿皮肤出现皮纹;因体重过重,走路时两下肢负荷过重可致膝外翻和扁平足。女性肥胖患儿的胸部脂肪堆积应与乳房发育相鉴别;男性肥胖患儿因大腿内侧和会阴部脂肪堆积,阴茎可隐匿在阴阜脂肪垫中而被误诊为阴茎发育不良。明显肥胖患儿常有疲劳感,用力时气短或腿痛。严重肥胖患儿由于脂肪的过度堆积限制了胸廓和膈肌运动,使肺通气量不足、呼吸浅快,故肺泡换气量减少,造成低氧血症、气急、发绀、心脏扩大或出现充血性心力衰竭甚至死亡,称肥胖-换氧不良综合征(pickwickian syndrome)。

2. 心理表现

多数肥胖患儿由于怕被别人讥笑而不愿与其他儿童交往,故常有心理上的障碍,如自卑、胆怯、孤独等。

3. 儿童肥胖评估的常用体格指标

（1）身高体重法

常用于2岁以下婴幼儿超重与肥胖判断,即体重超过同性别、同身长体重标准的百分数。计算方法为(实测体重−标准体重)/标准体重×100%,结果介于10%~19%为超重,20%~39%为轻度肥胖,40%~49%中度肥胖,>50%为重度肥胖。

（2）BMI法

多用于2岁后儿童超重与肥胖的诊断。WHO和我国均制定了不同性别、不同年龄的BMI参数表和曲线图,目前WHO推荐使用BMI诊断超重与肥胖,按年龄BMI$\geqslant P_{97th}$为肥胖,$P_{85th} \sim P_{97th}$为超重。

（3）生长曲线

采用生长曲线进行评估可以发现超重和肥胖的严重程度、开始时间及持续时间。

（4）其他

测量腰围-臀围比值、皮褶厚度及体脂含量百分比,有助于区分体重的增加是来源于脂肪或是肌肉等组织。

（四）小儿单纯性肥胖的营养干预

小儿单纯性肥胖的治疗原则是减少产热能性食物的摄入和增加机体对热能的消耗,使体脂减少并接近其理想状态,同时又不影响儿童身体健康及生长发育。饮食干预和运动干预是两项最主要的措施。

1. 饮食干预

饮食干预的目标是在保证各种营养素满足儿童生长发育的前提下,构建合理的膳食结构,防止能量、脂肪及其他营养素的过量摄入。同时,改掉不良的饮食习惯,重塑健康的生活方式。

（1）合理控制饮食

由于儿童正处于生长发育阶段以及肥胖治疗的长期性,开始应以体重不增加为目标,不能追求体重的迅速下降,之后再根据体质情况逐渐减少能量的摄入。多推荐以低脂肪、低糖、高蛋白、高维生素和矿物质、适量纤维素为膳食的基本原则。保持食物的多样化,注意荤素、粗细搭配,保证谷薯类、大豆类、鱼虾、畜禽肉、蔬果和蛋奶类食物的摄入。建议超重或肥胖婴幼儿少食用糕点、糖果、冰激凌、膨化食品、西式快餐、肥肉、黄油、油炸食品以及各种含糖饮料等(见表4-1)。

表4-1　肥胖儿童宜用食物和忌用食物

食物类别	宜用食物	少用或忌用食物
谷薯类	适量食用	油煎炸类
蔬菜类	多用叶菜、瓜果类	无
水果类	适量食用	果脯、果汁、果干、水果罐头等
肉类	选用精瘦肉、鱼虾	肉皮、肥肉、咸鱼、香肠、肉罐头等
乳类	适量食用,或选用脱脂乳	奶油、黄油、乳饮料等
蛋类	适量食用	油煎炸类
大豆制品	适量食用	油煎炸类
坚果类	适量食用	添加盐、糖、黄油、蜂蜜等风味坚果
甜食、饮料	避免食用	含糖量高的饮料果汁
烹饪油	适量食用	避免选择动物性油脂

（2）养成良好的饮食习惯

良好的饮食习惯对控制肥胖具有重要作用,应帮助儿童建立健康的生活方式,制订减重计划。鼓励儿童定时、定量吃饭,少吃或不吃零食,父母、兄弟姐妹及同伴建立和谐的餐桌氛围,避免边看电视边吃饭及用食物对儿童进行奖励,养成良好的进餐习惯。同时,提倡细嚼慢咽,不要进食过快。

2. 运动干预

适当的运动可消耗多余的能量,并且促进肌肉发育。可鼓励肥胖儿童多活动,基于其生长发育特点,制订科学、定量的锻炼计划,包括运动项目、运动时间以及注意事项等。运动要循序渐进,不要操之过急。如果运动后疲惫不堪、心慌气促以及食欲大增,均提示活动过度。肥胖儿童常因动作笨拙和活动后容易疲劳而不愿锻炼,可鼓励和选择其喜欢且易于坚持的运动,如晨间散步、做操等,每天坚持至少运动30分钟,活动量以运动后轻松愉快、不感到疲劳为原则。尤其注意饭后不要立刻坐下来看电视,提倡饭后做家务和散步。

3. 心理干预

减重不是个人的行为,家长要营造良好的家庭环境,并且给予儿童信心和支持,帮助肥胖儿童坚持控制饮食及加强运动锻炼。心理行为障碍常使肥胖儿童孤僻、自卑,不愿参与社交或失去社交机会,两者的恶性循环使患儿社会适应能力降低。应经常鼓励肥胖儿童多参加集体活动,帮助其建立健康的生活方式。

（五）小儿单纯性肥胖的预防

早期的营养管理对长期健康有深远的影响,生命早期也是预防超重、肥胖的关键期。鉴于婴幼儿期是建立良好饮食习惯和生活习惯的关键时期,因此对于婴幼儿期超重肥胖的干预和预防应从合理喂养和营养着手,从宫内开始,贯穿整个婴幼儿时期,加强对父母的健康教育,使父母对孩子的生长有合理的预期,使儿童保持适度生长。

1. 胎儿期预防

妊娠前就应对未来的母亲和父亲双方进行适当的营养指导和建议,提倡合理营养、健康饮食和身体活动。即使孕前体重正常的妇女,也应在孕前3～6个月为妊娠做合适准备,避免营养过度和体重增长过多。加强妊娠期保健,及时诊断和管理妊娠高血糖及妊娠高血压,监测和管理妊娠期体重等。

2. 婴幼儿期预防

婴儿期是出生后预防肥胖的第一个关键时期。纯母乳喂养能有效降低婴幼儿发生超重和肥胖的风险,尤其对于出生巨大儿来说。纯母乳喂养仍是早产、低出生体重儿出生早期喂养的首选,同时需要给予适当的营养强化,以确保早产、低出生体重儿获得足量的营养,维持良好的生长状况。婴儿满6月龄时应适时合理添加辅食,早产、低出生体重儿的辅食添加必须强调个体化。培养婴幼儿良好饮食习惯也有助于减少超重和肥胖的风险。

3. 学龄前期预防

养成良好的进食习惯,不偏食糖类以及高脂、高能量食物;养成每天进行体育锻炼,参加各种体力活动、劳动的习惯,比如可以步行就尽量不坐车、上下楼爬楼梯等;每天看电视、电脑时间不超过2小时。

4. 定期监测生长指标

体重、身长等体格生长指标是反映儿童营养状况的"金标准",通过定期监测儿童体格生长指标,可以更直观、更早发现体重增长过快的情况,从而实施个体干预。

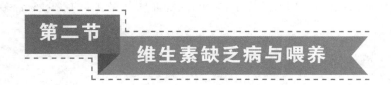

第二节　维生素缺乏病与喂养

维生素在人体内含量极微,但在机体代谢、生长发育过程所必需的酶或辅酶中发挥核心作用。维生素一般是以其本体形式或以能被机体利用的前体形式存在于天然食物中,由于大部分不能在体内合成和贮存,所以必须由食物提供。几乎所有的维生素在缺乏时都会影响婴幼儿的生长发育,其中关系最为密切的有维生素A和维生素D。

一、维生素A缺乏症

(一) 维生素A缺乏症的定义和重要意义

维生素A缺乏症(vitamin A deficiency disorder,VAD)是指机体所有形式和任何程度的维生素A不足的表现,以眼、皮肤改变为主,多见于5岁以下儿童,包括临床型维生素A缺乏、亚临床型维生素A缺乏及可疑亚临床型维生素A缺乏(或边缘型维生素A缺乏)。

维生素A是人体必需的脂溶性维生素,对于维持正常视觉、细胞正常分化和免疫功能具有重要作用。儿童处于生长发育高峰期,维生素A可参与调节多种组织细胞的生长和分化,在生殖、造血、骨的发育等过程中发挥关键作用。此外,还可调节细胞和体液免疫及构建呼吸道、消化道和皮肤的天然屏障,来抵抗外来致病因子的侵袭。维生素A的缺乏,尤其是亚临床维生素A缺乏,严重影响婴幼儿生长及免疫系统发育和功能的成熟,是造成婴幼儿感染、失明,甚至死亡的重要原因之一。

维生素A缺乏是许多发展中国家的主要公共卫生问题,在非洲和许多亚洲国家的部分地区呈地方性流行。我国为儿童维生素A中度缺乏国家,全国6个月以下婴儿维生素A缺乏率为33.4%,如

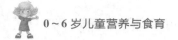

果加上可疑维生素 A 缺乏可高达 80％以上。随着年龄的增大,维生素 A 缺乏率减少。多数维生素 A 缺乏病例来自贫困地区,城市婴儿维生素 A 缺乏率为 21.1％,农村 39.5％,可能与饮食习惯、经济来源等因素有关。

(二) 维生素 A 缺乏的病因

1. 摄入不足

维生素 A 不易通过胎盘吸收,在新生儿肝内储存较低,婴儿出生后得不到维生素 A 补充则易发生缺乏。0～6 个月母乳喂养的婴儿需从母乳中摄取充足的维生素 A,若乳母摄入不足,会直接影响到母乳中维生素 A 的含量,从而导致婴儿缺乏。7 月龄后的婴幼儿的维生素 A 需以母乳加上适量辅食获得,若长期供给淀粉类食物、脱脂乳类等,其维生素 A 的储存量无法满足快速生长发育的需求。平时多以素食为主的乳母和婴幼儿,维生素 A 和脂肪摄入均不足,易引起维生素 A 缺乏。

2. 吸收不良

维生素 A 在小肠的消化吸收依靠胆盐的帮助,膳食中脂肪含量与其吸收密切相关。膳食中脂肪含量过低,一些肝胆疾病(如胰腺炎、胆石症等)引起胆汁和胰腺酶分泌减少会影响维生素 A 的吸收。此外,消化道疾病如急性肠炎、粥样泻等还可导致脂肪吸收紊乱而影响维生素 A 的消化与吸收。

3. 储存利用

任何影响肝脏功能的疾病都会影响维生素 A 在体内的储存量,如肝炎、肝寄生虫病等,从而造成维生素 A 缺乏。儿童中的麻疹、猩红热、肺炎和结核病等消耗性疾病也会使体内的维生素 A 存储消耗殆尽,同时摄入量则往往因食欲缺乏或消化功能紊乱而明显减少,两者的综合结果势必导致维生素 A 缺乏症发生。

(三) 维生素 A 缺乏的临床表现

1. 眼部症状

维生素 A 缺乏最主要的症状是夜盲症和干眼症。暗适应能力下降是维生素 A 缺乏最早出现的症状,最初为暗适应迟缓,以后在暗光下视力减退,黄昏时视物模糊,最后发展为夜盲症。持续数周后,开始出现干眼症的表现,外观眼结膜、角膜干燥,失去光泽,自觉痒感,泪水减少。眼部检查可见结膜近角膜边缘处干燥起皱褶,角化上皮堆积形成泡沫状白斑,称结膜干燥斑或毕脱斑(Bitot's spots),是儿童维生素 A 缺乏的典型临床诊断体征。继而角膜发生浑浊、软化,自觉畏光、眼痛,常用手揉搓眼部导致感染。严重时可发生角膜溃疡、坏死引起穿孔,虹膜、晶状体脱出,导致失明。夜盲症表现为视网膜暗适应功能紊乱,在补充维生素 A 后可恢复;而干眼症是眼的前端形态学永久性改变,不可纠正,直至瘢痕形成。

2. 皮肤症状

维生素 A 缺乏时皮肤的典型症状是干燥,可以单独出现而无眼部症状。开始时仅感皮肤干燥、易脱屑、有痒感,渐至上皮角化增生、汗液减少、角化物充塞毛囊形成毛囊丘疹。检查触摸皮肤时有粗砂样感觉,以四肢、肩部为多,可累及颈背部甚至面部。毛囊角化引起毛发干燥且无光泽,易脱落,指(趾)甲变脆易折、多纹等。

3. 骨骼系统

维生素 A 缺乏可使儿童骨组织停止生长,发育迟缓,齿龈增生角化,牙齿生长延缓并在表面出现裂纹,易发生龋齿。

4. 生殖功能

维生素 A 缺乏可使女童性器官上皮细胞角化延长;男童附睾、前列腺上皮细胞发生退行性变,睾丸受损,精原细胞和精子减少,性激素合成障碍,影响生殖功能。

5. 免疫功能

维生素 A 缺乏可使机体免疫功能降低,呼吸道、胃肠道、泌尿生殖道黏膜上皮增生、角化,防御功能减弱,容易引起感染。在亚临床或可疑亚临床维生素 A 缺乏阶段,免疫功能低下就已存在,主要表现为反复呼吸道和消化道感染,且易迁延不愈,尤其是 6 个月以上和 2 岁以下的婴幼儿。

6. 其他

婴幼儿维生素 A 缺乏时,可出现体格及智力发育落后、食欲降低、血红蛋白合成障碍等。

(四) 维生素 A 缺乏的营养干预

1. 调整饮食,去除病因

患儿应每日摄取富含维生素 A 及维生素 A 原的食物。动物性食物如肝脏、鱼类、蛋类、肉类、禽类、奶类及其制品等可提供较多维生素 A,植物性食物如深绿色蔬菜、胡萝卜、番茄、红薯等食物可提供较多的维生素 A 原(即 β-胡萝卜素)。也可以采用维生素 A 强化的食品,如婴儿的配方奶粉和辅食等。根据生理及疾病的情况,适当增加补给维生素 A 的量,及时寻找导致维生素 A 缺乏的原发病因,给予治疗或纠正。伴有蛋白质-能量营养不良者,除补充维生素 A 外,必须及时纠正蛋白质能量营养不良才能纠正维生素 A 缺乏的症状。

2. 补充维生素 A 制剂

单纯因摄取量不足所致的维生素 A 缺乏较易治疗。临床上可根据缺乏程度给予适当剂量维生素 A。水溶性维生素 A 新型制剂-视黄醇棕榈酸酯,无论口服或肌内注射,对病患儿的治疗效果均较油剂为优。

(五) 维生素 A 缺乏的预防

维生素 A 与儿童的视觉发育、骨骼生长和免疫功能的成熟密切相关,充足的维生素 A 对处于生长发育快速时期的儿童至关重要。儿童维生素 A 的来源以食物为主,合理膳食中维生素 A 的摄入是预防维生素 A 缺乏的最主要预防措施。

1. 供给含维生素 A 丰富的食物

供给富含维生素 A 的食物,包括动物肝脏、鱼类、蛋类、畜类、禽类、奶类及其制品等动物性食品和深绿色蔬菜、胡萝卜、番茄、红薯等植物性食物;帮助儿童养成不偏食、不挑食的饮食习惯。

2. 易感人群维生素 A 营养状况的监测

包括对小年龄儿童、乳母等易感人群进行暗适应能力、眼部状血清视黄醇含量等方面的监测,及时发现亚临床的缺乏者,给予及时纠正。

3. 选用膳食补充剂和强化食品

根据年龄每 4~6 个月给予口服补充维生素 A 是最常见的预防措施。妇女产后及时一次给予 20 万 IU(国际单位)维生素 A(通常在 8 周内)是一种安全有效的改善母亲及其孩子维生素 A 水平的方法。维生素 A 的安全摄入量范围较小,大量摄入可引起中毒。与年龄相适宜的预防维生素 A 大剂量补充建议如下表 4-2 所示。

表 4-2　与年龄相适宜的预防维生素 A 大剂量补充建议

年龄	预防性	频率
<6 月龄	50 000 IU	在 10、14 和 16 周龄时接种及脊髓灰质炎疫苗接种时
6~11 月龄	100 000 IU	每 4~6 个月一次
>1 岁	200 000 IU	每 4~6 个月一次
产妇	400 000 IU	产后 6 周内

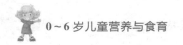

二、维生素 D 缺乏性佝偻病

（一）维生素 D 缺乏性佝偻病的定义和重要意义

维生素 D 缺乏性佝偻病是由于维生素 D 严重缺乏，导致人体钙、磷代谢异常，骨骼矿化不全而造成的以骨骼病变为特征的全身慢性营养性疾病，对处于快速生长期的婴幼儿的危害更加明显。维生素 D 缺乏性佝偻病的高发期是 3～18 月龄。

维生素 D 是人体必需的脂溶性维生素，参与维持细胞内外的钙浓度以及钙磷代谢的调节，参与心脏、肌肉、大脑、造血和免疫器官等细胞代谢或分化的调节。佝偻病是最早被认识的一种维生素 D 缺乏病，既是一种营养缺乏性疾病，又是一种代谢性疾病。婴幼儿，特别是 6 月龄以内的婴儿，生长快、户外活动少，是发生维生素 D 缺乏性佝偻病的高危人群。

我国儿童佝偻病发病地区广泛，患病率高，尤其是 1 岁以内的婴儿。维生素 D 缺乏性佝偻病的流行与地域和季节有关，北方患病率高于南方，冬春高于夏秋。在 20 世纪时，北欧和美国佝偻病发病率很高，后来作为公共卫生问题常规给婴幼儿补充维生素 D 使其发病率明显下降，但目前在发展中国家仍是一个重要问题。随着我国对婴幼儿佝偻病防治工作的加强，临床上维生素 D 缺乏性佝偻病已不多见。

（二）维生素 D 缺乏性佝偻病的病因

1. 围生期维生素 D 不足

母亲妊娠期，特别是妊娠后期维生素 D 营养不足，如长期在室内工作、生活，严重营养不良，患肝肾疾病、慢性腹泻，以及早产、双胎均可使婴儿体内贮存不足。

2. 接触日光不足

因日光中紫外线不能通过一般的玻璃窗，婴幼儿被长期过多地留在室内活动，使内源性维生素 D 生成不足。城市中的高楼建筑可阻挡日光照射，大气污染如烟雾、尘埃可吸收部分紫外线；气候的影响，如冬季日照时间短、紫外线较弱，或户外活动时过度的阳光隔绝，如衣物覆盖及高指数防晒霜的使用，亦可影响部分内源性维生素 D 的生成。

3. 摄入不足

因天然食物中含维生素 D 少，婴儿所依赖的母乳中维生素 D 的含量也仅为 20～40 IU/L，出生后未及时补充维生素 D 制剂者易患佝偻病。

4. 需要增加

婴儿早期生长速度较快，尤其是早产及双胎婴儿，骨骼生长迅速，对钙、磷和维生素 D 的需求量大，然而体内贮存的维生素 D 不足，易发生佝偻病。

5. 疾病影响

胃肠道或肝胆疾病影响维生素 D 吸收，如婴儿肝炎综合征、慢性腹泻等；肝、肾严重损害可致维生素 D 羟化障碍，$1,25-(OH)_2D_3$（维生素 D 在体内的活性形式）生成不足而引起佝偻病。长期服用抗惊厥、抗癫痫药物，如苯妥英钠、苯巴比妥，可使维生素 D 加速分解为无活性的代谢产物，导致体内维生素 D 不足。

6. 遗传因素

随着基因测序技术的发展，20 世纪 90 年代国内外对维生素 D 受体（vitamin D receptor, VDR）基因多态性进行了深入研究，发现 VDR 基因多态性与维生素 D 缺乏性佝偻病易感性密切相关。

（三）维生素 D 缺乏性佝偻病的临床表现

维生素 D 缺乏性佝偻病在临床上可分为初期、激期、恢复期、后遗症期。佝偻病的骨骼改变常在维生素 D 缺乏数月出现,围生期维生素 D 不足的婴儿佝偻病出现较早。随着发病年龄的不同,临床表现不同(见表 4-3),主要表现为生长最快部位的骨骼改变,并可影响肌肉发育及神经兴奋性的改变。

表 4-3 营养性维生素 D 缺乏性佝偻病活动期骨骼畸形与好发年龄

部位	名称	好发年龄
头部	颅骨软化	3～6 月
	方颅	8～9 月
	前囟增大或闭合延迟	迟于 1.5 岁
	出牙齿	满 13 月龄尚未萌芽,2.5 岁仍未出齐
胸部	肋骨串珠 1 岁左右	—
	肋膈沟	—
	鸡胸、漏斗胸	
四肢	手镯、足镯	＞6 个月
	O 形腿或 X 形腿	＞1 岁
脊柱	后弯侧弯	学坐后
骨盆	扁平	—

1. 初期

初期多见于 6 月龄以内,特别是 3 月龄以内的小婴儿。主要表现为神经兴奋性增高,如易激惹、烦躁、多汗、摇头、枕秃等,但这些表现并非佝偻病的特异症状,仅作为临床早期诊断的参考依据。这个时期,骨骼钙化无明显异常,腕骨 X 线摄片正常或钙化带稍有模糊。如未得到及时治疗,可发展为激期。

2. 激期

激期主要表现为骨骼改变和运动功能发育迟缓。由于不同年龄骨骼生长的速度不一样,所以年龄不同而有不同的骨骼畸形表现。

（1）颅骨

6 月龄以内婴儿以颅骨改变为主,如前囟大、颅骨薄,按压枕骨或顶骨中心有按压乒乓球样的感觉,称为"乒乓头"。3 月龄以内小婴儿,特别是早产儿颅骨软化常见,出现"乒乓头"属于正常现象。6 月龄后婴儿的"乒乓头"较少见,表现为骨样组织堆积所致的额骨和顶骨双侧的对称性隆起,称为"方颅",头围较正常增大。

（2）胸骨

6～12 月龄婴儿的特征性表现为"佝偻病串珠",即沿着肋骨方向于肋骨与肋软骨交界处可打及圆形隆起,从上至下如串珠样。也有表现为"肋膈沟"或"郝氏沟",因膈肌附着处的肋骨受膈肌牵拉而内陷,在胸廓的下缘形成一水平凹陷。如肋骨骺部内陷,形成胸骨下 $\frac{1}{3}$ 向前突出畸形,称为"鸡胸"。

（3）四肢

手腕、足踝出现钝圆形环状隆起,称为"手镯""足镯",是佝偻病的特征性体征。1 岁以上幼儿开始站立行走、下肢负重,出现股骨、胫骨、腓骨弯曲,形成严重的膝内翻("O"形)或膝外翻("X"形),其

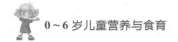

至"K"形样下肢畸形。轻微的膝内翻(膝关节间距不超过 3 cm)或膝外翻(踝关节间距不超过 3 cm)是正常生理现象。

（4）其他骨骼改变

患儿会坐与站立后,因韧带松弛可致脊柱畸形,包括脊柱后突或侧弯;重症者骨盆前后径变短,形成扁平骨盆。

（5）腕骨 X 线摄片

腕骨 X 线摄片是佝偻病诊断的"金标准"。早期可见干骺端变平或凹陷,骨皮质变薄,核距(骨骺核缘与干骺端之间的距离)增宽到 3 mm 以上。随着疾病的发展,干骺端增宽,杯口样变形,杯口加深,杯底呈毛絮样改变,骨皮质呈疏松状或层状改变,骨小梁稀疏或呈网状,核距更增宽(最宽可达 8 mm),骨骺核消失。

（6）肌肉松弛

病情严重可出现全身肌肉松弛,肌张力降低,肌力减弱,表现为大运动发育迟缓、表情淡漠等。

3. 恢复期

初期或激期儿童经过治疗或经日光照射后,临床症状体征逐渐减轻或消失。治疗 2~3 周后腕骨 X 线片出现不规则的钙化线,以后钙化带致密增厚,逐渐恢复正常。但已经形成的骨骼畸形会继续留存。

4. 后遗症期

多见于 2 岁以上的儿童,无任何临床症状,X 线摄片无异常。由维生素 D 缺乏性佝偻病引起的轻微骨骼畸形会随着婴幼儿生长而逐渐矫正,但较严重的骨骼畸形会长期残留,部分需要手术治疗。

（四）维生素 D 缺乏性佝偻病的营养干预

1. 补充维生素 D 制剂

对于处于激期的维生素 D 缺乏性佝偻病,建议采用快速大剂量治疗。除采用维生素 D 治疗外,还应注意加强营养,及时添加辅食,坚持每日户外活动。治疗 3 个月后不好转者,应查找原因,切不可过多补充维生素 D,以防中毒。

2. 补充钙剂

维生素 D 缺乏性佝偻病在补充维生素 D 的同时,给予适量钙剂,将帮助改善症状、促进骨骼发育。同时调整膳食结构,增加膳食来源的钙摄入。

3. 补充微量营养素

维生素 D 缺乏性佝偻病多伴有锌、铁降低,及时适量地补充微量元素,有利于骨骼健康成长,也是防治维生素 D 缺乏性佝偻病的重要措施。

4. 外科手术

严重的骨骼畸形可采取外科手术矫正畸形。

（五）营养性维生素 D 缺乏的预防

1. 胎儿期预防

孕妇应经常到户外活动,多晒太阳。饮食应含有丰富的维生素 D、钙、磷和蛋白质等营养物质。防治妊娠并发症,对患有低钙血症或骨软化症的孕妇应积极治疗。可于妊娠后 3 个月补充维生素 D 800~1 000 IU/d,同时服用钙剂。如有条件,孕妇应监测血清 25 -(OH)D 水平[血清 25 -(OH)D 水平是反映人体维生素 D 营养状况的良好指标],如果存在维生素 D 缺乏,应给予补充维生素 D 的治疗。

2. 婴幼儿期预防

由于维生素D的膳食来源较低,婴幼儿普遍存在维生素D缺乏的现象。婴儿期以补充剂为主,幼儿期和学龄前期可结合户外活动来补充维生素D。

（1）户外活动

多晒太阳是预防维生素D缺乏及维生素D缺乏性佝偻病的简便而有效措施。户外活动应考虑到不同季节、不同气候、不同地区特点进行,接受阳光的皮肤面积逐渐增加,如面部（避免阳光直接晒到眼睛）、手臂、腿、臀部等;晒太阳的时间逐渐增多,平均户外活动应在1～2 h/d。6个月以内小婴儿不要直接阳光照射,以免皮肤损伤。

（2）维生素D补充

婴儿出生数天起,每天补充维生素D 400 IU。有维生素D缺乏高危因素的婴儿,如早产儿、生长快速、长期腹泻等,应根据情况增加维生素D的补充。

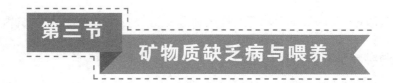

第三节
矿物质缺乏病与喂养

人体组织中含有自然界的各种元素,除了组成有机物的碳、氢、氧、氮外,其余的元素均称为矿物质。矿物质是构成人体组织、参与机体代谢、维持生理功能所必需的元素,人体每天通过新陈代谢排除一定量的矿物质,因此需要从膳食中摄入一定量的矿物质以达到相对平衡。儿童易缺乏的矿物质主要有铁、锌、碘等。

一、铁缺乏与缺铁性贫血

（一）铁缺乏与缺铁性贫血的定义和重要意义

铁缺乏（iron deficiency, ID）是指体内总铁含量降低的状态,包括铁减少期、红细胞生成缺铁期以及缺铁性贫血（iron deficiency anemia, IDA）3个发展阶段。铁缺乏造成体内贮存铁耗竭,血红蛋白合成减少,进而影响红细胞生成所引起的贫血。铁缺乏是世界范围内最常见的营养缺乏性疾病,多见于婴幼儿,尤其是6～24月龄处于从母乳喂养转变为成人饮食模式的婴幼儿。严重缺铁所导致的缺铁性贫血是造成早产和新生儿死亡的重要疾病因素,即使是不伴贫血的轻微铁缺乏也对婴幼儿认知、学习能力和行为发育等产生不可逆转的影响。

铁缺乏目前仍是一个全球性的健康问题和最常见的营养缺乏症。据WHO报告,全世界5岁以下儿童的贫血率高达47.4%,其中50%为缺铁性贫血。缺铁性贫血是最常见的贫血类型,发病率在发展中国家、经济不发达地区较高,我国儿童铁缺乏显著高于发达国家。儿童贫血率从2005年19.3%下降到2010年12.6%,其中,城市由11.3%下降到10.3%,农村由21.9%下降到13.3%;2013年降至10.9%。

（二）铁缺乏与缺铁性贫血的病因

1. 铁摄入不足

铁摄入不足是儿童易发生铁缺乏或缺铁性贫血的主要原因。胎儿从母体获得铁,足月新生儿体

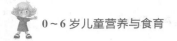

内的铁储存能满足生后4～6个月的生理需要,而早产儿、双胎或多胎、胎儿宫内出血等因素可导致新生儿出生时体内铁储存不足。婴儿出生4～6个月后,体内储存的铁基本耗竭,必须从母乳以外的其他食物中获得足够的铁。因此,如母乳喂养婴儿未及时添加含铁丰富的食物,容易出现铁缺乏或缺铁性贫血。

2. 膳食铁的生物利用率低

植物性食物中的铁为非血红素铁,动物性食物为血红素铁。相比血红素铁,非血红素铁的生物利用率受多种膳食因素(如草酸、植酸、膳食纤维等)的影响,当维生素C等促进非血红素铁吸收的营养素摄入不足时,则进一步抑制非血红素铁的吸收。

3. 机体需要量增加

处在生长发育期的儿童,随体重增加,血容量及组织铁量均相对增加,生长发育越快,铁的需要也越大。足月儿第一年内需增加铁量200 mg;早产/低出生体重儿,由于储存铁较少,生长发育又较快,需增加的铁量较足月儿更高,约为280～350 mg。因此,如果不能及时从膳食中摄取,则容易发生缺铁。

4. 异常丢失

儿童慢性腹泻、消化性溃疡、血管瘤等慢性出血和外伤等急性出血,可导致缺铁和缺铁性贫血。

(三)铁缺乏与缺铁性贫血的临床表现

儿童铁缺乏和缺铁性贫血可发生在任何年龄,多见于6月龄至3岁。大多起病缓慢、隐匿,可无任何特异的临床表现,中重度缺铁性贫血则有一系列贫血的临床表现,且与铁缺乏的程度和铁缺乏发生的速度有关。临床主要表现为皮肤苍白、生长发育不良、易感染、易疲乏等。

1. 一般表现

皮肤黏膜逐渐苍白,以唇、口腔黏膜、甲床和手掌最为明显。

2. 生长发育异常

包括身体发育和智力发育异常。严重缺铁性贫血对婴幼儿生长有不良影响,常伴有其他营养素缺乏。缺铁的患儿近、远期神经功能和心理行为可出现障碍。

3. 造血系统表现

贫血可引起骨髓外造血增加,长期重度缺铁性贫血患儿的肝、脾、淋巴结增大,一般不超过中度肿大。年龄越小,病程越长、程度越重。重度缺铁性贫血患儿可出现心率增快、气急、心脏扩大,伴有收缩期杂音,如同时合并呼吸道感染时,易发生心力衰竭。

4. 免疫系统表现

表现为T淋巴细胞数目减少,体外淋巴细胞对植物血凝素等刺激反应能力降低,中性粒细胞杀菌功能受影响,过氧化物酶活性降低,吞噬功能有缺陷。缺铁导致机体免疫功能和抗感染能力下降,易发生感染。

5. 神经系统表现

约$\frac{1}{3}$患儿出现神经痛、末梢神经炎,严重者可出现颅内压增高、视神经乳头水肿。在轻度至中度缺铁性贫血时(血红蛋白60～100 g/L),患儿可能有烦躁、异食癖等异常表现;当血红蛋白<50 g/L时,患儿烦躁和厌食的表现更为突出。

(四)铁缺乏与缺铁性贫血的营养干预

补充铁剂,同时去除铁缺乏的高危因素并增加铁的摄入和吸收,主要针对缺铁性贫血患儿。

1. 一般治疗

增加膳食中铁的含量及提高生物利用率,如增加肉类等含铁丰富的动物性食物,增加富含维生素 C 的新鲜蔬菜的摄入,以提高非血红素铁的生物利用率。对重症缺铁性贫血患儿应加强护理,预防及治疗各种感染。含铁较高的食物见表 4-4。

表 4-4 含铁较高的食物

食物	含量(mg/100 g)	食物	含量(mg/100 g)
蛏子	33.6	黑木耳(干)	97.4
鸭肝	23.1	紫菜(干)	54.9
鸭血(白鸭)	30.5	扁豆	19.2
猪肝	22.6	芝麻酱	50.3
虾米	11.0	豆腐皮	13.9

数据来源:杨月欣,王光亚,潘兴昌. 中国食物成分表(第 2 版)[M]. 北京:北京大学医学出版社,2009.

2. 病因治疗

缺铁性贫血只能在去除病因的基础上才能得到彻底治疗。须明确和治疗各种引起铁缺乏的原发疾病,尤其是各种隐性或显性失血性疾病,如消化道溃疡、炎症性肠病、牛奶蛋白或其他食物过敏等。

3. 补充铁剂

(1)口服铁剂

应采用口服亚铁制剂补铁,常用的口服铁剂有富马酸亚铁、葡萄糖酸亚铁、硫酸亚铁等。补充铁剂期间,患儿大便可发黑。餐间服用铁剂可增加铁的吸收率,但易引起恶心、呕吐等胃肠道不适;餐后服用则可减少胃肠道反应。由于贫血患儿对足量铁剂补充后的治疗反应也是临床重要的确诊缺铁性贫血的方法,建议足量补充铁剂,并在 4 周后复查血常规。大多数患儿能耐受铁补充剂的胃肠道不良反应,但当不良反应严重时,可更换不同剂型的铁剂,或将剂量减半。贫血纠正后仍需继续服用铁剂 1~2 个月,以补足体内的铁储存。

(2)注射铁剂

存在严重消化道疾病明显影响铁吸收,或口服铁剂胃肠道反应极其严重时考虑注射铁剂常用左旋糖苷铁,应准确计算用量。

(五)铁缺乏与缺铁性贫血的预防

由于铁缺乏和缺铁性贫血不仅会影响儿童健康及生长发育,而且由部分铁缺乏所造成的损害不能通过后期补充来逆转,所以应重点预防铁缺乏和缺铁性贫血。通过改善饮食以增加铁的摄入,是最主要的预防措施。

1. 改善妊娠期营养

妊娠期妇女膳食应供给足量的铁,妊娠期间应注意缺铁性贫血的筛查,当出现缺铁性贫血时应及时补充铁剂治疗。妊娠期妇女铁缺乏易引起早产和低出生体重儿,而早产和低出生体重是婴儿铁缺乏和缺铁性贫血的高危因素。

2. 提倡母乳喂养和合理喂养

母乳可显著减少婴儿感染、过敏等的风险,减少铁的丢失,有利于维持铁平衡。母乳不足时,应采用强化铁的婴儿配方奶喂养。婴儿满 6 月龄起,应添加富铁的辅食,如肝脏、动物血、牛肉、瘦肉等;鱼类、蛋类含铁总量及血红素铁均明显低于肉类,但优于植物性食物;新鲜绿叶蔬菜富含维生素C,能促进铁的吸收。注意食物的均衡和营养,纠正厌食和偏食等不良习惯。

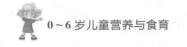

3. 预防性铁剂补充

（1）孕妇

为预防缺铁性贫血，每日补充 5～60 mg 元素铁、400 μg 叶酸，持续整个孕期；也可每周一次，补充 120 mg 元素铁、2 800 μg 叶酸，整个孕期间断性补充。必要时可延续至产后。

（2）早产儿

提倡母乳喂养。纯母乳喂养者应从 2～4 周龄开始补充元素铁 1～2 mg/(kg·d)，直至 1 周岁；配方奶喂养者补充元素铁 1 mg/(kg·d)；采用铁强化配方乳喂养婴儿一般无需额外补铁。

（3）足月儿

出生时一般体内有足够的铁储存，可以维持出生后前 4～6 个月的铁平衡。目前提倡婴儿出生后纯母乳喂养至 6 个月，自 4 个月起预防性补充铁剂 1 mg/kg，至婴儿可摄入含铁丰富的食物。未采用母乳喂养、混合部分母乳喂养的婴儿，可采用铁强化配方乳，并及时添加富含铁的食物。

4. 定期健康检查

结合血红蛋白检测和对铁缺乏高危因素的评估可早期发现铁缺乏及缺铁性贫血。我国建议早产儿和低出生体重儿可在 3～6 个月时、足月儿在 6～9 个月时进行血红蛋白检查，具有铁缺乏高危因素的婴幼儿（早产儿、低出生体重儿、未合理添加辅食、人工喂养婴儿等）应每年检查血红蛋白。

二、锌缺乏

（一）锌缺乏的定义和重要意义

锌缺乏（zinc deficiency）是由于锌摄入不足或代谢障碍导致体内锌缺乏，引起食欲减退、生长发育迟缓、皮炎和异食癖为临床表现的营养素缺乏性疾病。锌在人体内参与几乎所有的代谢过程，与儿童的生长发育、免疫功能发育和成熟乃至中枢神经系统功能正常和发展关系密切。

婴幼儿锌缺乏是一个全球性的公共卫生问题，在发达国家和发展中国家都存在，但以贫穷落后的发展中国家为主。尽管近年来诸多国家开展人群血浆锌浓度的评估，提示锌不足或缺乏有流行趋势，但全球锌缺乏的资料仍然不足。据 WHO 估计，在发展中国家可能有两亿多 5 岁以下儿童有锌缺乏，占全部儿童的 40% 左右。我国属于发展中国家，但由于经济发展不平衡，各地区婴幼儿锌缺乏情况差异较大。富裕地区一般不会有锌缺乏，在贫困地区则可能比较普遍。

（二）锌缺乏的病因

1. 摄入不足

母乳初乳中锌含量较高（＞3 mg/L），但母乳锌含量随哺乳期延长而持续下降，至婴儿 6 月龄时母乳锌含量＜1 mg/L，难以满足婴儿需求。如未及时添加富含锌的食物，6～24 月龄婴幼儿容易出现锌缺乏。动物性食物不仅含锌丰富而且易于吸收，其他植物性食物则含锌少，故以植物性食物为主的儿童容易出现锌缺乏。

2. 储存不足

锌储存主要在妊娠后期。处于生长发育迅速阶段的婴儿，在组织修复过程中或营养不良恢复期等状态下，机体对锌需要量增多，尤其是早产/低出生体重儿的追赶性生长需要更多的锌，更易发生锌缺乏。

3. 异常丢失

人体锌可通过肠道排出，而腹泻可加速锌的排出。感染也可致体内锌的异常丢失。经常腹泻、呼吸道反复感染的儿童，由于锌丢失增加容易出现锌缺乏。反复出血、溶血、大面积烧伤、慢性肾脏疾病、长期透析、蛋白尿以及应用金属螯合剂（如青霉胺）等，也均可因锌丢失过多而导致锌缺乏。

4．遗传性疾病

肠病性肢端皮炎(acrodermatitis enter-opathica)是一种罕见的常染色体隐性遗传疾病,由于肠道锌吸收异常而造成严重的锌缺乏。暂时性新生儿锌缺乏(transient neonatal zinc deficiency),则是因为母亲基因异常,致使母乳锌含量极低,造成母乳喂养婴儿的锌缺乏严重。

(三) 锌缺乏的临床表现

因为缺乏具体特征,轻度至中度的锌缺乏很难被诊断。生长缓慢、频繁感染、轻微的皮疹、食欲减退、免疫功能低下都可能是缺锌提示。重度缺锌主要见于肠病性肢端皮炎和暂时性新生儿锌缺乏。

1．生长发育障碍

生长发育障碍是最早被认识到的锌缺乏病的临床表现之一,也是处于生长发育过程中的儿童最主要、明显的临床表现。锌缺乏时细胞复制、增殖、分化受到抑制,进而影响生长发育,包括骨骼、内脏器官和脑的生长发育,表现为线性生长下降、生长迟缓、体格矮小、性发育延迟等。胎儿时期严重锌缺乏可使胚胎出现畸形,出生后锌缺乏可导致侏儒症的发生。

2．味觉障碍

异食癖和食欲缺乏是目前公认的缺锌症状,与味觉障碍有关。缺锌影响味蕾细胞更新和唾液磷酸酶的活性,使舌黏膜增生、角化不全,以致味觉敏感度下降。味觉迟钝使食欲缺乏,从而使进食量减少,加重锌缺乏的程度,使缺锌与味觉障碍之间形成恶性循环。

3．免疫功能减退

锌缺乏易导致感染,而且感染经常反复出现。缺锌可导致胸腺、淋巴结、扁桃体和脾脏发育不全或萎缩,T细胞总数减少,自然杀伤活力降低,皮肤迟发性过敏反应减弱或阴性。

4．神经精神障碍

缺锌对婴幼儿脑功能和神经状态具有较大影响,脑中的海马回部、大脑、纹状体和小脑都含有较高含量的锌。锌缺乏患儿常表现为精神萎靡、嗜睡等。

5．皮肤表现

锌缺乏患儿常出现下列症状:口角溃烂、口角炎、萎缩性舌炎、舌面光滑发红;眼、口、肛门等周围以及肢端、肘膝、前臂等处出现对称性糜烂、水疱、脓疱、过度角化的瘢块;头发蓬松、变脆、无光泽,脱发;反复发作的口腔溃疡;匙状甲。

(四) 锌缺乏的营养干预

1．针对病因

如果可以找到导致锌缺乏的主要疾病,需要针对疾病进行治疗,即治疗原发病,从根本上改善锌缺乏。

2．改善饮食

儿童缺锌治疗首先是改善饮食,提高锌的摄入量,使锌的膳食摄入量长期保持在一个充足而又安全的水平。瘦肉、肝脏等富含锌的食物是儿童锌的最佳来源。

3．补充锌剂

儿童补充锌可以选择葡萄糖酸锌、硫酸锌、甘草锌等制剂。由于锌盐一般具有较强的胃肠道刺激,因此一般采用较小剂量。尽量在餐后服药,可减轻胃肠道反应。此外,注意不与铁剂同服,且服药时应减少膳食纤维的摄入。

(五) 锌缺乏的预防

1．合理饮食

选择适宜的食物可以完全预防原发性锌缺乏。动物性食物和贝类是锌的最好来源,如牡蛎、瘦

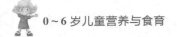

肉、鱼类、动物肝脏、鸡蛋等,动物性食物中锌的吸收利用率也较高。植物含锌较低,但有些坚果含锌比较丰富,如核桃、花生等。孕妇要吃含锌丰富的食物,以防儿童先天营养素缺乏,如果是多胎、早产的婴儿早期就要补锌。婴幼儿期要大力倡导母乳喂养,及时添加辅食。必要时需要对高危人群采取干预措施,给予锌补充或者锌强化食物。

2. 补充锌剂

小剂量补充剂是目前常用的预防锌缺乏的方法,且已取得较好的效果。儿童腹泻时,在治疗的同时给予锌剂补充 10~14 天,可减轻儿童腹泻症状,减少再次发生腹泻。推荐补充剂量:6 个月以上每日补充 20 mg 元素锌,6 个月以下每日补充 10 mg 元素锌。支气管炎、肺炎等下呼吸道感染患儿补充锌剂,也能减轻症状和缩短病程。

三、碘缺乏

(一) 碘缺乏的定义和重要意义

机体因缺碘而导致的一系列障碍或疾病被统称为碘缺乏病(iodine deficiency disorders,IDD)。人体碘的摄入主要来源于食物和饮水,机体的缺碘与其所生存自然环境的碘缺乏有关,因此该病的分布呈明显的地方性,也是一种地方病。碘缺乏病实际上是甲状腺激素合成不足而导致的病理障碍,所以该病实质上也属于内分泌疾病。碘缺乏病是人类最严重、流行最广的疾病之一。缺碘的危害在快速生长发育的时期影响最大,主要影响大脑发育。因此,胎儿、新生儿、婴幼儿受缺碘的影响最大。

碘缺乏病是全球性公共卫生问题。2000 年 WHO 数据统计,受碘缺乏病威胁的国家高达130 个,人口达 22 亿,碘缺乏人群平均降低 13.6 个智商点。截至 2014 年,国际控制碘缺乏病理事会(ICCIDD)的资料显示,全球有 112 个国家碘充足,29 个国家碘缺乏,11 个国家碘过量。我国是受碘缺乏严重威胁的国家之一。自 1995 年实施全民食盐加碘后,在消除碘缺乏病上取得了历史性的成就。2015 年底,全国 94.2% 的县实现了消除碘缺乏病的目标。当前我国一般人群整体处于碘营养适宜状态,但孕妇、婴幼儿等特殊人群还面临碘营养缺乏的风险。

(二) 碘缺乏的病因

碘缺乏病的根本原因是人体摄入的碘量不足,不能满足机体的需要。人类生活的外环境碘缺乏是造成碘缺乏病大规模流行的最基本原因。土壤碘不足,导致土壤中生长的植物中碘不足,当地的动物碘摄入也不足。人们以当地的水、动植物作为主要食物,食物中碘不足导致人体碘摄入减少而发病。

1. 自然环境缺碘

海洋是碘富集场所,大部分内陆地区的土壤和饮水中缺碘。这是由于第四纪冰川期,地壳表面含碘丰富的土壤几乎完全被洪水冲刷掉而流入大海,冲刷后的新土壤中的含碘量只有旧土壤的$\frac{1}{4}$。生态环境恶化、洪水泛滥等各种原因导致的土壤丢失,也是碘缺乏的原因。因此,一些原非缺碘的地区也会变成新的缺碘区,原有的缺碘区也会变得更加缺乏。此外,土壤表面的裸露也会使碘被淋滤,这种现象在山区更明显。

2. 植物性食物含碘较低

植物从土壤和水中摄取碘,故植物中的碘含量高于水和土壤,这是碘的一级浓缩;动物以植物为食,碘在动物体内进行二级浓缩;海洋生物从富碘海水中获得碘。因此食物中的碘浓度依次为:海产品>陆地食物,动物性食物>植物性食物。以植物性食物为主的人群,特别是环境中碘缺乏严重的地区,患碘缺乏病的危险性较高,而以动物性食物为主的人群危险性相对较小。在碘缺乏地区,以当地产的食物为主的人群患碘缺乏病的危险性高。

3. 膳食因素加重碘缺乏

低蛋白膳食影响碘的吸收和利用。长期大量摄入含抗甲状腺素因子的食物(如十字花科植物中的萝卜、甘蓝、花菜中含有β-硫代葡萄糖苷等)、玉米、小米、甜薯、高粱及各种豆类在肠道中可释放氰化物,进而被代谢成硫氰酸盐,抑制甲状腺摄取碘化物。钙、磷含量高的食物可妨碍碘的吸收,抑制甲状腺素的合成,加速碘的排泄。

4. 人体储存碘的能力有限

甲状腺是储存碘的最主要的脏器,摄入的碘除部分被吸收外,多余的都从尿中排出。甲状腺储碘饱和后,若不再进食碘,已储存的碘只够2~3个月之用。

5. 特需人群碘需要量增加

孕妇、乳母、儿童因生长发育对碘需要增加,成为碘缺乏的高危人群。甲状腺激素是促进组织分化、生长与发育成熟不可缺少的激素,儿童的身高、体重、肌肉、骨骼的增长都需要甲状腺激素的参与。脑发育阶段也需要甲状腺激素的参与。

6. 抗甲状腺药物影响

四环素、磺胺类、咪唑类药物可干扰酪氨酸碘化过程,也可引起甲状腺肿。

(三) 碘缺乏的临床表现

碘缺乏病的临床表现取决于机体的缺碘程度、缺碘的不同时期、机体对缺碘的反应性或代偿适应能力,不同时期碘缺乏的表现如表4-5所列。

表4-5 碘缺乏病的疾病谱带

时期	碘缺乏病的表现
胎儿期	流产、死胎、先天畸形
	围生期死亡率增高、婴幼儿期死亡率增高
	地方性克汀病
	神经型:智力落后、聋哑、斜视、痉挛性瘫痪、不同程度的姿态异常
	黏肿型:黏液性水肿、侏儒、智力落后
	神经运动功能发育落后
	胎儿甲状腺功能减退
新生儿期	新生儿甲状腺功能减退、新生儿甲状腺肿
儿童期和青春期	甲状腺肿
	青春期甲状腺功能减退
	亚临床型克汀病
	智力发育障碍、体格发育障碍
	单纯聋哑

引自:中国营养学会. 中国居民膳食营养素参考摄入量(2013版)[M].北京:科学出版社,2014.

1. 甲状腺肿

甲状腺肿临床表现为甲状腺体积和重量的增加。甲状腺肿可分为弥漫型、结节型和混合型。弥漫型多见于婴幼儿,甲状腺均匀肿大,触摸不到结节,属于早期甲状腺肿。甲状腺肿分为3度:0度"看不见,摸不着";1度"摸得着",触诊时一侧甲状腺大于受检者拇指末节;2度"看得见",颈部可见

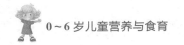

明显肿大。临床甲状腺肿的出现与碘缺乏并不同步,对缺碘敏感的人持续严重缺碘3～4个月可出现甲肿,多数人则需要6～12个月才会出现甲肿。

2. 地方性克汀病

地方性克汀病又称呆小症或克汀病,临床分为神经型、黏肿型和混合型。神经型是最常见的类型,主要特点是智力落后和神经损伤综合征。黏肿型的主要特点是明显的现症甲减、黏液性水肿和生长发育迟滞(侏儒)、典型克汀病面容。混合型兼具上述两型的主要特点。

地方性克汀病的临床表现有以下6点:

① 精神发育迟滞:克汀病的主要表现之一。其诊断标准为:起病于18岁以前、智商(IQ)<55、不同程度的社会适应困难。智力落后是地方性克汀病的主要特点,黏肿型克汀病的智力障碍比神经型较轻。

② 聋哑:听力和言语障碍十分显著。严重者为全聋全哑,其次半聋半哑。聋哑多是不可逆的,但黏肿型治疗后听力略有改善。

③ 斜视:脑神经受损所致,在神经型克汀病中更多见,表现为共同性斜视或瘫痪性斜视。

④ 甲状腺肿:约25%的神经型克汀病患儿有甲状腺肿,黏肿型很少有甲状腺肿,反而呈不同程度的甲状腺萎缩。

⑤ 生长发育迟缓:呈典型的克汀病面容,表现为头大、额短、面方,眼裂呈水平状、眼距宽,塌鼻梁、鼻翼肥厚、鼻孔朝前,唇厚舌方、常呈张口伸舌状、流涎,表情呆滞或呈痴呆面容或傻笑。婴幼儿时期生长发育迟滞(前囟闭合晚,出牙迟、牙质不良,坐、站、走明显晚于正常人,骨X线检查发现骨龄落后)。

⑥ 甲状腺功能低下:主要见于黏肿型患者,如黏液性水肿、肌肉发育差、体温低、进食少、精神萎靡、皮肤粗糙,常伴有脐疝、腹壁疝或腹股沟疝。

3. 亚临床型克汀病

临床表现:轻度神经发育迟滞,IQ在55～69之间;极轻度的听力障碍;轻度或轻度精神系统损伤,表现为精神运动障碍和(或)运动技能障碍;极轻度言语障碍或正常。

(四)碘缺乏的营养干预

1. 碘剂

主要用于缺碘所引起的弥漫型重度甲状腺肿大且病程短者。婴幼儿补碘可选用复方碘溶液或碘化钾(钠)片。长期大量服用碘剂应注意甲状腺功能亢进的发生。

2. 甲状腺素制剂

L-甲状腺素钠(L-T4)是治疗甲状腺功能低下的有效药物。每日服一次,一般起始剂量:0～3月龄为10 μg/kg,3～6月龄为7～10 μg/kg,6～12月龄为6～8 μg/kg,1～5岁为4～6 μg/kg。每人需要量略有不同,用药量可根据临床表现进行调整。

(五)碘缺乏的预防

1. 特需人群补碘

(1)妊娠妇女

妊娠妇女的需碘量高于正常成人。备孕阶段为达到良好的碘营养状态,应食用加碘食盐。怀孕后应选用妊娠妇女加碘食盐或碘含量较高的加碘食盐,并鼓励摄入含碘丰富的海产食物,如海带、紫菜等。

(2)哺乳妇女

哺乳妇女应同妊娠期一样继续选用加碘食盐,并鼓励摄入含碘丰富的海产食物,如海带、紫菜等。哺乳妇女为碘缺乏的高危人群,其碘摄入量与乳汁中的碘含量呈正相关。哺乳妇女每天大约分泌乳汁 500～800 ml,乳汁中碘的浓度应维持在 100～200 μg/L,以满足婴幼儿对碘的需求。

（3）婴幼儿

母乳喂养的婴幼儿,当母亲碘摄入充足时,能满足 0～6 月龄婴儿的需要;7～12 月龄婴儿可以从辅食中获得部分碘,辅食中应有含碘丰富的海产品;13～24 月龄幼儿开始尝试成人食物,也会摄入少量的加碘食盐,可获得一定量的碘。

2. 碘盐和碘油

碘盐是最有效、最经济的预防措施,按每日摄入 6 g 盐计,每日可摄入碘 120 μg。打开包装的碘盐应放在带盖避光的容器内,避免光、热、潮等,炒菜时待起锅前再放盐,有助于避免碘的丢失。碘油是用植物油与碘化氢加成反应后制成的含碘量很高的有机碘化物,有口服和注射两种。碘油不能作为预防碘缺乏的长期策略,只能是一种临时措施,目标人群为孕妇、乳母、婴幼儿及学龄儿童。

本章小结

儿童期的营养和喂养不合理,如 PEM、小儿单纯性肥胖、维生素 A 缺乏、维生素 D 缺乏性佝偻病、缺铁性贫血、锌缺乏、碘缺乏等,不仅造成其生长发育不良,影响器官功能成熟,导致各种营养性疾病,而且还会对儿童的心理认知发展产生不良影响。可通过了解儿童期常见的营养性疾病,熟悉各种营养性疾病的发病病因和临床表现及实验室检查,掌握相应的营养干预措施,并做出预防策略。儿童期消化吸收功能尚未完善,机体与环境之间尚未很好地相互适应、相互平衡,且不能也不会为自己挑选和安排食物,因此需要根据儿童的生理、生长发育特点,给予合理的营养和喂养。

思考与练习

一、选择题

1. 下列选项中不是消瘦型 marasmus 患儿的临床表现的是?（　　　）

 A. 皮肤出现鳞样改变   B. 皮下脂肪减少甚至消失

 C. 肌肉萎缩   D. 神情冷漠或烦躁易怒

2. 为了预防营养性维生素 A 缺乏,针对 6～11 月龄的儿童应每 4～6 个月进行一次维生素 A 的大剂量补充,其量为（　　　）。

 A. 50 000 IU   B. 80 000 IU   C. 100 000 IU   D. 200 000 IU

3. 胎儿期碘缺乏可能会造成（　　　）。

 A. 胎儿流产   B. 地方性克汀病

 C. 神经运动功能发育落后   D. 新生儿甲状腺肿

二、简答题

蛋白质-能量营养不良的儿童常伴发多种维生素和(或)矿物质的缺乏,如何对这样的儿童进行营养干预?

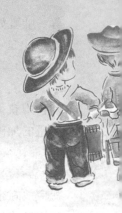

第五章
食育与儿童健康

学习目标

1. 识记食育概念的文化背景和发展历史。

2. 理解食育概念的内涵与外延,树立正确的食育理念。

3. 理解食育对于儿童健康的重要作用。

4. 掌握在家庭中对0～6岁儿童实施食育的基本方法,能够实施和指导家庭中的食育活动。

学习导引

本章详细介绍了目前被国际上普遍认同和推广的食育理念,是对前面章节中关于营养和喂养基础知识的整合、拓展与提高。希望通过引入食育的概念、思考食育的作用、探索食育在0～6岁儿童喂养中的应用,进而了解0～6岁儿童营养与喂养领域的先进科学理念和技术,树立正确的营养与喂养理念。

在本章的学习过程中,要运用跨学科和跨文化的国际视野与思维方式,理解食育概念的形成与发展。同时,应在充分了解食育对儿童健康的重要影响基础上,学习和探索在家庭中对0～6岁儿童实施食育的基本方法与注意事项。

知识结构

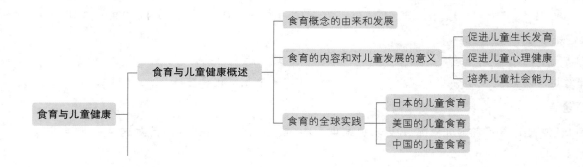

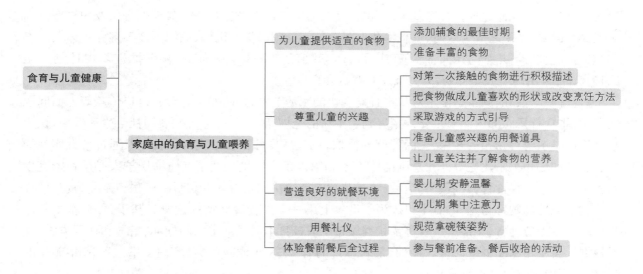

日本规定每个月的 19 号为"食育日",每年的 6 月为"食育活动月",以此促进全民食育活动的开展,并逐渐形成了日本著名的"食育文化"。食育推进部门也会经常在 0～6 岁儿童所在的保育园、幼儿园以及社区开展食育相关活动,将食育融合在日常照护过程中。到底什么是"食育"? 食育活动对于儿童的健康有什么作用和影响? 如何将食育融入儿童的日常照护中呢? 通过本章的学习,可以逐一解答以上问题。

第一节　食育与儿童健康概述

"食育"一词来源于日本,在日本"食育"是一场由政府引导、法律规范、各方积极响应的国民运动。本节将通过食育在日本的产生和发展过程,诠释食育的概念。同时,介绍有关食育的国内外经验与发展现状,并在此基础上探讨食育对儿童身心健康的深远影响。

一、食育概念的由来和发展

"食育"一词最早出现在日本明治时期。1896 年,日本营养学家石冢左玄在他的著作《食物养生法》中提出,"体育、智育、德育即是食育"。1903 年,小说家村井弘斋在新闻连载小说《食道乐》中提出,对于儿童来说,比起体育、智育和德育,食育更是应该被首先提倡的,身心健康的源泉是食育。自此,"食育"一词开始在儿童的保育和教育领域广泛流行,并且沿用至今。第二次世界大战后,日本的传统饮食文化受到外来饮食文化的巨大冲击,导致饮食结构、饮食环境的改变,民众健康和民族文化面临前所未有的挑战。2000 年,日本《现代用语基础知识》的修订版中,首次收录"食育"这一词条,将其解释为"使孩子们具有选择食物能力的教育"。2005 年 6 月,日本制定并颁布了《食育基本法》,旨在全面且有计划地推进食育相关政策,倡导有利于身心健康的国民生活方式,建设富足且富有活力的社会。《食育基本法》中明确规定:食育是生存之本,是智育、德育和体育的基础;食育的培养目标是人通过各种丰富的体验获得"食"相关的知识并且具有选择和判断"食"的能力,最终能够实现健康的饮食生活。除此之外,《食育基本法》也在食育的推广举措、实践方式、参与者身份及职责等方面做了详细的要求,使之成为政府、农林渔牧业相关部门、家庭、学校机构、民间团体等多元主体共同参与、渗透社会各个层面的国策。紧随其后,日本政府于 2006 年颁布了《食育推进基本计划》,至 2015 年,日本用两个五年计划,大力推广并践行食育。

《食育基本法》的颁布是出于对日本日益变快的生活节奏、食品安全和食品进口依赖等方面问题的考虑,将食育概念的内涵及重要性拓展到了生命的全周期、国家的经济发展和社会生活领域,认为食育不仅指了解食物相关知识、全面的营养摄取,也包括良好饮食习惯的养成以及通过食育实现的感恩教育和信赖关系建立等。在总则的第五条和第六条中特别强调了儿童的照护人必须在家庭以及教育机构中重视食育,开展食育活动,给予儿童丰富愉快的食育体验(见图 5-1)。至此,食育的概念得到了充分的阐释与延伸,日本也成为了世界上第一个为食育立法的国家。基于《食育基本法》,日本政府厚生劳动省、文部科学省等都相继颁布了改善日本国民食生活的标准、指导和计划方案,并且根据社会变化不断进行修订。例如,最新修订的有 2019 年颁布的《食育白皮书》,2016 年颁布的《食生活指南》和《第三次食育推进基本计划》。

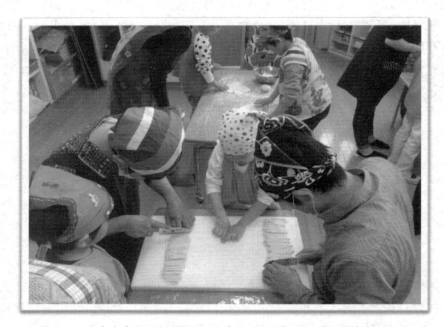

图 5-1　日本小仓北町村幼儿园(小倉北ふれあい保育園)中的食育活动

虽然食育与日本国家的社会经济发展特点以及历史文化背景息息相关,但是食育的理念不只是日本才有。实际上,日本在《食育基本法》的英译版中将食育记作"Shokuiku",英语释义为"Food and Nutrition Education /Promotion"。这种关于饮食与营养的教育和推进活动,虽然在各国的定义不同,但是都受到关注,并不断发展。美国的食育推进活动主要以学校为健康饮食习惯的宣传基地,将营养教育和体育活动等充分渗透到日常教学活动中,引导学生关注饮食健康,并且鼓励家长以身作则,坚持健康饮食,共同完成儿童营养教育。英国则注重由政府或者民间组织向家长和儿童提供免费的饮食行为与营养喂养培训,以增加国民关于饮食与营养的正确知识。德国、法国等国家也同样是以生活课程的形式,提倡学校开展丰富的种植和烹饪体验活动,宣传正确的饮食营养理念与知识。

中国的饮食文化更是源远流长。《齐民要术》中就记载了我国古代很多的农业种植技术、采摘活动以及食物制作经验,这正是食育理念的体现。在中国传统文化中饮食活动从来就不仅仅是摄取营养、维持生命,更是人与人建立与维系亲密关系的重要途径。这与日本的食育概念不谋而合。2006 年中国农业大学李里特教授发表了第一篇介绍日本食育概念的论文,提出在重视"德育""智育"和"体育"的同时提倡"食育","食育"作为良好饮食习惯的培养教育的理念也逐渐被普遍接受。2007年,方慧从饮食观念、营养膳食知识和饮食卫生安全三个方面定义"食育"。2013年,中国人民大学生吉萍教授在饮食教育的概念中加入并强调了"愉快体验",同时提出实施食育必须适合我国的国情与文化。至此,我国的食育概念逐渐得以完善,即通过饮食相关活动,普及营养和健康生活知识,形成健康、科学的饮食习惯,注重人与自然和谐相处的食物获取与消费模式。

二、食育的内容和对儿童发展的意义

(一) 食育的内容

从食育的内容来看,狭义上食育包括树立正确的饮食观和对待食物的态度(如珍惜粮食、杜绝浪费、感恩自然馈赠),了解与饮食有关的营养和健康知识,理解和践行科学的膳食结构,培养良好的饮食习惯,以及掌握基本的烹饪知识等;而广义上的食育还包括对于食物来源和自然循环的理解,以及用实际行动去推广积极的饮食观,发扬优秀的传统饮食文化,在新时代下保有对食育概念的创新意识和开放态度等。

(二) 食育对儿童发展的重要意义

通过对食育的概念和发展现状的分析可以看出,食育不仅包括充分、均衡的营养摄入,还包括健康、愉快的饮食行为和丰富多彩的饮食文化。因此,食育对于儿童身心健康的影响不仅仅体现在生理方面,也体现在心理和社会方面。下面将分别介绍食育对儿童生长发育、心理健康和社会能力的促进作用。

1. 食育促进儿童生长发育

我国《国民营养计划(2017—2030年)》中提出,要通过6项重大行动提高人群营养健康水平。其中,第一条就是推动生命早期1 000天营养健康行动,提高孕产妇、儿童的营养健康水平。

0～6岁是儿童身体发育、运动机能、精细动作、脑和神经系统机能等方面迅速发展的重要时期。在这一时期中,儿童通过饮食获得的能量和营养素,不仅关系到该时期儿童健康状态的维持,还与成年后的身体健康状况息息相关。由于0～6岁儿童的消化、吸收、排泄等机能都尚未完全发展成熟,需要根据儿童的发展阶段特点提供适宜的饮食,以保障儿童的能量和营养摄取。对于0～6岁的儿童来说,饮食在一日生活中占有较大比重,这一时期也恰恰是儿童饮食行为和习惯确立的重要阶段。因此不仅需要关注其营养的摄取量,也需要关注其营养摄取的过程,通过科学喂养和食育,帮助儿童更好地生长。例如,0～6岁是儿童长牙齿的重要时期,恒牙的长出帮助儿童完成了从吮吸到咀嚼的过渡。实际上,器官发育和其功能的完善并不一定完全同步。如果一直提供流状食物,儿童的咀嚼功能得不到锻炼,就会限制牙齿等组织功能的发展。为满6个月的婴儿提供适当的固体食物、锻炼婴儿的自主咀嚼能力,是1岁以内婴儿食育的重要内容。通过相关食育活动的推进,提高养育人对于儿童口腔以及口腔功能的正确认知,有利于儿童咀嚼和吞咽功能的发展。此外,通过为儿童提供丰富味觉体验的食育活动,也有利于儿童味觉的发展,甚至影响其终身味觉喜好的形成。由于人体对于能量和钠元素的天然需要,儿童会偏爱甜和咸。然而为了防止能量和营养素摄取过量,儿童应该清淡饮食,并为儿童提供多种类食物,逐渐增加儿童喜欢和愿意吃的食物种类,减少挑食和偏食行为。这些都可以通过食育活动的推进得以实现。

此外,有效的食育还可以减少儿童营养性疾病的发生。日本作为首个将食育上升到法律层面来推进的国家,多年来的食育推进实践也收到了显著的成效。联合国儿童基金会发布的《2019年世界儿童状况》中的数据显示,日本儿童发育不良(隐性饥饿、营养过剩和超重)的发生率位居全球最低水平。

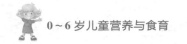

2. 食育促进儿童心理健康

出生后的 3 年内是儿童获得安全感的关键时期。儿童只有在最初的人际关系中感受到了足够的爱与依恋,形成了健康的信赖关系,才能够正确处理环境带来的不安、保证良好的心理健康水平。而婴儿最初的安全感、信赖感和依恋则来源于吮吸母乳,幼儿则在吮吸母乳的过程中逐渐与母亲建立起安全型依恋关系。联合国儿童基金会发布了回应性喂养手册,实际上就是倡导养育人根据儿童对食物的需求作出正确、及时的回应,以帮助儿童形成良好的饮食规律和习惯,激发儿童的食欲,使其体验饮食的满足感。另一方面,通过食育活动培养儿童自主进食的能力,进而增加儿童的自主性和成就感。这些食育活动通过对养育人的养育支持以及对儿童正确饮食行为的培养,帮助儿童形成积极的情绪情感,为以后的心理健康奠定基础。

3. 食育培养儿童的社会能力

饮食行为不仅仅是食物摄取的单一过程,其中还涉及食物的生产、加工、流动以及食品的选择和食用方式等。因此,饮食行为是在特定的文化和社会背景下,感知复杂社会关系的体验。如果说饮食是儿童进入社会生活的窗口,那么食育就是培养儿童社会能力的重要途径。通过食育活动,儿童可以感知到人与人之间的紧密联系,尝试与人的交流,判断和选择自己喜欢的食物,等待食物的提供等,这些食育体验都有助于儿童自主性、控制能力、协调能力的发展。

食育不仅能够促进正常发育儿童的社会能力发展,也可以作为一种对自闭症儿童的干预方式。自闭症作为一种神经系统疾病,近年来发病率逐年上升。而社会能力缺陷是自闭症的核心症状。已有研究表明,与普通儿童相比,自闭症儿童有更多的喂养问题及饮食品种范围狭窄的倾向。随着对自闭症儿童共患饮食问题研究的深入,学者提出通过食育,包括提倡与养育人共餐以及特殊的营养供给等干预方法,来改善自闭症儿童的情绪、行为问题与生理症状,提高自闭症患者的生活质量。

综上所述,食育概念具有丰富的内涵与外延,科学的食育活动对于 0～6 岁儿童及其终身的身心健康都具有不可替代的作用。

三、食育的全球实践

随着社会的发展,经济较发达国家和地区的食品供给充足,但伴随现代生活方式的改变,引发了许多由不健康饮食导致的疾病和健康问题。食育的重要意义凸显,食育也被世界上越来越多的国家所重视。食育概念虽然起源于日本,但世界范围内,许多国家分别从不同切入点关注过人民的饮食营养,并将其作为解决食品安全或健康隐患的有效方式。不同的国家和社会文化背景下的食育有着丰富多彩的实践形式。20 世纪 80 年代末,因意大利作家 Carlo Petrini"即使在最繁忙的时候,也不要忘记家乡的美食"的呼吁,以反快餐主义、保护传统饮食文化为宗旨的慢食运动得以兴起,随着慢食运动组织(1986 年成立于意大利罗马)、国际慢食运动协会(1989 年成立于法国巴黎)的创立,该运动的影响力也逐步扩大,吸引了全球 160 多个国家的居民参与到慢食运动中。

英国为了解决 2001 年口蹄疫事件造成的食品安全信任危机,并控制青少年的肥胖趋势,英国卫生部在 2002 年拨款开展"英国食物两周"("British Food Fortnight",每年 9 月 17 日至 10 月 2 日)活动。随后,英国教育部门对国家的教育课程进行了调整并在学校和社区开展了一系列营养教育活动。

下面重点介绍日本、美国和我国的食育,特别是针对儿童食育的经验和做法。

(一)日本的儿童食育

目前,日本政府的农林水产省是日本食育活动推进的主要策划与实施部门。在政府的领导下,基于《食育基本法》，农林水产省制订了《食育推进基本计划》，与食品安全委员会、消费者委员会、文部科学省、厚生劳动省等相关部门紧密合作，带动都道府县以及市町村的地方食育推进部门开展促进国民身心健康、提高生活质量的国民食育运动。

1. 食育的目标

日本厚生劳动省于 2004 年发布的《通过饮食养育健康儿童的方式之研讨会》报告书中，提出了食育的五大目标：①能有规律地吃饭；②品着味吃；③有想一起吃饭的人；④参与到做饭和准备活动中来；⑤主动关心饮食生活和健康。

从以上目标中能够看到，儿童食育不仅仅是单纯的营养摄入及规律的进食，而是要促进儿童在良好的情绪下进食，并能与他人共同分享进食的喜悦。同时，儿童主动地关心食物，并参与到种植、烹饪等以食物为主题的活动中，从而成为健康快乐的人，也是食育的目标之一。这一目标在《食育基本法》中也有所体现，即"食育的目标在于通过多样的经验获得与'食'相关的知识以及选择'食'的能力，并且能够健康地实践饮食生活。食育是所有时代的国民都需要的。尤其对孩子的食育，对其身心的成长和人格的形成都有极大的影响。同样，食育也是培养孩子整个生涯健康身心和人性的基础"。

首先，该目标中强调了食育的目标是获得与"食"相关的知识及其相关能力，这也是儿童能够健康生活的基础能力。其次，目标中强调了食育在儿童人格形成过程中的重要意义。日本重视"育"人的食育方针在 2009 年颁布的《保育所保育指针》和《幼稚园教育要领》中也都有所体现，两规定中都强调了"开心地进食"以及"进食的喜悦"的重要性。

2. 日本食育推进活动

2016—2020 年是日本的第三个五年食育推进基本计划，称为《第三次食育推进基本计划》。这次的推进计划有以下五个重点活动：①推进以儿童和青少年为中心的食育活动；②推进与丰富多样的生活方式相符合的食育活动；③推进老年人以健康长寿为目标的食育活动；④促进食物的循环利用与环保；⑤促进饮食文化的继承与发扬。根据《第三次食育推进基本计划》，日本厚生劳动省家庭科向地方政府发布了保育和母子保健工作中推进食育活动的政策要求，明确了"减少儿童和青少年不吃早饭的比例""增加每日两餐以上实现主食、主菜和副菜搭配饮食的比例"等具体要求。在日本，家庭和保育园是推进儿童食育活动的主要场所。

在保育机构，针对 0～6 岁儿童群体的食育推进活动也很多，如 2004 年日本发布《保育所食育活动推进指南》，并且以此作为保育相关机构内开展食育活动的主要依据。《保育所食育活动推进指南》中明确了食育是在保育过程中培养儿童的生存能力、社会性、促进儿童健康发展的重要手段。提出了保育机构要通过食育活动促进儿童愉快饮食和健康成长的五个儿童"食育"发展目标：①能够体验到饥饿和食欲的健康生活节奏；②想要吃的东西和喜欢吃的东西种类不断增加；③有想要一起吃东西的人；④能够进行食物制作或者准备；⑤能够以食物作为讨论话题。至此，食育活动的推进成为保育机构工作中的重要环节与内容。通过保育过程中食育活动的实施与推进，日本儿童的饮食生活质量得到了不断改善。2012 年日本厚生劳动省发布《保育所食物提供指南》中报告，2000 年日本儿童每日吃早餐的比例为 87％，2010 年增加至约 93％。

2017 年日本对 0～6 岁儿童的保育指南进行了修订，相比 2008 年的保育指南，2017 年新修订的保育指南中删除了食育相关的基本说明，更加强调了个性化、内容丰富的食育活动，尤其是对饮食行为相关的健康问题的关注以及对家庭食育活动的支持提出了更为具体的建议与要求。这一改变说明在日本的《食育基本法》颁布 15 年后，日本对于食育的认知普遍提高，儿童食育活动得到普及，并且向更加科学、专业、系统的方向发展。

儿童食育的推进离不开整个社会和家庭的参与。每年 6 月是日本政府规定的食育月，根据《食育基本法》与《第三次食育推进基本计划》，每年的食育月活动由农林水产省等相关政府部门发起，在各地方机构与团体的参与和协作下,作为一项国民运动在日本全国开展。每年的食育月之前,日本农林水产省都会明确提出当年推进的重点事项,如促进饮食交流,促进与延长健康寿命相关的健康饮食生活,培养饮食过程中的环保意识,增进对传统饮食文化的兴趣和理解,提供食品安全的相关信息,普及地方制定的食育推进计划等。食育月期间,除了举办例行的全国食育促进大会之外,全国各地也会举办各种以食育为主题的活动,如讲习会、展览会、烹饪及生产制作体验等。例如在食育月期间,京都市与某食品企业及大学合作举办了一系列关于倡导增加蔬菜摄入的活动。其中包括在网络上公开一些以各种蔬菜为主要食材的家常菜谱,这些菜谱不仅做法简单方便,而且适合亲子一起制作,较受欢迎。除了食育月,每个月的 19 日也被定为食育日,让人们把食育贯彻到日常生活的每个月和每一天。

3. 日本食育人才及其工作职责

(1) 营养士的资格概要

日本的食育人才养成体系较为成熟,一般分为国家资格、公立资格以及民间资格。其中,民间资格种类最多。下面集中列举了国家资格与公立资格的分类(见表5-1),还重点介绍了日本0～6岁儿童教育机构(保育园)的食育工作资格——营养士的资格概要(见表5-2)。

表 5-1　日本与"食"相关的资质种类(国家和公立)

国家资格	公立资格
营养教谕 营养士 点心制造技能师 点心制造卫生师 管理营养士 专业调理师·调理技能士 面包制造技能士 餐厅服务技能士	家庭料理技能师 食品卫生责任者 面包顾问 河豚调理师

日本与食育相关的资格证种类较细,除了国家资格和公立资格,还存在很多民间资格,如红茶专任讲师、食品分析师、咖啡经营士、食育顾问、食育专任讲师、食品保险指导师、日本酒鉴定师等,民间资格的种类远远多于国家资格、公立资格,选择范围十分广泛。

营养士是为人们的健康饮食生活提供协助的专门职位,他们需在园内保证婴幼儿的饮食健康,根据婴幼儿的年龄及发育特点提供营养建议、制作膳食菜单,并通过一系列的教育活动推动食育工作的开展(见表5-2)。营养士需和其他教师一同为园所制订出具体的食育方案。

表 5-2　营养士资格概要

营养士资格养成	需在厚生劳动省指定的营养士养成机构(300 所大学及专科院校)学完课程并取得学分。其中,在大学取得资格证者工作年限为 4 年,在专科院校取得资格证者工作年限为 2～4 年
营养士工作范围	医院:管理患者饮食并对其提供营养指导
	学校:制作菜单,并负责食材购买及对厨师的指导工作;负责学生的营养及卫生等健康教育工作
	保育园(0～6岁儿童):为儿童制作适合其年龄及身心发育的菜单,并负责针对儿童的健康教育工作
	福祉设施: 1. 养老院:了解老人的营养状态、身体状况及嗜好,在养老院为老人提供专业的配餐 2. 儿童福祉设施:配合儿童的成长提供合理的餐食,改善挑食等饮食问题
	餐饮外包公司:制作菜单,同时负责烹饪指导工作

（2）日本食育人才的工作职责

接下来以日本保育园中的营养士和调理员为例，介绍日本食育人才的工作职责。

① 职责之一：饮食安全。

日本的保育园（0~6岁儿童）中负责婴幼儿食育活动推进的人才主要有营养士和调理员，其第一要务就是保证饮食的安全。日本颁布有《大量调理设施卫生管理章程》，从食材的购买、保管、调理过程，食品的保存，进食到进食后的清洗工作，教育机构必须遵照此法规严格执行卫生管理工作。例如，必须使用当日购买的食材，做好餐点后须在规定时间内进食完毕等。

饮食安全还包括营养士和调理员自身的健康管理。具体表现在传染症预防、精神安定和心理健康三个方面。保证了这三点，就能为饮食安全提供保障。保育园中的儿童发育水平不一致，在食育方面需针对不同儿童的需求（如有食物过敏的婴幼儿）尽量做到个人化的对应。关于这一点，《保育园过敏对应大纲》提供了法律保障，例如，过敏幼儿的餐点在形态上尽量与其他幼儿保持一致，让幼儿感受到自己与他人享用同样的食物，增强其同伴意识。

② 职责之二：食物的美味及营养。

美味营养的食物能够滋养幼儿们的身心发展，也能为家长的育儿提供支援。因此，儿童不仅要吃得安全，还需要吃得美味，吃得有营养。这两点也是营养士和调理员的工作职责所在。美味又营养的餐点需要有当季的新鲜蔬菜，考究的烹调方法以及适宜的进食时机作为保证。为了解幼儿的需求，营养士还可以积极参与到园所的教育活动中，观察幼儿们正在参与的活动，敏感把握其需求，将食育融入一日生活中，以保证教育活动的持续性。

此外，为提高保育园营养管理工作的质量，日本全国保育士协会还强调了以下五点工作的重要性：集体特点的把握；个性化饮食计划的制订；食谱的制订及高品质的饮食提供；定期的摄取量及幼儿特点的再调查；饮食计划的反思。由此可以看到，食育工作不只是营养士和调理员的工作，整个园所都需要全面配合起来。

（二）美国的儿童食育

美国虽然没有专门的食育相关法律，但是对与健康饮食相关的法律政策进行了不断修订。1946年美国联邦颁布《国家午餐法》，通过对学校进行补贴，向符合条件的学生提供低成本或者免费午餐。1966年颁布的《儿童营养法》，旨在改进和加强儿童营养与膳食，如"牛奶计划"等。2015年开始实施《从农场到学校法案》，并把食育列为学校供餐计划的三大目标之一，推广"从农场到学校"（Farm to School）项目，倡导学校结合自身条件开辟各种规模和形式的"学校菜园"（School Garden），为学生和家长熟悉当地的农业特色、本土饮食文化，提供食育方面的实践机会。而在营养知识普及、饮食习惯培养方面，美国也通过"团队营养"（Team Nutrition）项目提供大量图文并茂、通俗易懂的学习资源，并以电子游戏、儿歌、动画、绘本故事等多种形式将营养知识传递给儿童，定期组织各类培训、工作坊等，针对成人进行宣教。同时该项目也培训了专业的儿童营养师，为食育各项工作的开展提供了技术支撑。

通过颁布的一系列法律法案可以看出，美国对于儿童食育的推进主要以法律规范为约束，具体通过学校、社区和家庭来实现，且内容偏向物质保证。但是在此背景下，《2015—2020年美国居民膳食指南》指出，大约 $\frac{3}{4}$ 的美国人每日所需的蔬菜、水果等摄入不足，且超过一半的美国人谷物和蛋白质摄入量超标。美国现有约 $\frac{1}{3}$ 儿童超重或肥胖，预计到2030年，由于肥胖导致的医疗保健成本将达到9 579亿美元。美国各州政府迫在眉睫的任务就是改善人们的饮食生活质量，并开展了丰富的非政府性的食育项目和计划。虽然大多数项目仍然是以学校为中心开展，但是活动更加系统化，重点也由物质提供转变为健康的饮食方式促进。比如 2007 年,美国开展了国家农场进校园网络(NFSN)项目,目前参加学校分布在 50 个州,共 42 000 所。该项目强调体验式的学习机会,学生参与食品、农业和营养有关的教育活动,在校园中通过体验式学习获得食物、农业和营养的相关知识,树立正确的饮食观念。该项目涉及幼儿园、托育中心、家庭托育以及 K12 各阶段的课程,说明美国的儿童食育活动也正在全面系统地推进。

(三)中国的儿童食育

2016 年起,食品安全教育正式被纳入国民教育体系。2017 年,十九大报告中提出实施"健康中国"战略,其中食品安全受到关注。2017 年,"全国儿童食品安全守护行动"正式开展。中国营养学会和中国营养学会妇幼营养分会联合发布《中国 7~24 月龄儿童平衡膳食宝塔》,强调对 0~6 个月婴儿坚持进行母乳喂养,顺应喂养,鼓励逐步自主进食等;发布《中国学龄前儿童平衡膳食宝塔》,强调亲近与爱惜食物,培养良好饮食习惯等。基于国家对于儿童饮食与营养的标准和建议,学龄前的教育体系中的食育活动也在不断探索理论和实践的新模式。学者将食育引入学龄前教育课程具有重要的现实意义,并且提出了实施食育可以从 Head(知识、理念)、Heart(情感)、Hand(实践)三个路径培养儿童的饮食行为。在食育内容方面,学者提出科学的饮食习惯、食品常识、营养与健康知识、烹饪知识、环保意识、艺术想象力。同时,结合我国食育文化特点,提出构建食育课程应该尊崇自然,传承优秀文化,保护生态环境和促进个人身心健康。另一方面,调查研究显示偏爱零食、挑食、进餐不专注、无法独立进餐、进餐时间长、进餐不规律以及不吃早餐七项饮食行为问题在中国学龄前儿童中普遍存在,儿童喂养问题也是家庭养育中的重要问题。由此可见,食育仍是中国儿童和家庭最迫切需要的教育内容之一。

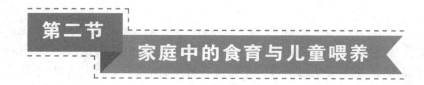

食育不仅能促进儿童的生长发育、心理健康,还可以培养儿童的社会能力。总之,食育对于儿童的身心健康和发育发展都起着不可替代的作用。家庭是儿童喂养的主要场所,家庭中的饮食环境和家长的喂养行为是影响儿童饮食习惯的重要因素。儿童时期喂养不当,会引起偏食、少食或暴饮暴食等饮食问题。因此,在家庭中开展食育,显得特别重要,可以从以下五个方面着手进行儿童食育与喂养。

一、为儿童提供适宜的食物

儿童的身心发展具有顺序性和阶段性特点,在不同年龄阶段有不同的生长发育表现以及心理行为特点。因此,在喂养过程中应遵循儿童的年龄特点和发展水平,采用适宜的喂养技术。

1. 添加辅食的最佳时期

添加辅食过早或过晚都会影响儿童的饮食习惯,甚至影响儿童的身心健康。由于儿童胃肠道功能发育不完全,过早添加辅食,会给胃肠道造成负担,不仅影响营养的吸收,也会造成胃肠道疾病。相反,添加辅食过晚,会错过儿童对食物探索的最佳时期,造成儿童对母乳或奶粉过多的依赖而拒绝多种食物。如果儿童的饮食过于单一,也将造成营养不良等不良后果。

世界卫生组织提倡在儿童 6 个月之前实施纯母乳喂养,那么什么时候是儿童添加辅食的最佳时期呢? 日本的食育中对于辅食添加的时期没有明确要求,总体来说因人而异。添加辅食的基本原则有以下五点:①婴儿的身体状况良好;②喂奶的间隔时间形成规律;③吐奶的现象渐渐消失;④月龄足够(满 5 个月左右);⑤开始表现出对食物的兴趣。

2. 准备丰富的食物

对于年满 1 周岁的幼儿,应该为其准备丰富的食物,提供尝试各种食物的机会。在幼儿早期尝试不同种类的食物,不仅可以减少偏食现象,还可以保证膳食营养均衡。幼儿 1 岁以后咀嚼能力会逐渐增强,门牙能够撕咬食物,臼齿能够更好地咀嚼食物。因此,家长应该逐渐减少流食,添加一些固体形态的食物。2 岁左右的幼儿味觉偏好还未形成,偏好口味极易改变。因此不管幼儿是否会吃,尽量准备种类丰富的食物,给予幼儿自主选择食物的机会。

案例分析

案例:我家宝宝差不多已经停掉了流质辅食。这个阶段可以将大人吃的食物直接切碎后喂给宝宝吃吗?(宝宝 1 岁零 6 个月)

分析:虽然宝宝已经停掉了流质辅食,但并非意味着宝宝就完全具备与大人们进食同样食物的能力了。大人的饮食对这个阶段的幼儿来说味道较重,停止流质辅食后,要给幼儿做幼儿餐。幼儿餐并不复杂,只要把调味做得比大人的饮食更清淡一些就可以了。太重的咸味和香料味会对幼儿的消化系统造成负担,因此 3 岁之前婴幼儿的饮食应以清淡为主。做饭时,可在放入调料之前,先分出一小部分菜品专门调成儿童餐,确保口味清淡。

二、尊重儿童的兴趣

兴趣是最好的老师。人一旦对某事物有了浓厚的兴趣,就会主动去求知、探索、实践,并在此过程中产生愉快的情绪和体验。儿童天生对"吃"非常感兴趣,但是现代社会,由于家长的引导不当,导致很多儿童对"吃"失去兴趣,甚至排斥。其中最为普遍的是很多家长过分强调"营养丰富"或"饮食平衡",强行喂儿童吃不愿吃的食物,造成其对某种食物的抗拒心理。久而久之,导致厌食行为。在喂养过程中,需要尊重儿童的兴趣,让儿童自主选择喜欢的食物。当儿童不喜欢吃某种食物时,也不应强行喂养,而是加以引导。家长可通过以下方式对其进行引导,增加儿童对食物的兴趣。

1. 对第一次接触的食物进行积极描述

儿童对第一次接触的食物会产生既好奇又抵触的情绪。当儿童感到好奇时,家长需要给予鼓励,引导其大胆地尝试。如果儿童不愿意尝试,也不可强迫儿童。首先,家长可以用温柔的语言来描述食物的品相及味道,让儿童对其产生兴趣,然后再鼓励儿童尝一尝。其次,也可以津津有味地吃给儿童看,让儿童产生想吃的欲望。如果第一次尝试无果,也不可过早放弃,随着儿童年龄的增加,多次的鼓励及尝试会让儿童建立自信心,并积极探索新的食物。

2. 把食物做成儿童喜欢的形状或改变烹饪方法

当儿童不喜欢某种食物的味道时,首先,家长可以适当改变食材的形状。当儿童看到自己喜欢的形状时,会愿意进一步接触食物。这时,家长可以抓住儿童的兴趣点,让儿童尝一尝。例如,家长可以把胡萝卜切成星星的形状,并且告诉儿童"来,宝宝,我们一起来尝一尝这颗星星吧。星星的味道是什么样的呢?"等,引起儿童的好奇心。其次,也可以改变食物的烹饪方法,例如,儿童不喜欢吃白菜,但很喜欢吃饺子,那么可以把白菜切成碎末,放进饺子里,试一试儿童是否接受。在改变食物

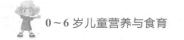

的烹饪方法上可多做一些尝试,以顺利帮助儿童克服挑食问题。

3. 采取游戏的方式引导

儿童视游戏为生命,专家认为:"玩是小孩子的整个生命。"孩子喜欢游戏是与生俱来的本能。在儿童喂养过程中,采取游戏的方式,不仅可以达到快乐进餐的目的,也可以培养儿童良好的用餐习惯。对于1岁左右的幼儿,可模拟一些动物吃饭的样子,用夸张的表情适当给予孩子示范。对于年满2周岁的幼儿,可以通过角色扮演游戏等,帮助儿童快乐进餐。

4. 准备儿童感兴趣的用餐道具

小年龄段的儿童可能会对大人手中的勺子感兴趣。这时,家长可以在吃饭前为儿童准备好勺子,让儿童有意识地自主使用,并且告诉儿童:"这就是宝宝的勺子呢。"这样,家长可以通过语言引导儿童使用勺子。与此同时,在玩沙子时,家长可以准备一些勺子等工具以及设计锻炼精细动作的游戏。孩子一边玩耍,一边锻炼手指抓握能力,为其顺利用勺子进餐做准备。当儿童表现出对拿勺子的兴趣,家长就可以用各种方式向儿童示范用勺子的正确方法。比如对待小一点的儿童,在吃饭过程中家长就可以从身后握住儿童的手,教其正确使用勺子的方法。

对于2～3岁的幼儿,家长可以准备印有儿童喜欢的卡通人物或动物等餐具作为儿童的专用餐具。这样不仅可以提高儿童对用餐的兴趣,也可提高儿童对自己餐具的拥有感。用餐时,让儿童有意识地自主使用筷子,可以通过示范及鼓励,让儿童尽快学会正确使用筷子的方法。也可以先让儿童从使用叉子或勺子过渡到练习筷子,再逐渐学会使用成年人的筷子。在这一过程中,儿童也可不断获得成就感。

5. 让儿童关注并了解食物的营养

家长可以借助绘本和图片等,和儿童一起接触营养的基本知识。家长可以告诉儿童食物里含有丰富的营养,而营养成分是我们的生命之源。家长也可以告诉儿童怎样吃才能摄取均衡的营养。例如,家长可以将食材的图片分类,并向儿童说明每种食材能带给身体怎样的营养,让儿童意识到不能挑食,各种颜色的蔬果都要吃才能摄取到均衡的营养。

案例分析

案例1:孩子食欲不佳,一日三餐都会剩很多饭菜,不知道该怎样解决。

分析:有的宝宝食欲不佳,如果勉强孩子一定要吃完,反而会引起孩子的逆反心理,越来越排斥吃饭。所以只要孩子的生长发育曲线处于正常区间内,家长不必太过担心和焦虑。孩子能开心地进食是最重要的,家长可以适当增加孩子吃点心和水果的频率,以保证孩子的营养摄入。

案例2:如何开展食育相关游戏。

分析:例如为了让儿童了解食物是如何制作而成的,可以进行实景厨房体验游戏。家长要明确地告诉孩子在游戏中的任务。游戏开始,家长首先解释说明接下来需要孩子做什么,明确地分配给孩子角色和任务。接着向孩子讲解厨具和火的使用方法,尤其说清楚安全注意事项。接下来,让孩子洗手,穿戴好围裙,整理好自己的着装后开始开展料理。料理过程中,为了确保安全,大人要始终在旁观察和辅助,一刻也不能离开。

三、营造良好的就餐环境

良好的就餐环境对提高儿童的食欲和促进良好饮食习惯的形成有非常重要的作用,理想的就餐环境指温馨、舒适以及和家人围坐在一起进食的氛围。

1. 婴儿期

为了让婴儿能够安心吃奶,在喂奶前最好先给婴儿换上新的尿不湿,并调整好抱婴儿的姿势,让婴儿平静下来。家人要营造舒适的氛围和环境,让喂奶的妈妈也能放松下来。妈妈可坐在沙发或椅子上,垫上坐垫和靠背等,将身体调整为最舒适的喂奶姿势。让柔和的阳光洒进屋内,营造一种温馨和谐的室内环境,还可以用屏风或帘子等将喂奶的空间稍作遮挡和区隔,使环境更加安静祥和。喂奶时,妈妈可以看着婴儿的脸,轻声地与婴儿互动交流。为宝宝创造一个能专心吃奶的环境。

2．幼儿期

吃饭时,如果周围有玩具或开着电视,就很难让幼儿集中注意力吃饭。可整理餐桌周围的杂物,关掉电视,给幼儿一个整洁、安静的进餐环境。如果使用儿童餐椅,可以把座位调窄一些,让幼儿坐在椅子上不能过于扭动。调整脚垫的位置,让幼儿能将脚踏在脚垫上,姿势自然安稳地进食。有研究表明,固定的餐桌更有利于培养儿童良好的饮食行为。

给幼儿营造可以用手抓食或触摸食物的轻松环境。在这样的环境中,幼儿"想吃东西"的进食欲望增加,进而自主伸手去拿食物。允许幼儿选择自己喜欢吃的食物,准备一些幼儿方便使用的辅助进餐器具等,这些都可以帮助幼儿自主吃饭,增加成就感。为幼儿营造适宜的环境,还可启发幼儿对食物和食材的兴趣。

要调整好用餐时间。用餐时间过长会导致幼儿对吃饭越来越失去兴趣,但用餐时间过短,也会对消化功能产生不良影响。家长可以把用餐时间控制在 20～40 分钟,并且固定用餐时间。这样不仅有助于幼儿的动力定型(动力定型指人习惯于在固定的时间做特定的事情,而不需要多加思考),而且不会影响肠胃的正常功能。尽量安排和家人一起就餐的时间,使幼儿有机会观察和体会成年人就餐时的行为表现,形成自然进食的习惯。随着年龄的增长,由"吃小灶"的多餐模式慢慢过渡到与家人一起用餐的一日三餐模式。

案例分析

案例:让幼儿参与蔬菜种植,体验种植和收获的乐趣。

分析:引导幼儿明白食物来之不易,粒粒皆辛苦,培养幼儿对食物和食材的感恩之心。家长可以让幼儿在自家院子里、花盆里体验亲自栽种和收获食材的过程。播种、育苗、浇水,让幼儿参与种植全过程。通过此类活动,幼儿可以了解果蔬是如何生长出来的。幼儿与家长的合作完成种植体验,感受收获的喜悦,培养幼儿对来之不易的食材的感恩之心。

四、用餐礼仪

用餐礼仪是儿童食育活动的关键内容,也是礼仪养成的重要组成部分。用餐礼仪具有日常性、程式性和集体性等特点,也是饮食文化的重要组成部分。儿童处于生长发育的关键时期,良好的用餐礼仪可以促进儿童的身心健康,也为儿童形成良好的用餐习惯打下坚实的基础。同时通过学习用餐礼仪,儿童可以了解我国的饮食文化,从小培养文化自信。

首先,用餐前先确认儿童的坐姿是否正确。家长要教授正确的就餐姿势,让儿童养成规范良好的就餐习惯。家长要身体力行地示范伸直背脊,坐有坐相(见图5-2)。一边示范一边讲解,教会儿童规范的就餐礼仪。其次,确认碗筷是否摆好,教会儿童正确的握勺方法。如果儿童

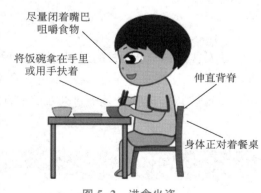

图5-2　进食坐姿

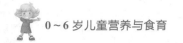

用勺比较顺利或对筷子感兴趣,家长可以教儿童使用筷子。使用前,提前说明注意事项,以免发生危险。比如,使用筷子时不能将筷子转来转去对着他人,不能拿着筷子到处跑来跑去等。最后,吃饭前,告诉儿童食物的来之不易,引导儿童表达对做饭的人的感谢,吃饭前说"谢谢"等。

吃饭时用单手扶碗,嘴里有食物时,告诉儿童不要说笑,让儿童形成闭着嘴吃饭的意识。温柔地提醒儿童,如"请宝宝闭上小嘴吃饭哦""宝宝要把嘴里的食物都吞到肚子里了才能说话哦"等。

1. 像握铅笔一样握住一根筷子。　2. 将另一根筷子插入放进大拇指的根部。

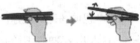

3. 将中指靠在两根筷子中间的缝隙处。　4. 用中指拨弄上方的筷子,下方的筷子保持不动。

图 5-3　进食时手握筷子姿势

吃饭时手握筷子的姿势(见图 5-3):①像握铅笔一样握住一根筷子;②将另一根筷子插入放进大拇指的根部;③将中指靠在两根筷子中间的缝隙处;④用中指拨弄上方的筷子,下方的筷子保持不动。

为让儿童体验与其他小朋友一起吃饭的快乐,家长可以创造一些让儿童和其他小朋友一起吃饭的机会,并且在其他小朋友面前多表扬儿童。儿童看到彼此的用餐礼仪时,也会想着要模仿别人,从而逐渐掌握饮食的相关礼仪。在集体的激励作用下,儿童也将表现得更好。

五、体验餐前餐后全过程

年龄稍大的儿童可参与体验从餐前准备到餐后收拾的全流程。

1. 餐前

儿童喜欢并乐于帮助大人做家务,因此爸爸妈妈可以让儿童跟自己一起用抹布擦干净餐桌,帮忙递送一些安全简易的餐具等,参与到餐前的准备事务中来。

2. 餐后

让儿童适当帮忙收拾碗筷。家长可以教儿童将大小一致的碗盘和杯子等餐具进行分类,摞在一起后搬运到指定的地点。家长可与儿童一起一边收拾碗筷一边进行指导,让儿童逐渐领会如何收拾碗筷。

问题思考

思考:怎样让儿童参与到餐前准备的过程中呢?

解答:家长在准备餐点时可以鼓励儿童力所能及地参与,如准备碗筷和收拾桌子。家长可以从旁观察,指导儿童整理餐桌。当儿童做得好时,家长要及时给予表扬。这样长久坚持,可以培养儿童自主收拾碗筷的良好习惯。

开展食育是一个漫长的过程,从出生后的第一次吃奶,食育已经悄然进行。培养儿童良好的饮食习惯、摄取均衡的营养、让儿童了解饮食文化、对食物有敬畏之心,都需要家长耐心引导。只有家长温柔而坚定地引导,才能促进儿童养成良好的饮食习惯。

 本章小结

食育是医教结合在儿童健康和发展领域的重要应用。食育不仅包括充分、均衡的营养摄取,而且包括健康、愉快的饮食行为和丰富多彩的饮食文化。儿童的食育就是在保育过程中培养儿童的生存能力、社会性,促进儿童健康发展。日本的食育推进活动历史悠久,全面系统且成效显著。当今社会,食育活动在世界范围内得到认可。对0～6岁儿童开展科学、适宜的食育活动,有利于儿童身心健康以及社会能力的发展。在家庭中开展食育活动要根据儿童的月龄阶段,关注合理膳食、营养搭配以及良好饮食习惯的形成,可采用回应性喂养、顺应喂养等科学喂养方式,促进儿童的健康发展。

 思考与练习

一、单项选择题

1. "食育"一词最早出现在哪个国家?(　　　)

　　A. 中国　　　　　　　　B. 日本　　　　　　　C. 美国　　　　　　　D. 英国

2. 2005年日本在世界范围内率先颁布了关于食育的法律是什么?(　　　)

　　A.《食育推进法》　　　　　　　　　　　B.《食生活指南》

　　C.《食育基本法》　　　　　　　　　　　D.《食品健康与安全法》

3. 下面哪一项不是日本保育园对于儿童在食育方面的要求?(　　　)

　　A. 能够愉快地吃饭　　　　　　　　　　B. 能够感受到饥饿

　　C. 能够积极参与到食品的准备过程　　　D. 每顿饭都吃饱

4. 婴儿良好的进食环境应是以下哪种氛围?(　　　)

　　A. 人声鼎沸　　　　B. 轻松愉快　　　　C. 紧张嘈杂　　　　D. 温暖和煦

5. 以下哪个活动不属于对3岁儿童进行的食育活动?(　　　)

　　A. 采摘活动后制作蔬菜沙拉　　　　　　B. 阅读绘本《蔬菜水果营养多》

　　C. 父母扮鬼脸,引逗儿童吃饭　　　　　D. 感恩农民伯伯

二、材料分析题

　　佑佑是一个2岁的小男孩,身高97 cm,体重16 kg。佑佑平时爱吃零食,尤其是喜欢吃甜食和膨化食品。每次吃完零食,佑佑就不能按时吃饭。虽然佑佑已经能够熟练使用勺子,但是吃饭的时候总是不能专心,吃了几口就不吃了,还需要奶奶喂饭。佑佑喜欢吃肉,喜欢吃鱼,但是不喜欢吃青菜。在吃一些不易咀嚼的食物时就会直接吐掉不吃。

　　请列举三个可以针对佑佑开展的家庭食育活动,并说明每个活动对于儿童身心健康发展的重要作用。

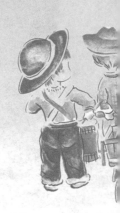

第六章
0~6 岁集体儿童营养与食育

学习目标

1. 了解不同年龄阶段儿童发育的规律和食育要点,以及如何设置集体养育的适宜食育环境。
2. 理解在集体环境下如何让儿童养成良好饮食习惯,如何纠正不良习惯。
3. 运用所学知识,设计集体环境中不同年龄段的食育课程和合理健康的饮食搭配。

学习导引

　　本章通过托幼机构的实际案例分析,介绍如何根据儿童不同发展阶段的规律特点和营养需求开展食育工作。特别是照护人如何在尊重儿童的前提下,积极与儿童互动,让儿童在饮食相关的活动中自我探索和解决问题。最终通过食育锻炼儿童的各项能力,促进其健康和全面发展。

知识结构

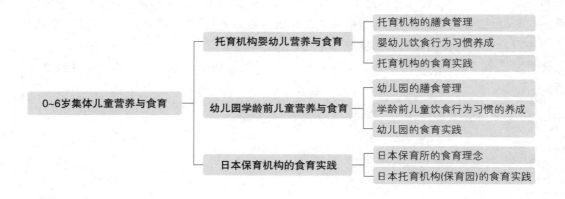

2021年1月12日,国家卫生健康委员会发布了《托育机构保育指导大纲(试行)》,指出了托育机构保育工作应当遵循婴幼儿发展的年龄特点与个体差异,通过多种途径促进婴幼儿身体发育和心理发展。其中"营养与喂养"部分强调了食育的重要性,提出了养成儿童良好饮食行为习惯的目标要求,并建议为婴幼儿创造安静、轻松、愉快的进餐环境,协助婴幼儿进食,并鼓励婴幼儿表达需求、及时回应,顺应喂养,不强迫进食。

第一节　托育机构婴幼儿营养与食育

托育机构是指为0～3岁婴幼儿提供小团体机构式的集体科学养育支持,并为家长提供代为收托养育婴幼儿的相关服务的场所。此类机构需要经过有关部门登记、卫生健康部门备案,常见的收托形式包括全日托、半日托、计时托、临时托等。婴幼儿在集体环境中成长,有了与更多的成人和儿童间的互动与沟通,照料环境与家庭也有所差异,有更多的受过相关教育的专业人士参与其中,呈现出与家庭个体养育的差异性和丰富性。在婴幼儿餐食准备中也体现出更多的专业性,托育机构的餐食一般由机构自身提供,或外面专门的供餐公司配送。

为指导托育机构为3岁以下婴幼儿提供科学、规范的照护服务,促进婴幼儿健康成长,国家卫生健康委员会组织制定并颁布了《托育机构保育指导大纲(试行)》。其中,将"营养与喂养"列为托育机构婴幼儿保育的七大重点之一,并做出了具体要求与建议。

《托育机构保育指导大纲(试行)》

第二章　目标与要求

一、营养与喂养

(一)目标

1. 获取安全、营养的食物,达到正常生长发育水平。

2. 养成良好的饮食行为习惯。

(二)保育要点

1. 7～12个月

(1)继续母乳喂养,不能继续母乳喂养的婴儿使用配方奶喂养。

(2)及时添加辅食,从富含铁的泥糊状食物开始,遵循由一种到多种、由少到多、由稀到稠、由细到粗的原则。辅食不添加糖、盐等调味品。

(3)每引入新食物时要密切观察婴儿是否有皮疹、呕吐、腹泻等不良反应。

(4)注意观察婴儿所发出的饥饿或饱足的信号,并及时、恰当回应,不强迫喂食。

(5)鼓励婴儿尝试自己进食,培养进餐兴趣。

2. 13～24个月

(1)继续母乳或配方奶喂养,可以引入奶制品作为辅食,每日提供多种类食物。

(2)鼓励和协助幼儿自己进食,关注幼儿以语言、肢体动作等发出进食需求,顺应喂养。

(3)培养幼儿使用水杯喝水的习惯,不提供含糖饮料。

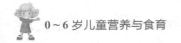

3. 25～36个月

（1）每日提供多种类食物。

（2）引导幼儿认识和喜爱食物，培养幼儿专注进食习惯、选择多种食物的能力。

（3）鼓励幼儿参与协助分餐、摆放餐具等活动。

（三）指导建议

1. 制订膳食计划和科学食谱，为婴幼儿提供与年龄发育特点相适应的食物，规律进餐，为有特殊饮食需求的婴幼儿提供喂养建议。

2. 为婴幼儿创造安静、轻松、愉快的进餐环境，协助婴幼儿进食，并鼓励婴幼儿表达需求、及时回应，顺应喂养，不强迫进食。

3. 有效控制进餐时间，加强进餐看护，避免发生伤害。

一、托育机构的膳食管理

托育机构要求设置专业的儿童保健老师，有相关医疗或护理知识，经过当地上级儿童保健管理部门（一般为市级妇女儿童保健部门）提供相关培训考核，合格后持证上岗。以为适龄儿童提供相关的膳食搭配和发育监测，保证在集体环境中儿童膳食的均衡、安全和合理。

（一）为婴幼儿提供合理均衡的膳食

集体养育环境中通过儿童间的相互影响力，可以让儿童早期养成规律的就餐时间和饮食习惯。照护人需合理安排就餐的时间，两正餐之间的时间间隔不少于4小时，每日进食4～6次，应遵守开饭时间，早餐不推迟，中晚餐不提前，使定时进食形成习惯，建立"动力定型"。每次进餐时间不应少于20～30分钟，要恰当分配一天中各餐的食物，按照"早餐吃好、中餐吃饱和晚餐吃少"的原则，将食物分配到餐点中去，加餐点心安排上午、下午各一次，在两正餐之间进行，1～3岁儿童三餐两点的热能分配为：早餐20％～25％，午餐30％～35％，晚餐25％～30％，两次点心各5％～7.5％。要为婴幼儿提供营养丰富、适宜儿童年龄特点的餐食，如营养午餐（见图6-1）。

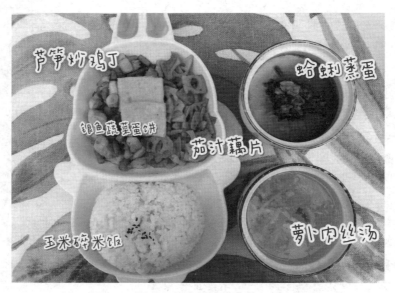

图 6-1　托育机构中的幼儿营养午餐实例

(二) 膳食计划的制订

1. 每日所需的食物种类和数量的计划

计划中各种食物在质量上要有较高的营养价值,在数量上营养素的摄入要达到供给量的80%以上。保健老师需提前一周与厨师、照护人共同沟通,根据时令、婴幼儿实际年龄、数量及饮食习惯养成情况,制订下周膳食计划。教师的食育课程所涉及的饮食种类,在当周的食物中以不同的形式呈现,帮助婴幼儿建立起对各种食物的认知。

2. 编制食谱

食谱的编制除了要符合膳食配置的原则、遵守膳食制度的规定外,还应做到以下六点:

① 确保膳食计划所拟定的食品种类和数量,不应任意增加或减少。

② 按照早餐吃好、午餐吃饱、晚餐吃少、加餐适量的原则,恰当分配三餐两点的食物。

③ 注意食物品种的多样化,尽可能使不同食物中的营养素得到互补。尤其要充分利用蛋白质的互补作用来提高食物中蛋白质的利用价值。

④ 多选择营养丰富、质优量少且易消化的食品。

⑤ 烹调方法适合幼儿的消化能力。

⑥ 主副食合理搭配,尽量避免重复。可采用"同类异样"的方法编制一周的食谱。

3. 食谱的审核

食谱的审核内容如下:

① 根据市场价格核查食谱预算是否合理。

② 每日由照护人观察儿童的进餐情况,每周进行反馈改进,每月对儿童进行生长发育检查,及时做出调整。

③ 每半年进行精确营养计算一次,并注意参照各月龄段儿童的营养素供给量标准加以分析,如有偏差需马上整改。

(三) 膳食调查与评价

1. 调查方法

① 称量法:随机采样一个班级的一日餐点,将进餐前和进餐后餐点净重进行称量,评估一日人均实际摄入量是否合理。

② 记账法:根据采购食物的数量,以周为单位对比,判断食物消耗量是否合理。

③ 询问法:让实际照护人填写儿童膳食满意度调查表,将反馈的问题统计整理,以判断其合理性。

2. 营养素和热能的计算

(1) 计算儿童就餐人日数

调查期间记录每日各餐实际就餐人数。调查末计算出各餐总人数,如果各餐人数相同,则一餐的总人数为调查期的人日数;如果各餐人数不同,则取三餐总人数的平均数作为人日数;如果三餐间的人数差别较大,则以每餐食物能量的分布比例来折算人日数(即每日吃满三餐两点的人数)。

【例】 某全日托育机构膳食调查期间三餐两点就餐人数为:

早餐:50人 午餐:60人 晚餐:40人

上/午点:55人

人日数 = $50 \times 25\% + 60 \times 35\% + 55 \times 10\% + 40 \times 30\% = 51$(人)

(2) 计算实用食物量

计算公式为:

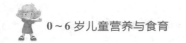

$$实用食物量＝实用量(生)－实用量(生)÷熟后总量×剩余量(熟)$$

【例】 某托育机构共有60人,早餐用去面粉3 kg,做成点心6 kg,吃完剩余点心0.5 kg,则实用食物量为:$3－3÷6×0.5＝2.75(kg)$

(3)计算每人每日各种食物的消耗量

将在调查期间所用各种食物全部重量相加,得出各种食物的总消耗量,然后除以人日数,得出每人在调查期间的总消耗量,再除以调查的总天数。

公式为:

$$每人每日某种食物的消耗量＝该种食物的总消耗量÷人日数÷总天数$$

(4)计算每人每日热量和各种营养素的摄入量

在已知儿童每人每日各种食物摄入量(通过称量法、记账法和询问法等得出)的基础上,按营养成分表计算,即得出每人每日摄入热量和各种营养素的量。

【例】 调查得知每人每日消耗大米150 g,营养成分表中大米100 g含蛋白质8.2 g,那么150 g大米中蛋白质为:$150×(8.2÷100)＝12.3(g)$。

每克大米产生的热量是17 kJ(4 kcal),250 g大米的热量为:$150×17＝2 550(kJ)$

(5)计算蛋白质、脂肪、碳水化合物的供热比例

$$蛋白质的供热比例(\%)＝(蛋白质摄入量×17)÷总热能摄入量×100\%$$
$$脂肪的供热比例(\%)＝(脂肪摄入量×38)÷总热能摄入量×100\%$$
$$糖类的供热比例(\%)＝(糖类摄入量×17)÷总热能摄入量×100\%$$

(6)计算优质蛋白质占总蛋白质的比例

将动物蛋白质的量加豆类及其制品的蛋白质的量,除以一日从食物中获得的总蛋白质的量,再乘以100%,以结果$≥50\%$为佳。

托育机构的精细化膳食管理,有助于集体环境中婴幼儿科学膳食结构和营养均衡,避免因个体化差异造成的营养过剩或营养不良。

二、婴幼儿饮食行为习惯养成

有别于家庭环境,托育机构内的婴幼儿除了与固定的成人互动,会花大量时间进行婴幼儿之间的互动。所以作为照护人,既需要了解、尊重婴幼儿原有的饮食行为习惯,亦需从专业的角度为婴幼儿的行为习惯发展提供支持,充分发挥集体中个体的良性带动作用,让婴幼儿通过浸润式的集体环境,逐渐养成独立、规律和愉悦的饮食行为习惯。

(一)托育机构的饮食环境特点

托育机构喂养照护案例

妮妮23个月,女孩。在家是保姆、外婆和奶奶轮流照顾。妮妮的语言可以表达连续5个字以上的句子,大运动发育正常。吃饭时家人为了保持清洁,让妮妮坐在餐椅上,大人用勺子喂饭,每次能吃一整碗饭菜(约150 g),家长说只吃素菜和米饭,肉需要剁成碎粒拌到饭里哄着吃。入园后连续一周,妮妮可以正常加入集体活动,语言和大运动在同龄人中居于中上水平。每逢就餐,妮妮的双手放在腿上,等着照护人,嘴里喊:"喂、喂……"照护人把勺子放在妮妮手上,妮妮递给照护人,小手抓着照护人的手,着急地哭:"喂、喂……"长达30分钟一直不愿意自己触碰食物(见图6-2)。

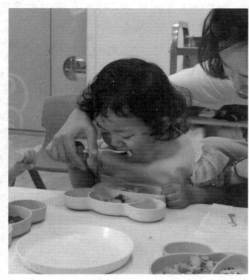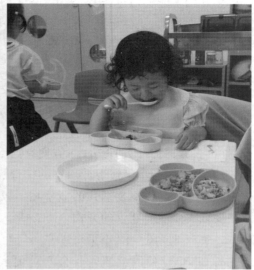

图 6-2 妮妮在托育机构中吃午餐

受养育人的知识储备、养育意识、家庭照护习惯的综合影响,通常家庭提供给婴幼儿的食物选择范围、营养配餐条件、饮食行为习惯的培养意识等极具个案性、特殊性。婴幼儿进入集体后,最初会表现为要求照护人按照以前的方式对待他/她,否则就不吃饭,并且伴有情绪反应。相对于个别化、差异化较大的家庭喂养环境,托育机构的照护人在托育机构内需要以下专业知识。

1. 鼓励婴幼儿自主进食

根据婴幼儿的年龄和发育水平,选择合适的喂养方式,协助其逐步养成自主进食的习惯。

2. 保证用餐时间和照护人相对稳定

由于托育机构是集体收托,为保证日常活动的顺利开展,班级照护人会依据婴幼儿的具体情况制定相对稳定且兼顾个别化需要的日程常规。因此,婴幼儿在托育机构中的作息、喂养与用餐时间相对固定且可被预期。

3. 创造集体用餐环境,给予婴幼儿更多观察他人、模仿同伴的机会

托育机构所提供的集体环境是一种真实的社交环境,这对于婴幼儿的成长具有十分重要的意义。不论是照护人与婴儿之间的一对一喂养(6～12个月),还是婴幼儿可以在桌边用餐时以小组参与的形式同桌用餐,这期间都会产生更多的观察和互动交流机会。婴幼儿在此过程中可以不断体验自己与他人之间的关系,并通过观察、判断、尝试,验证自身行为对他人的不同影响并提升解决问题的能力。

(二)婴幼儿各年龄段能力特点及托育机构喂养建议

依照相关规定,托育机构通常会按照婴幼儿的月龄和发展特点,分龄设置班型对婴幼儿进行集体照护,即0～12个月的乳儿班、12～24个月的托小班、24～36个月的托大班。此外,部分机构会开设混龄班级。但无论是针对何种班型,若要谈及帮助婴幼儿养成良好的饮食行为习惯,首先应当对特定月龄段婴幼儿的能力发展有所了解。国家卫生健康委员会在2021年出台了《托育机构婴幼儿喂养与营养指南(试行)》指导托育机构做好婴幼儿营养和喂养工作,详见附录2。

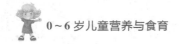

1. 乳儿班（母乳期）：0～6个月

婴儿从出生开始就能够通过声音、表情、肢体动作来表达需求。例如，用哭声表达饥饿感；喝奶时专注地盯着照护人的脸、扶住奶瓶；吃饱后扭转头部别过脸或推开奶瓶。

对于该月龄段的婴儿，鼓励早期进行母乳亲喂、按需喂养，并依照婴儿的具体情况，在3～4月龄后逐渐过渡到定时哺喂、进食。在哺喂、进食的过程中，照护人将婴儿抱在怀中轻拍或保持眼神交流，能够帮助婴儿在生命早期建立积极的互动关系。即使是非常小的婴儿，也能够在积极的喂养关系中逐渐感受到自身需求从产生到及时被满足的过程，从中建立起最初的信任感、依恋感、自信感。

有些托育机构会设置专门的母乳室，方便有需要的妈妈进入机构中哺喂婴儿。对于因客观原因无法母乳亲喂的婴儿，则会由经过专业培训的托育机构的照护人在收托时段暂代哺喂工作。但由于通常托育机构收托6月龄以下婴幼儿的概率相对较低，该月龄段的主要照护人是家庭成员，所以托育机构通常主要以提供喂养建议的方式给予支持。

2. 乳儿班（离乳期）：6～12个月

随着辅食添加，6月龄以上的婴儿会面对更多的食物选择机会，尝试更为丰富的味觉体验。而伴随该阶段婴儿肢体动作、精细动作的发展，他们逐渐能够借助支撑物坐着，尝试用手抓取食物。

照护人宜为婴儿准备性状、颗粒大小合适的食物，给予婴儿尝试自主抓取食物送入口中的机会。辅食添加过程中，婴儿表现出对于某些食物有偏好或者抵触是正常现象，宜以鼓励尝试、不强迫进食为原则，建立婴儿对于自主用餐的信心，营造轻松愉悦的用餐氛围。

该阶段是喂养方式、食物种类过渡的关键时期，托育机构需要与家庭充分沟通，了解家庭喂养方式并与之有效衔接过渡，并及时将婴儿食量变化、辅食添加过程中的身体反应反馈给家庭，共同帮助婴儿建立积极的饮食意愿，为良好饮食行为习惯的养成打下基础。

3. 托小班（学步期）：12～24个月

1～2岁的幼儿能够摄入的食物种类越来越多。他们具备较好的手部肌肉控制能力，开始尝试使用宝宝餐具（水杯、勺子、叉子，甚至筷子）。他们能够使用更多方式（动作、表情、短语）来表达想法和感受，与照护人进行互动。随着自我意识的逐步发展，该阶段的婴幼儿也表现出强烈的自主意愿和自主行为能力。

照护人除了为该阶段的幼儿准备安全健康、营养可口的餐点，保证食物易于取用、咀嚼、撕咬和吞咽外，也应当充分参考和照顾到幼儿的能力与需求，提供符合该阶段幼儿发展水平的餐具，鼓励和引导他们尝试使用、自主进餐，并在幼儿遇到困难时给予恰当的帮助。该阶段幼儿的表达能力仍在不断发展中，所以更需要照护人悉心关注他们的面部表情、肢体动作，耐心倾听他们的表达，综合分析判断他们的需求和喜恶，尊重他们的感受并给予积极回应。

托育机构的集体用餐环境对桌椅家具、餐具的数量、种类、摆放方式、整理收纳、清洗消毒有更为具体的要求。一般会选择方桌，4个婴幼儿可以围坐，选择相对较重的桌子、椅子，婴幼儿不会随意移动但能够双脚着地（具体尺寸见图6-3）。照护人坐在桌旁，可以随时协助他们添加食物，但不干预其自主饮食的方式。进餐过程尽量保持安静和轻松的氛围，让婴幼儿可以将注意力集中于就餐本身，不进行看谁吃得快、吃得多的比较类游戏，照护人重点关注需要改变不良就餐习惯或进食过程中需要协助的孩子。在该阶段应注意保证婴幼儿用餐的相关物品：选用吸盘碗、不锈钢或塑料勺、防水围兜，如饭菜打翻或滑落，有备用的餐具和食物让进餐可以继续而不会因清洗中断，帮助婴幼儿建立用餐的信心和效能感（见图6-4）。

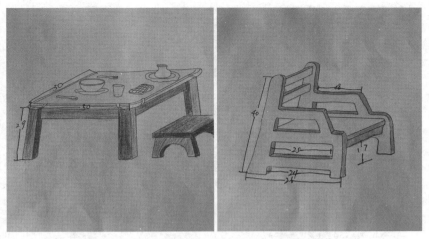

图 6-3 学步儿时期建议的餐桌、餐椅尺寸(cm)说明图

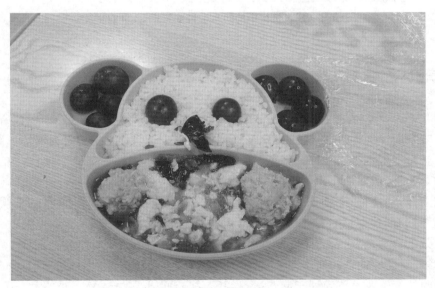

图 6-4 学步儿时期建议可参考使用的吸盘碗

4. 托大班(走步期):24～36 个月

2 岁以后幼儿可摄入的餐食逐渐接近成人,但仍要注意保证饮食清淡。他们能够更为娴熟地使用餐具,也能更为顺畅地与照护人交流。此外,随着认知能力的不断发展,该阶段的幼儿乐于模仿成人,想象力逐步发展,也逐渐开始理解事物之间的逻辑关联。

托育机构的集体用餐环境更有益于幼儿之间彼此观察、模仿和交流。照护人可以不失时机地加入用餐礼仪的培养,鼓励幼儿使用"请""谢谢"等礼貌用语,并注意递餐具、布置桌椅、分发毛巾的礼貌动作和行为方式。在保证安全的前提下,照护人可鼓励幼儿参与简单的食物准备环节(例如,剥鸡蛋壳、拌沙拉、切苹果、分发/取用餐具等)及整理收纳和清洁环节(例如,收拾碗勺、冲洗水杯等),鼓励幼儿了解并参与和用餐相关的一系列流程,以增进对于餐食活动的责任感、归属感(见图 6-5)。

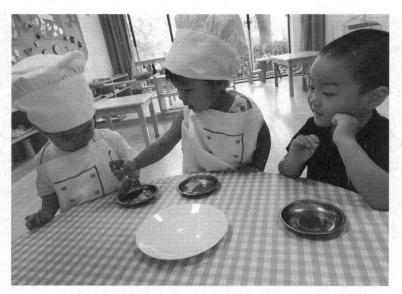

图6-5 托育机构中的幼儿亲自参与分餐、服务他人

三、托育机构的食育实践

对于婴幼儿来说,"吃"的意义并不只在于满足口腹之欲、维系身体的营养和发育所需,婴幼儿在每天的饮食环节中所经历的生活体验,远比饱腹感和习惯养成本身的意义更为深远。婴幼儿在"吃"的过程中不仅获得了基本生活技能,也增强了自信心、归属感和效能感。托育机构应当利用这一环节中蕴含的教育契机,让婴幼儿积累更多关于食物的美好体验和记忆,这些体验将伴随婴幼儿一生。本节将"饮食"上升到"食育"来进行探讨和剖析的意义亦在于此。简单说,食育就是饮食教育,它包含对食物的粗浅认知,良好饮食习惯的培养,人与自然、人与环境和谐的启蒙,以及饮食文化的传承与弘扬。最有效的食育要从3岁前的婴幼儿抓起,它不是枯燥的学习,而是满足身心需要的愉快体验,使婴幼儿形成对健康饮食的初步印象,初步养成良好饮食习惯。

由于我国的托育事业发展尚处于起步阶段,托育机构也非常关注婴幼儿的营养喂养,并积极探索适合我国国情的食育方法。与此同时,充分考虑到我国的家庭照护特点及对婴幼儿饮食行为的影响。同时,要把食育作为照护活动的重要一环,融入日常照护实践中。托育机构的食育亦为"一日生活皆教养"的集中体现,体系化的食育对应的不仅仅是"营养与喂养"这一保教目标,而是与婴幼儿的睡眠、生活与卫生习惯、动作、语言、认知、情感与社会性发展息息相关的一系列的活动。

下面的一则托育机构食育案例,可以引发很多思考。

托育机构食育案例

可可24个月了,1个月前刚入园时,她只能说不到20个3个字左右的词语。喜欢一个人玩玩具,别人走过来想和她玩,她抓紧手中的玩具,急得直跺脚,嘴里边哭边说:"可可的,可可的。"害怕触摸沙子、油泥等软质的物品,说:"脏、脏。"每次吃饭时,她把勺子一把抓起来,扔掉,用手抓几下米饭送到嘴里,就会离开座位去玩玩具。在家的照护人是奶奶,奶奶告诉老师可可一直需要大人喂饭,不吃绿叶蔬菜,吃所有的饭菜都要剁得很细碎才能咽进去。吃饭时不看手机、动画片,就会哭闹,无法喂饭。每次入睡前要喝配方奶才能入睡。一个月后,可可可以讲5个字以上的字词或短句50个以上,开始和其他孩子在沙池一起玩耍、分享玩具,一起种植蔬菜、浇水、收获。通过摘菜、剥豌豆、切黄瓜认识了数十种蔬菜(见图6-6)。可以坐在桌前完整吃下整顿正餐了,咀嚼正常大小的食物,吃饭不再看手机(见图6-7)。睡觉时不再需要喝奶,可以独立入睡。

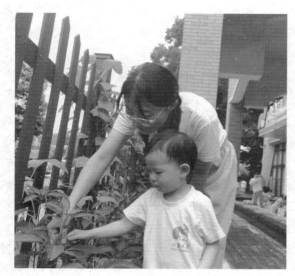
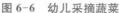

图6-6　幼儿采摘蔬菜

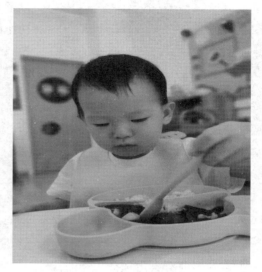

图6-7　幼儿独立用餐

通过上述案例,可以尝试从如下角度来进一步思考:

● 专业照护人与家庭照护人对幼儿有着怎样不同的观察视角?

● 能否以食育为媒介,通过提供适宜的环境和适宜的照护,让婴幼儿的精细动作、社交、语言、认知和生活能力等得到全面发展?

● 如何与家长互动,才能帮助婴幼儿养成良好的生活习惯,纠正原有的不良习惯?

我们可以看到,0~3岁婴幼儿的习惯容易养成,也容易改变。婴幼儿有较强的主动学习内驱力,同时受到由成人创设的环境影响,并且这个阶段的婴幼儿会对周围环境的信息全部吸收,缺乏分辨能力。因此,如果这个时期处于较有利的成长环境中,可以帮助婴幼儿自我建构影响其一生的品质和习惯,反之亦然。

托育机构中的食育是一门综合性的学科,包含了自然、人文和社会环境。具体表现在与婴幼儿互动过程中的成人的引导和协助,在这个过程中帮助婴幼儿获得感官、认知、语言及社交能力的全面发展。

实现以上目标的前提是照护人充分理解和掌握婴幼儿的发育发展规律,为处于集体环境中的婴幼儿提供适宜的成长空间,同时,充分了解婴幼儿在家庭中的照护情况,做好家园沟通和协作,保持相对一致的照护行为。这对托育机构的照护人提出了更高的要求,如关于婴幼儿生长发育和营养喂养等专业知识及照护技能等。

(一) 1岁以下婴儿的食育实践

为了让1岁以下的婴儿顺利从进食流质食物过渡到固体食物,托育机构需要为孩子提供坐立、撕咬、咀嚼和吞咽等机会。在混龄的班级,为小月龄婴儿提供模仿较大月龄幼儿进食的机会。

这个年龄段的婴儿正在口欲期,在他们的认知中任何可以触及的东西都可以放进嘴里探索,此时也是培养婴儿味觉和进食习惯的最佳机会,照护人可以通过提供不同味道、形状、材质的食物,让他们去尝试,注意要保持食物和手的清洁。食物尽量保持其天然的口味,不要增加人工调味

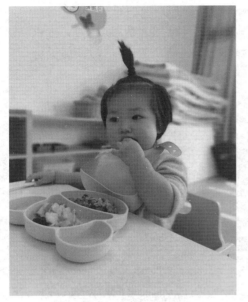

图6-8　一个独立用餐并乐在其中的宝宝

品,让婴儿每天从单一到多种,逐渐增加到每天可以接触10种以上不同类型的食物(保证不过敏的前提下),且每种食物保持3天以上的连续接触。可将能生吃的蔬菜水果,在日常生活中作为玩具给婴儿进行探索。照护人可以就其形状、颜色、气味、质地等和婴儿做认知游戏及大动作游戏,如爬一爬、找水果、闭上眼睛闻水果、摸摸蔬菜睁眼找等,锻炼婴儿的方位感、触觉、嗅觉,让婴儿对食物的色、香、味、形产生好奇心和兴趣,进而愿意尝试自主进餐。

当婴儿可以独坐后,托育机构会准备符合婴儿坐高的餐椅,保障婴儿进餐的安全性和专注度。尽可能提供与集体一起进餐的环境,让他们观察成人和其他婴儿进餐的动作。提供勺子和吸盘碗的同时,接受婴儿用手抓食物的行为及把食物洒在身上、地上的情况,让婴儿在没有进食负担的愉悦环境中逐渐学习独立进食(见图6-8)。在此之前,照护人可以辅助婴儿完成进餐,但不强迫每次进餐的量和种类,让婴儿有自由选择食物的权利。

(二)1～3岁幼儿的食育实践

1. 12～24月龄学步儿

学步儿已经具有独坐、手握或使用小勺把食物送进口中的能力。此时幼儿可以独立行走,对外界环境的探索能力更强,托育机构可以组织幼儿到户外和社区环境中进行食育。可以带领幼儿认识不同的种子以及采摘蔬菜、水果,在这个过程中发展幼儿的认知能力和手部精细动作,如逐渐从五指抓过渡到三指捏、二指捏(见图6-9)。由于大自然的食物具有天然的色彩、不同的性状,与塑料或电动玩具相比,会让他们产生更加持久的兴趣,此时处于秩序感敏感期的学步儿会重复对同一种食物感兴趣,不断探索其性状、大小、颜色等。有经验的照护人会尊重学步儿的发展规律,不打断幼儿重复探索同一种食物或某几种食物的兴趣,并且会协助幼儿养成自主饮食的习惯。

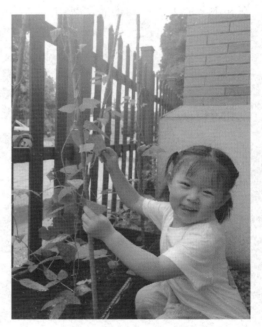

图6-9　托育机构小菜园中观察丝瓜藤的幼儿

2. 24～36个月幼儿

24个月以上的幼儿,托育机构照护人可以邀请他们参与力所能及的食物制作过程,体验不同的就餐场景,进行饮食教育。让幼儿参与食物购买、拣择、清洗、烹饪活动,逐渐了解食物制作的全过程。不同的食材和加工方法,会刺激幼儿的感官系统,让他们对饮食产生更浓厚的兴趣。亲手制作的食物,也会提高幼儿对食物的接受度,减少偏食、挑食的可能性。提供可以双手操作的食材,让幼儿参与食物的准备活动,如捏饭团、剥鸡蛋壳、撕生菜。托育机构可以根据季节及传统节气风俗,组织幼儿制作青团、元宵、春卷、三明治、粽子等食物(见图6-10),让幼儿产生自己制作食物的兴趣。激发幼儿自主性的活动可以很好地刺激大脑神经元的发育,食育活动可以成为幼儿探索世界的一个通道,并能从小培养对饮食文化的认知。

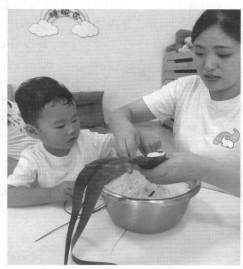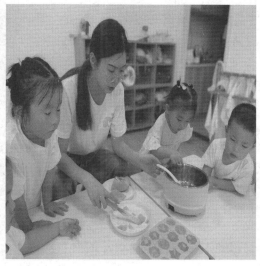

图 6-10 照护人带着幼儿一起包粽子、做凉粉

托育机构组织幼儿集体用正餐,可以选择固定底部的餐盘或吸盘碗,便于幼儿抓握和使用餐具自主进食。设置容易清理的地面和餐椅,穿好护衣和在地面铺上塑料桌布,可以减少进餐后打扫的工作量。集体用餐时,照护人可以坐下来和幼儿一同进食,让幼儿观察和模仿成人的就餐方式与礼仪等,适时协助幼儿进食,但不要剥夺幼儿自主选择食物和使用小手或餐具进餐的机会。

该阶段幼儿的咀嚼吞咽能力还在发育过程中,照护人需要耐心观察幼儿进餐的节奏,待幼儿口中食物全部吞咽后再鼓励吃下一口。吃馒头、面包等固体食物时,照护人尽量让他们自主进食,减少喂饭的行为,防止幼儿因口中来不及吞咽食物而造成哽咽,甚至窒息的危险。

自主进食时尽量保持环境的专一化,照护人与幼儿的互动主题仅为就餐(见图 6-11),托育机构通常会在进餐前进行感恩歌或者手指谣,让幼儿们把精力集中到吃饭本身,而不是边玩玩具或者边

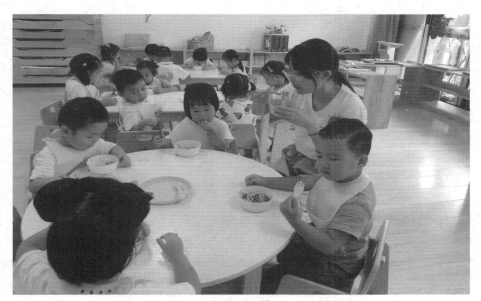

图 6-11 托育机构照护人向幼儿示范吃面条

看电视边进食。这些不仅打断了幼儿自主进食的乐趣,还会影响胃肠道在进食期间的血液循环供应,造成消化不良。专注力保持在就餐本身,才能培养幼儿对饥饱的感知能力,当幼儿感觉到吃饱时,便会转头或者要求离开餐桌,此时不能强迫进食,否则容易导致幼儿吃得过饱引起消化不良,甚至肥胖。更不要让幼儿在进食期间受到惊吓或大笑,这样可能会导致幼儿将食物误吸至呼吸道,危及生命。鉴于这种情况,托育机构照护人要提前学习"海姆立克"急救法,在危急时刻可以及时挽救幼儿的生命。

进餐时照护人与幼儿保持良好的互动,通过面部表情、动作及语言让幼儿模仿成人的咀嚼吞咽动作和抓握、撕咬、吐骨头/刺等手眼协调动作及口腔内肌肉的灵活性。在经常与幼儿用餐时的良好互动中,照护人会发现幼儿的细微动作和表情所代表的含义,如饿了、吃饱了、喜欢吃什么食物、不愿尝试什么食物以及为什么。当发现幼儿需要帮助时,照护人可以用语言或行为引导他们表达感受,如吃饱了(摸摸小肚子、擦擦小嘴)、还要吃(继续张嘴),这些语言和行为可以协助幼儿认识自身的感受,刺激其语言发展。

(三)托班(24～36个月)幼儿的食育实践

托育机构的营养师与厨师精心研究和制作出营养丰富、均衡、色香味俱全的精美食物,端上了幼儿们的餐桌,怎样让托班幼儿想吃、爱吃、吃得下、吃得好,是教师接下来要做的"育"的工作,即以食为育助力托班幼儿主动生长。

1. 促欲:多手段开胃

(1) 营造温馨愉悦的进餐环境——环境温馨吃饭香

良好的食欲是幼儿想吃、吃得好的前提。3岁前的幼儿,理性大脑还不成熟,情绪大脑处于主导地位,幼儿是否有食欲,与情绪有很大的关系。温馨的进餐氛围、和谐的师幼关系,可以使幼儿身心愉悦、放松,能促使交感神经的兴奋,使消化酶分泌增加,唤起幼儿食欲,促进消化。

① 播放舒缓优美的音乐。

舒缓优美的音乐具有愉悦心情的非艺术功能。当幼儿进入萦绕着舒缓优美音乐的餐厅时,他们的身心会自然放松、安静,进入进餐状态。

进餐音乐可以选择一些世界名曲的轻音乐,如《秋日私语》《瞬间的永恒》《星空》,还可以选择中国古典轻音乐,如《春江花月夜》《梅花三弄》。让幼儿在进餐的同时,自然接受艺术的浸润与熏陶。

② 营造和谐的师幼关系。

和谐的师幼关系能让幼儿身心愉悦。进餐的时候,教师放低声音和身姿与幼儿互动,陪伴幼儿进餐;以积极地鼓励引导幼儿自己进食,观察幼儿情况并给予一定的帮助;给予足够的进餐时间(30分钟左右),耐心等待幼儿进餐。下面的"围裙妈妈"案例就呈现了和谐的师幼关系。

案例

围 裙 妈 妈

怎样能让幼儿进餐的时候身心愉悦?聪明的老师们设计了一款围裙,进餐的时候一围上它,老师就变身成为"围裙妈妈"(见图6-12)。我们来看看这款特别的围裙:

● 利用托班幼儿喜欢小动物的特点,在围裙上面贴有一个小动物,而且这个小动物每天可以更换。

● 中间贴有点心或午餐的图片,图片后面的大口袋,就像哆啦A梦的百宝袋,藏有老师准备的各种小奖品,如小图卡、小玩具。

● 下面是两列火车,每节车厢上贴有雌雄扣,方便幼儿贴自己的照片。

进餐的时候,老师变身为"围裙妈妈",放低声音和身姿与幼儿互动,陪伴幼儿进餐。幼儿吃好后,可以拿着自己的照片来到老师跟前告诉老师:"老师我吃好啦!"老师会亲热地与幼儿互动(摸摸头、拍拍手、抱一抱、说一句温暖的话、从口袋里摸一个小礼物作奖励等)。幼儿会伸手摸摸小动物的头,把自己的照片贴到火车车厢上,还会自由选择坐哪节车厢,和谁坐在一起(见图 6-13)。

"围裙妈妈"产生了神奇的效果。每天幼儿都期待与老师的亲密互动,期待和好朋友乘火车坐在一起,期待得到老师的小礼物。所以他们会积极努力地完成自己的进餐任务。

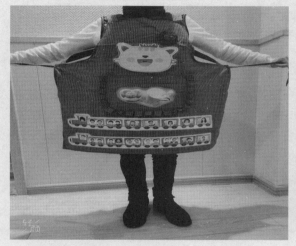
图 6-12　围裙妈妈 1

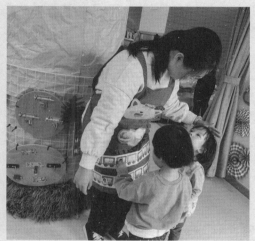
图 6-13　围裙妈妈 2

③ 提供自主选择的机会。

给到托班幼儿自主选择的权力,也是唤起幼儿食欲的好方法。尽管是托班幼儿,也可以给到他们适当的自主选择机会和权力。例如,早点提供 2～3 种小点心,供幼儿根据自己喜好选择(见图 6-14);午餐,可在当天配餐的基础上,另外准备面食(如小笼包、蒸饺、发糕、小蛋糕、小馄饨),给幼儿自主选择,以替换、补充幼儿的饮食喜好和营养(见图 6-15);还可以搞"自助餐厅"活动"食物种类多——我来认一认,我来选一选",鼓励幼儿样样都爱吃。

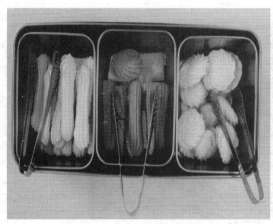

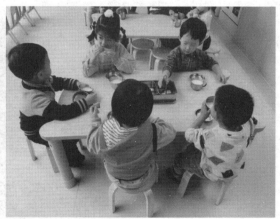

图 6-14　幼儿可自选的 2～3 种早点

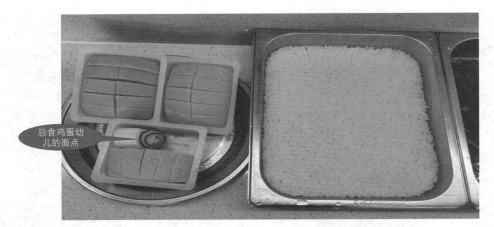

忌食鸡蛋幼儿的面点

图 6-15　供幼儿选择或补充的米面搭配午餐

④ 关注特殊幼儿个体差异。

给予特殊幼儿个别关照。托班幼儿体质存在差异,如肥胖、营养不良、生病、咀嚼能力弱、食量太大或太小。对不同的幼儿应给予不同的照顾,如对肥胖儿,可采取多喝汤、多吃蔬菜以增加饱腹感,减少热量摄入;对营养不良儿,可另外增加营养餐,以增加营养的摄入;对咀嚼能力弱的幼儿,每天鼓励其多吃一口需要咀嚼的食物,以后再慢慢增加分量,不给幼儿心理负担。

（2）认识美食——垂涎欲滴的美食太诱人

① 介绍当日营养菜谱,唤起幼儿食欲。

案例

佳怡姐姐说菜谱

为了让托班幼儿对当天的食物充满期待,托育机构保健室老师每天录制"佳怡姐姐说菜谱"的小视频,放到网络平台上——老师、家长、幼儿可以互动的平台。佳怡姐姐和鳄鱼瓜瓜一问一答,生动有趣地介绍当天的食材和菜谱。托班的老师们会在每天餐前的准备时间里,播放给托班幼儿,一边看一边说,一边认识各种食材,一边对午餐充满期待。

扫描二维码观看"佳怡姐姐说菜谱"视频

② 绘本阅读——唤起幼儿对美食的兴趣与向往。

案例

我的故事书《吃饭》

扫描二维码听故事对话

老师们充分利用托班幼儿对妈妈的情感，把妈妈和孩子"请进"绘本，让他们成为故事里的角色。如《吃饭》这本绘本，老师在绘本里的小动物身上贴上班级里最近食欲不好的幼儿和他妈妈的照片，通过角色替换把幼儿带入故事中，录制故事中的人物对话并制作成二维码贴在绘本里。在活动的适当环节播放给幼儿看，唤起其食欲。

（3）组织生动有趣的户外运动——运动增加饭量

科学合理、生动有趣的运动能有效增加托班幼儿的食欲。运动能增加能量消耗，让幼儿产生饥饿感；能让幼儿身体充分兴奋与愉悦，促进消化酶的分泌。运动的增加，能有效增加幼儿的食欲。

① 组织生动有趣的运动游戏。

基于托班幼儿喜欢游戏的特点，应以生动有趣的游戏形式开展运动。例如，小兔子过河——双脚并拢向前跳（见图6-16）；小蚂蚁搬豆——攀爬、平衡、跨；等等。

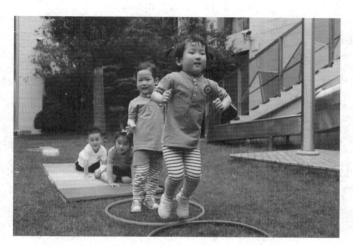

图6-16　小兔子过河游戏

② 提供丰富有趣的运动器械。

丰富有趣的运动器械能有效提高托班幼儿的运动兴趣，促进幼儿身体的全面发展，如各种球类（皮球、小足球、鳄鱼球、弹力球、羊角球等）、投掷类（动物沙包、圆形沙包、方形沙包等）、平衡类（彩虹桥、触觉小路、脚印平衡木等）、钻爬类（彩虹折叠垫、彩虹钻爬隧道、动物钻圈等）运动器械。老师可鼓励幼儿自由用多种方法摆弄、操作这些器械开展分散运动（见图6-17、图6-18）。

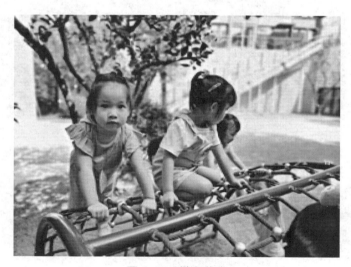

图6-17　攀爬游戏

扫描二维码观看户外运动视频

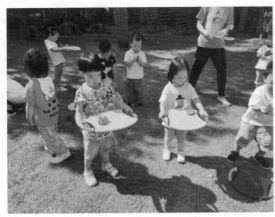
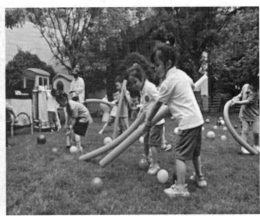

图 6-18　丰富的户外活动

③ 每天保证充足的户外活动时间。

《托育机构保育指导大纲（试行）》中提出，要保证婴幼儿充足的户外活动时间。《3～6 岁儿童学习与发展指南》要求，应每天保证幼儿 2 小时的户外运动（活动）时间。其中，有 1 个小时的运动时间，另外 1 个小时可以是户外散步、游戏等。遇到下雨、温度过高或过低、雾霾严重的天气，可以改在室内开展，如多功能厅、走廊、活动室等都充分利用起来，并注意开窗通风。

世界卫生组织首次发布的《5 岁以下儿童的身体活动，久坐行为和睡眠指南》指出，婴儿（不足 1 岁）应每天多次以多种方式进行身体活动，特别是通过互动式地板上游戏；多则更好。对于尚不能自主行动的婴儿，这包括在清醒时每天至少 30 分钟的俯卧位伸展（肚皮时间）。1～2 岁（含不足 3 周岁）幼儿每天在各种强度的身体活动中花费至少 180 分钟，包括中等到剧烈强度的身体活动，全天分布，多则更好（见图 6-19）。

扫描二维码观看室内运动视频

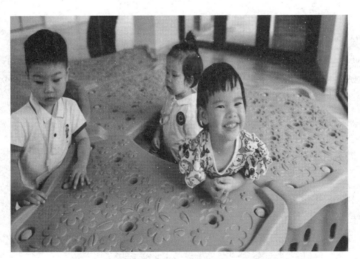

图 6-19　丰富的室内活动

④ 分时段开展托班运动。

根据托班幼儿身体特点，分时段开展户外运动。托班幼儿身体肌肉力量不够，大肌肉动作发展不够成熟，无法承受长时间的运动，因此，可以把运动分为上午、下午各半个小时，其他时段穿插户外游戏、散步等户外活动。

⑤ 注意运动安全。

开展户外运动以保证托班幼儿健康与安全为前提。应根据托班幼儿的身体特点、季节特点，合理安排运动量、运动密度与强度,避免运动不足和运动过量;注意运动中的保护,检查并排除运动场地的安全隐患,预防运动伤害。

2. 启慧:多渠道探秘

(1)种植园活动——探寻食材由来

食材种类繁多,它们是大自然对人类的馈赠,是人们劳作的成果。可带领托班幼儿参与种植,去闻、去触摸、去感受,从而让他们了解食物从何而来,获得珍惜食物的感性体验。

① 参与种植知不易。

托班幼儿年龄虽然小,但也可以适当参加种植活动。教师可以带着托班幼儿在种植园参与适当的劳动,如播种时松土、撒种子,日常照护浇水,经常来看看生长情况等(见图6-20)。当种子发芽时他们会欢呼,多长一片叶子会欣喜,结果时会获得看到劳动成果的自豪……参与食材生长的过程,会让幼儿感受到食材的来之不易。

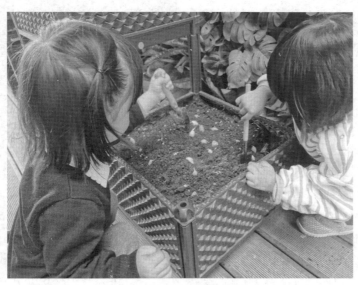

图6-20　幼儿参与种植

② 亲手采摘更珍惜。

当种植的食材成熟了,老师可带领托班幼儿来采摘,在亲手把食材一点一点放进篮子里时,他们会对食物更有感情,更懂得珍惜(见图6-21)。

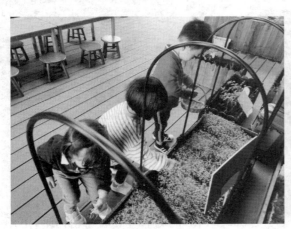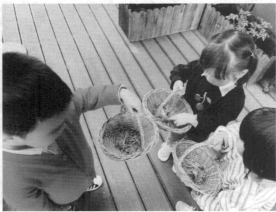

图6-21　幼儿采摘食材

（2）小厨房活动——尝试自制美食

幼儿会在尝试自制美食过程中体验快乐、获得食欲。教师可带领托班幼儿在托育机构小厨房里尝试自制美食，体验把食材变成食物的美妙过程，然后津津有味地品尝，自己的劳动果实吃起来会特别香（见图6-22）。

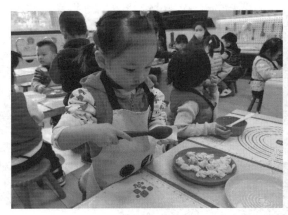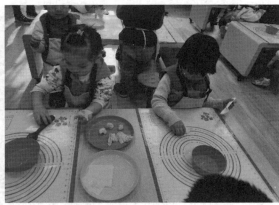

图6-22　幼儿制作美食

（3）节庆活动——体验美食文化，学习进餐礼仪

可根据不同节气、不同节日开展美食文化节活动，在美食节活动中开启美食之旅，让托班幼儿感受不同节气、不同地方美食的丰富多样，增加味觉体验，同时体验不同的美食文化和进餐礼仪。

① 在美食节中品尝不同美食。

在不同主题的美食节中品尝不同美食，可增加幼儿味觉体验。饮食文化博大精深，不同节气、不同地域的美食在选材、烹饪、口味等方面都有自身的特点。例如：端午节吃粽子，元宵节吃元宵，中秋节吃月饼，春节吃团圆饭（见图6-23）。上海菜清淡雅致，注重调动食材自身的鲜香；川菜香辣重油，强调各种调味品的增香；西餐注重营养搭配、摆盘美观，餐具讲究……托班幼儿在品尝各种美食中味蕾会被充分调动，增加味觉体验。

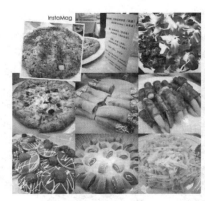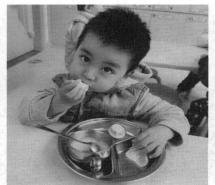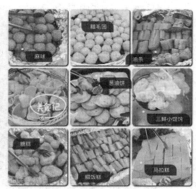

图6-23　节庆美食

② 在美食节中体验不同美食文化和礼仪。

在不同主题的美食节中可感受不同地域的美食文化和进餐礼仪。幼儿在品尝中国餐时使用筷子，体验团圆热闹；在品尝西餐时着正装，尝试使用刀叉，体验分餐；品尝印度餐时自由而坐，可用手抓……幼儿在这样的活动中可获得不同地域美食文化与进餐礼仪的体验（见图6-24）。

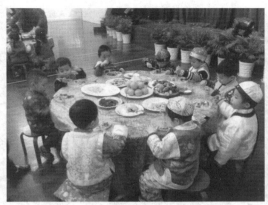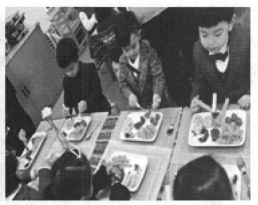

图6-24 体验美食文化和礼仪

3. 养成：家园一致育习惯

（1）家园合作拓展食育途径

培养托班幼儿良好的饮食习惯是食育的重要内容，饮食习惯的养成需要家园携手、持之以恒、共同努力。在托班幼儿饮食习惯培养过程中，家长是我们最亲密的伙伴。

① 多种方法增食欲。

家园合作，能探索出不同的方法来调动幼儿的食欲。除了托育机构里使用的促欲方法外，鼓励家长根据自己孩子和家庭的特点，采取不同的方法来增加幼儿的食欲。

案例

"小吃货"吃播秀

爸爸妈妈给幼儿录制一段幼儿在家津津有味吃饭的视频，放到托育机构网络平台上，所有家长都可以点开给自己的孩子观看。在同伴吃播的感染下，可增进幼儿食欲，使其津津有味地吃东西。

案例

儿 童 食 袋

托育机构营养师每月推出一个主题，向家长发出招募令，家长们根据自己的兴趣和特长自愿报名参加活动。托育机构厨师和家长代表各研发一个适合托班幼儿的菜品，现场制作，幼儿和家长们现场品尝。托育机构营养师围绕主题进行一个现场小型食物营养讲座。厨师与家长研发的菜品会加入孩子的食谱，以增进孩子的食欲（见图6-25）。

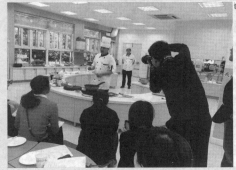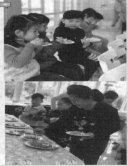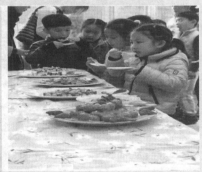

图6-25 家长参与美食活动

② 家园一致养习惯。

托班幼儿良好饮食习惯的培养需要家园一致，长期坚持，共同培养。具体包括以下内容：

● 平衡膳食不挑食——每日食谱里食材多样，按照"营养金字塔"搭配，鼓励幼儿样样饭菜都要吃，不挑食，不浪费。

● 安静进餐不急躁——身心放松，安静进餐，鼓励幼儿在嘴里把食物磨碎再下咽。

● 进餐礼仪不能少——餐桌上尊敬长辈，不高声、不推搡、不翻搅食物。

● 餐前准备餐后整理——餐前参与摆放碗盘筷子和桌椅，餐后帮忙整理纸屑、把椅子推送归位等（见图6-26）。

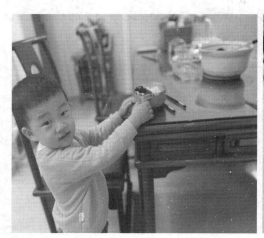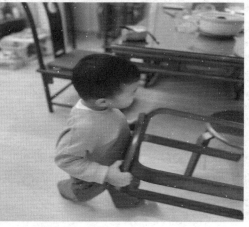

图6-26　家中的饮食习惯培养

（2）潜移默化懂珍惜

鼓励托班幼儿在家里也参与帮厨劳动，以增进对食物的情感。爸爸妈妈们在家里也鼓励宝贝们参与力所能及的帮厨劳动，如和爸爸妈妈一起择菜、洗菜、捏面团、包馄饨、进行食物摆盘搭配等，在这个过程中体验食物制作的辛苦，感知食物的形态与色彩的美，从而增进对食物的情感，珍惜食物，萌发爱劳动的意愿（见图6-27）。

扫描二维码
观看幼儿帮
厨视频

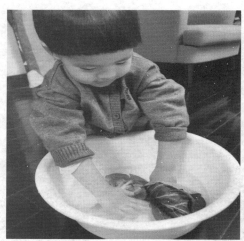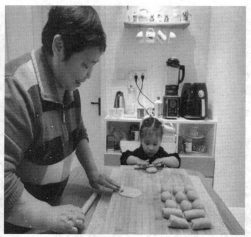

图6-27　幼儿在家中参与食物制作

食与育，从播种开始，从采摘开始，从烹饪开始，从餐桌开始……让托班幼儿在满足身体对食物需要的同时获得身心的愉快体验！"学习如春发之苗，不见其增，日有所长"，食与育也是一个润物细无声的过程，让托班幼儿浸润在美食与美食文化之中，自然、健康地主动生长！

幼儿园学龄前儿童营养与食育

学龄前儿童生长发育速率仍处于较高水平,为儿童提供充足的营养物质是儿童健康发展的重要保障。同时,学龄前期的营养状况也直接关系到青少年期和成人期的健康,如可以预测肥胖发生的风险。此外,学龄前儿童摄入的食物种类和膳食结构已开始接近成人,是饮食行为和生活方式形成的关键时期,要注意培养儿童健康的饮食习惯。

一、幼儿园的膳食管理

(一)合理安排学龄前儿童膳食

学龄前仍是身体和智力发育的快速时期,为满足儿童的生长发育需求,应为儿童提供丰富、适宜的营养物质,保证供应足够的能量和优质蛋白质。学龄前儿童肠胃功能及消化代谢能力较婴儿期成熟,胃容量也慢慢增大,能接受比较多的食物,饮食模式慢慢向成人期的平衡膳食模式过渡。应为学龄前儿童提供种类齐全、数量充足、比例适当、易于消化吸收的营养素,能满足其生长发育需要的平衡膳食。

1. 合理安排餐点时间和营养

学龄前儿童宜采用 3 餐 2 点制食物供给。两正餐之间间隔 4～5 小时,加餐与正餐之间间隔1.5～2 小时。如晚餐时间比较早,可在睡前 2 小时安排一次加餐。加餐以奶类、水果为主,少选油炸、膨化食品,分量宜少。7:30—8:00 早餐,约占一日能量和营养素的 30%;11:00—12:00 午餐,约供给一日能量和营养素的 45%(含两点);6 点晚餐,约占一日能量和营养素的 25%。三大营养素所产热量应占总热量:蛋白质 25～30 g/d,脂肪 20%～30%,碳水化合物 50%～65%。

2. 每天饮奶、足量饮水

人类食用的乳类食品以牛乳居多,牛乳及其制品是膳食蛋白质、钙等营养素的重要来源之一,对儿童生长发育有重要作用。建议学龄前儿童每日饮奶 300～500 ml,或相当量的奶制品。学龄前儿童新陈代谢旺盛、运动量大,建议每日饮水 600～800 ml,以白开水为主,少量多次。

3. 合理烹饪

学龄前期形成口味清淡的饮食习惯,有利于成年后的身体健康。所以应从小培养儿童的清淡口味,尽量使儿童品尝食物的自然味道。儿童膳食烹饪时,不应过咸、油腻和辛辣;应尽可能少用或不用味精、鸡精、色素等调味品;应控制食盐的用量,减少含盐高的腌制食品或调味品(如酱油、蚝油);多选择天然、新鲜香料(如葱、蒜、洋葱、柠檬)和新鲜蔬果汁(如番茄汁、南瓜汁、菠菜汁)进行调味。

(二)幼儿园营养食谱的制订依据和原则

幼儿园营养食谱是针对学龄前儿童的生理特点和营养需求,根据中国居民膳食指南、膳食营养素参考摄入量(dietary reference intakes, DRIs)、食物成分表等理论依据,并结合当地饮食习惯、食品供应情况、经济条件等制订的。

中国营养学会妇幼营养分会制定并发布的《中国学龄前儿童平衡膳食宝塔》中,学龄前儿童(2～5 岁)生长发育所需食物从膳食宝塔的底部到上层分别为:第一层,谷类(米饭、面条等)每日 75～

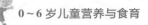

150 g,适量饮水;第二层,蔬菜类每日 100～300 g,水果类每日 100～250 g;第三层,畜禽肉鱼类每日 50～75 g,蛋类每日 50 g;第四层,奶类每日 350～500 g 或相当量的奶制品,大豆每日 5～20 g,坚果适量;第五层,烹调油每日 10～25 g。同时,膳食宝塔还有以下建议:①认识食物、爱惜食物;②合理烹调;③培养良好饮食习惯;④每日饮奶;⑤奶类、水果做加餐;⑥足量饮水,少喝含糖饮料;⑦经常户外运动;⑧定期测量体重和身高。

具体来说,幼儿园食谱主要由食材种类、数量、烹饪方法和制成的菜名构成,应遵循六大搭配原则、根据不同季节编制。

1. 六大搭配原则

(1) 荤素搭配

在编制一周菜谱时,有针对性地把海鲜、肉、禽蛋类等有计划地安排进食谱内,深色蔬菜的安排比浅色蔬菜多一倍,每餐有荤有素。

(2) 粗细搭配

细粮口感好,但营养素损伤较多。吃粗粮能锻炼儿童的咀嚼能力,咀嚼过程对牙齿发育起到促进作用。因此,细粮要吃,粗粮更要搭配着食用,实现营养成分互补。比如,可以制作玉米刺猬包点心。

(3) 干湿搭配

在一周食谱制作中,需要干湿搭配,比如,午点安排南瓜小米羹和马拉糕。

(4) 米面搭配

一周中,主食的面食不少于 1～3 次,可以安排馄饨、饺子、面条等食物。

(5) 甜咸搭配

甜和咸的食物有不同的营养价值,甜咸搭配可以获得更多的营养,达到饮食平衡。有助于减少糖和盐的用量。

(6) 动物蛋白和植物蛋白的搭配

蛋白质的营养价值与其所含氨基酸种类及构成比例密切相关,这两种混合食用,可以起到很好的蛋白质互补作用。

2. 不同季节搭配原则

(1) 雨生百谷

春季阳气初发,雨水充沛,血液循环加快,同时细菌和病毒等微生物繁殖,儿童较成人更易被侵犯而致病。在饮食上需足够维生素,适当减少脂肪,增加优质蛋白质的摄入。

可从水产、家禽、牛奶、豆制品中获取优质蛋白质,增加免疫力抵抗疾病;选用略带苦味的深绿色蔬菜,如莜麦菜、小白菜、茼蒿菜,补充矿物质和维生素,预防春困。

(2) 夏至未至

夏季万物蓬勃,热气充沛。学龄前儿童处于生长发育旺盛期、代谢增强、营养素消耗增加,随着汗液蒸发,体内水溶性维生素被排出,故需食用富含维生素、钙含量充分的食物,补充机体消耗。

清淡易消化是夏季膳食首选,可选用西红柿、黄瓜、莴笋、丝瓜等维生素 C 充足的蔬菜补充。牛奶是补钙首选,此外豆制品、鱼虾等是夏季餐桌美味,烹饪主张炒、煮、炖等清淡手法。

(3) 白露成霜

秋天,秋高气爽,气候干燥。人体消耗逐渐减少,食欲随之增加。为使儿童摄入充足营养、补充夏季消耗、为过冬做准备,可多食瓜果、豆类等,禽肉类、奶蛋类也应常食。

饮食构成以防燥为主,山药、百合、莲藕等食物可以帮助儿童去燥热、清肺润喉、防止肠燥便秘。秋季成熟水果大量上市,适当食用酸味水果,可帮助儿童提高食欲。

（4）大雪冬至

冬季气温低、天气冷，儿童饮食以增加热量为主。儿童可适当摄入富含碳水化合物和脂肪的食物，增加耐寒力、抵抗力。此外，还应摄入蛋白质含量高的食物，如鸡蛋、鱼肉、豆制品、瘦肉。

冬季热量散发较快，用勾芡的方法可以使菜肴的温度不会降得太快，如羹糊类菜肴。豆制品是冬季菜肴很好的原料，例如，豆腐干与红烧肉同煮、白菜猪肉豆腐煲等，都是适合儿童的营养佳肴。烹饪时注意食物要细软，容易消化，区别于夏季清淡饮食，注重食物味道。

（三）幼儿园食谱制订的方法

1. 计算法

计算法是在确定学龄前儿童能量需要的基础上，将能量进行餐次、营养素的分配，在确定主、副食种类之后，根据碳水化合物和蛋白质需要量，确定主、副食数量，继而参照平衡膳食宝塔，确定蔬菜水果的品种和数量以及油、盐的数量，最后编制成食谱。

（1）根据用餐对象，确定其平均每日能量的供给量

例：某幼儿园有小班幼儿90人，其中男孩55人，女孩35人。

集体用餐对象的能量目标，需计算能量需要平均值。查《中国居民膳食营养素参考摄入量》（DRIs）中能量需要量（EER），可知一个3岁男孩的能量需要量是1 250 kcal，一个3岁女孩的能量需要量是1 200 kcal。

$$能量平均需要量＝（55×1\ 250＋35×1\ 200）÷90＝1\ 231\ kcal[①]$$

（2）计算三大产能营养素每日应提供的能量

三大产能营养素每日应提供的能量＝每日能量供给量×能量供应比例。例如，以3岁儿童为例，根据《中国居民膳食营养素参考摄入量》可知，3岁幼儿，每日脂肪供能占总能量的20％～30％，碳水化合物供能占总能量的50％～65％。则三种产能营养素各应提供的能量如下：

脂肪提供：

$$1\ 231\ kcal×30％＝369\ kcal$$

碳水化合物提供：

$$1\ 231\ kcal×55％＝677\ kcal$$

蛋白质提供：

$$1\ 231\ kcal×15％＝185\ kcal$$

则三种产能营养素需要量为：
脂肪：

$$369\ kcal÷9^*＝41\ g$$

碳水化合物：

$$677\ kcal÷4^*＝169\ g$$

蛋白质：

$$185\ kcal÷4^*＝46\ g$$

＊：产能系数，指1 g脂肪可产生9 kcal的能量，1 g碳水化合物可产生4 kcal的能量，1 g蛋白质可产生4 kcal的能量。

（3）计算三大产能营养素每餐需要的数量

根据学龄前儿童的生理特点和营养需求，学龄前儿童每天应安排早、中、晚三次正餐，在此基础上还至少有两次加餐。一日餐食的能量分配为：早餐30％、午餐35％、晚餐25％、加餐点心10％左

---

① 为方便实际运用，等号后的部分数据取整，下同。

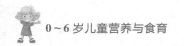

右。则三大产能营养素每餐的需要量如下：

早餐：

$$蛋白质＝46\ g×30\％＝13.8\ g$$

$$脂肪＝41\ g×30\％＝12\ g$$

$$碳水化合物＝169\ g×30\％＝51\ g$$

午餐：

$$蛋白质＝46\ g×35\％＝16\ g$$

$$脂肪＝41\ g×35\％＝14\ g$$

$$碳水化合物＝169\ g×35\％＝59\ g$$

晚餐：

$$蛋白质＝46\ g×25\％＝11.5\ g$$

$$脂肪＝41\ g×25\％＝10\ g$$

$$碳水化合物＝169\ g×25\％＝42\ g$$

加餐：

$$蛋白质＝46\ g×10\％＝4.5\ g$$

$$脂肪＝41\ g×10\％＝4\ g$$

$$碳水化合物＝169\ g×10\％＝17\ g$$

（4）确定主食和副食的品种与数量

主食和副食的品种一般根据饮食习惯、市场供应情况和营养要求确定。主食选择注意大米和面粉、粗粮和细粮、谷类和薯类的搭配，副食选择注意品种多样、荤素结合、干稀结合。

① 确定主食和副食的品种。

早餐：主食——花卷；副食：牛奶、鸡蛋。

午餐：主食——米饭；副食：猪肉、生菜、胡萝卜、莴笋。

晚餐：主食——面条；副食：豆腐干、青菜、带鱼。

加餐：面包、酸奶、水果。

② 确定主食和副食的数量。

主食数量一般根据食物中碳水化合物的含量确定，如果选择的主食不止一种，则需设定每种主食提供碳水化合物的比例。

副食数量一般根据副食提供的蛋白质的含量确定，通常用豆制品和动物性食品计算副食提供的蛋白质。蔬菜、水果类食品中蛋白质含量低且吸收率低，在计算过程中忽略不计。

● 早餐主副食数量的确定

主食——花卷；副食：牛奶、鸡蛋。

根据食物成分表，花卷含 45.6\％碳水化合物，则花卷的供给量为：

$$46\ g÷45.6\％＝101\ g$$

根据食物成分表，花卷含 6.4\％蛋白质，则花卷提供的蛋白质质量为：

$$101\ g×6.4\％＝6.4\ g$$

需要由副食提供的蛋白质质量为：

$$13.8\ g－6.4\ g＝7.4\ g$$

设定牛奶和鸡蛋各提供 50\％的蛋白质，根据食物成分表，鸡蛋含 12.8\％蛋白质，牛奶含 3\％蛋白质，则牛奶、鸡蛋的供给量为：

鸡蛋 $7.4\ g÷2÷12.8\％＝29\ g$

牛奶 $7.4\ g÷2÷3\％＝123\ g$

● 午餐主副食数量的确定

主食——米饭;副食——猪肉、鸡肉、生菜、胡萝卜、莴笋。

根据食物成分表,大米含77.2%碳水化合物,则大米的供给量为:
$$59\ g \div 77.2\% = 76\ g$$

根据食物成分表,大米含7.4%蛋白质,则大米提供的蛋白质质量为:
$$76\ g \times 7.4\% = 5.6\ g$$

需要由副食提供的蛋白质质量为:
$$16\ g - 5.6\ g = 10\ g$$

设定猪肉和鸡肉各提供50%的蛋白质,根据食物成分表,猪肉含20.2%蛋白质,鸡肉含19.3%蛋白质,则猪肉、鸡肉的供给量为:

猪肉　　　　　　　　　　　$10\ g \div 2 \div 20.2\% = 25\ g$

鸡肉　　　　　　　　　　　$10\ g \div 2 \div 19.3\% = 26\ g$

● 晚餐主副食数量的确定

主食——面条;副食——豆腐、青菜、带鱼。

根据食物成分表,面条含77.5%碳水化合物,则面条的供给量为:
$$42\ g \div 77.5\% = 54\ g$$

根据食物成分表,面条含11%蛋白质,则面条提供的蛋白质质量为:
$$54\ g \times 11\% = 5.4\ g$$

需要由副食提供的蛋白质质量为:
$$11.3\ g - 5.4\ g = 5.9\ g$$

设定豆腐和带鱼各提供50%的蛋白质,根据食物成分表,豆腐含6.2%蛋白质,带鱼含17.7%蛋白质,则豆腐、带鱼的供给量为:

豆腐　　　　　　　　　　　$5.9\ g \div 2 \div 6.2\% = 48\ g$

带鱼　　　　　　　　　　　$5.9\ g \div 2 \div 17.7\% = 17\ g$

● 加餐(面包、酸奶、水果)数量的确定

根据食物成分表,面包含58.1%碳水化合物,则面包的供给量为:
$$17 \div 58.1\% = 29\ g$$

根据食物成分表,面包含8.3%蛋白质,则面包提供的蛋白质质量为:
$$29\ g \times 8.3\% = 2.4\ g$$

根据食物成分表,酸奶含2.5%蛋白质,则酸奶的供给量为:
$$(4.6\ g - 2.4\ g) \div 2.5\% = 88\ g$$

(5)确定蔬菜水果的品种和数量

蔬菜、水果的种类,一般根据当地市场供应情况、菜肴搭配确定。根据《中国妇幼人群膳食指南(2022)》中的要求,2～5岁幼儿每日应摄入100～300 g蔬菜、100～250 g水果。

本例确定为生菜90 g、胡萝卜50 g、莴笋50 g、青菜90 g、苹果200 g。

(6)确定烹调用油的数量

就餐者全天脂肪来源主要包括食物和烹调用油中含的脂肪。为保证摄入的膳食脂肪酸构成合理,建议使用植物油作为烹调用油。2～5岁幼儿每日脂肪需要量为10～25 g。烹调用油量计算公式为:
$$烹调用油量 = 全天脂肪需要量 - 所有食物提供的脂肪量$$

全天食物中脂肪含量计算可参考表6-1。

表 6-1　全天食物中脂肪含量计算表

食物名称	脂肪含量(%)	食用量(g)	提供脂肪量(g)
花卷	1	101	101×1%＝1
牛奶	3.2	123	123×3.2%＝3.9
鸡蛋	11.1	29	29×11.1%＝3.2
大米	0.8	76	76×0.8%＝0.6
猪肉(里脊)	7.9	25	25×7.9%＝2.0
鸡肉	9.4	26	26×9.4%＝2.4
生菜	0.3	90	90×0.3%＝0.3
胡萝卜	0.2	50	50×0.2%＝0.1
莴笋	0.1	50	50×0.1%＝0.1
面条	0.1	54	54×0.1%＝0.1
豆腐	2.5	48	48×2.5%＝1.1
青菜	0.3	90	90×0.3%＝0.3
带鱼	4.9	17	17×4.9%＝0.8
面包	5.1	29	29×5.1%＝1.5
酸奶	2.7	88	88×2.7%＝2.4
苹果	0.2	200	200×0.2%＝0.4
合计	—	—	20.2

烹调用油量:40 g—20.2 g＝20 g

（7）食谱的复核计算

由于在食谱计算过程中,省略了蔬菜、水果的计算,所以在食谱初步确定后,还需要复核计算食谱实际提供的各类营养素。实际工作中,这一过程一般借由营养配餐软件完成。

2. 食物交换份法

用计算法编制食谱,虽比较精确,但是过程复杂,不适合家庭和个人制订营养食谱。食物交换份法则是一种更加适合家庭和个人的、方便快捷的编制食谱方法。

食物交换份法是根据食物来源和性质的不同,将食物分为四大类,一定数量的同类食物所含的蛋白质、脂肪、碳水化合物、能量相近,编制食谱时,可以将同类食物交换使用的一种方法。

在实际食谱编制过程中,通常将食物交换份法和计算法结合使用。具体为,先用计算法编制一日食谱,再根据市场供应情况、就餐对象的饮食习惯、经济情况等,用食物交换份法在同类食物中进行更换,编制出一月或一周食谱。

（1）食物交换份法的四大类食物

① 谷薯类:主要提供碳水化合物、蛋白质、膳食纤维及 B 族维生素。

② 蔬果类:主要提供膳食纤维、矿物质、维生素 C 和胡萝卜素。

③ 动物性食物及大豆类:主要提供蛋白质、脂肪、矿物质、维生素 A 和 B 族维生素。

④ 纯热能食物:主要提供能量,植物油还可以提供维生素 E 和必需脂肪酸。

（2）各类食物每一个食物交换份中所含三大产能营养素的量

谷薯组、蔬果组、肉蛋组和油脂组别中,各类食物每份的质量、能量以及主要营养素分布情况可见表 6-2。

表 6-2　每一交换份食物三大产能营养素含量表

组别	食物类别	每份质量(g)	能量(kcal)	蛋白质(g)	脂肪(g)	碳水化合物(g)	主要营养素
谷薯组	谷薯类	25	90	2.0	—	20.0	碳水化合物 膳食纤维
蔬果组	蔬菜类 水果类	500 200	90 90	5.0 1.0	— —	17.0 21.0	矿物质 维生素 膳食纤维
肉蛋组	大豆类 奶类 肉蛋类	25 160 50	90 90 90	9.0 5.0 9.0	4.0 5.0 6.0	4.0 6.0 —	蛋白质 脂肪
油脂组	坚果类 油脂类 食糖类	15 10 20	90 90 90	4.0 — —	7.0 10.0 —	2.0 — 20.0	脂肪 蔗糖

（3）各类食物每个交换份的质量

表 6-3 至表 6-9 展示了各类食物每个交换份的质量。

表 6-3　谷薯类食物等值交换份表

食物名称	质量(g)	食物名称	质量(g)
大米、小米、糯米、薏米	25	油条、苏打饼干	25
面粉、米粉、玉米面	25	烧饼、烙饼、馒头	35
各种挂面、龙须面	25	咸面包、窝窝头	35
绿豆、红豆、芸豆、干豌豆	25	鲜玉米(1个,带棒心)	200

注：每份谷薯类食物含蛋白质 2 g、碳水化合物 20 g、能量 90 kcal。根茎类一律以净食部分计算。

表 6-4　蔬菜类食物等值交换份表

食物名称	质量(g)	食物名称	质量(g)
大白菜、圆白菜、菠菜、油菜	500	鲜豇豆、扁豆、洋葱、蒜苗	250
芹菜、莴笋、油菜	500	胡萝卜	200
黄瓜、茄子、丝瓜	500	山药、荸荠、藕	150
白萝卜、青椒、茭白、冬笋	400	毛豆、鲜豌豆	70

注：每份蔬菜类食物含蛋白质 5 g、碳水化合物 17 g、能量 90 kcal。每份蔬菜一律以净食部分计算。

表 6-5　肉、蛋类食物等值交换份表

食物名称	质量(g)	食物名称	质量(g)
肥瘦猪肉	25	鸡蛋	60
瘦猪、牛、羊肉	50	鹌鹑蛋(6个带壳)	60
带骨排骨	50	带鱼	80
鸭肉	50	对虾、青虾	80

注：每份肉类食物含蛋白质 9 g、脂肪 6 g、能量 90 kcal。除蛋类为市品重量,其余一律为净食部分计算。

表 6-6　大豆类食物等值交换份表

食物名称	质量(g)	食物名称	质量(g)
腐竹	20	北豆腐	100
大豆	25	南豆腐	150
豆腐丝、豆腐干、油豆腐	50	豆浆	400

注：每份大豆及其制品含蛋白质 9 g、脂肪 4 g、碳水化合物 4 g、能量 90 kcal。

表 6-7　奶类食物等值交换份表

食物名称	质量(g)	食物名称	质量(g)
奶粉	20	牛奶	160
脱脂奶粉	25	羊奶	160
乳酪	25	无糖酸奶	130

注：每份奶类食物含蛋白质 5 g、碳水化合物 6 g、能量 90 kcal。

表 6-8　水果类食物等值交换份表

食物名称	质量(g)	食物名称	质量(g)
柿子、香蕉、鲜荔枝	150	李子、杏	200
梨、桃、苹果	200	葡萄	200
橘子、橙子、柚子	200	草莓	300
猕猴桃	200	西瓜	500

注：每份水果含蛋白质 1 g、碳水化合物 21 g、能量 90 kcal。每份水果一律以市品质量计算。

表 6-9　油脂类食物等值交换份表

食物名称	质量(g)	食物名称	质量(g)
花生油、香油(1 汤匙)	10	芝麻酱	20
玉米油、菜油(1 汤匙)	10	花生米、核桃、杏仁	20
豆油(1 汤匙)	10	葵花籽、南瓜子	30
猪油、牛油、羊油、黄油	10	蔗糖	20

注：每份油脂类食物含脂肪 10 g、能量 90 kcal。

（4）食物交换份法食谱编制示例

例：某幼儿园有中班幼儿 87 人，其中男孩 46 人，女孩 41 人。

集体用餐对象的能量目标，需计算能量需要平均值。查《中国居民膳食营养素参考摄入量》（DRIs）中能量需要量（EER），可知一个 4 岁男孩的能量需要量是 1 300 kcal，一个 4 岁女孩的能量需要量是 1 200 kcal。

$$能量平均需要量＝（46×1\,300＋41×1\,250）÷87＝1\,276\ kcal$$

每份食物可提供 90 kcal 的能量，1 276 kcal 能量应摄入的食物交换份数为 1 276÷90≈14 份。

通过计算可知，需要摄入 14 个交换份的食物，其中谷薯类食物 6 个交换份、蔬果类食物 1 个交换份、肉蛋类食物 3 个交换份、豆乳类食物 2 个交换份、油脂类 2 个交换份。

将食物份数与质量按早餐 30％、午餐 35％、晚餐 25％、加餐点心 10％分配到一日中，具体可见表 6-10。

表6-10 三餐两点食物份数

食物类别 (14份)	早餐(30%, 4.2份)	午餐(35%, 4.9份)	晚餐(25%, 3.5份)	加餐(10%, 1.4份)
谷薯类6份	1.8	2.1	1.5	0.6
蔬果类1份	0.2	0.3	0.3	0.2
肉蛋类3份	0.8	1.5	0.7	0
豆乳类2份	1.4	0	0	0.6
油脂类2份	0	1	1	0

然后,依据各类食物交换份表制订一日食谱,可见表6-11。

表6-11 幼儿园一日营养食谱[①]

餐次	菜点名称	食物名称	食物数量(g)	食物份数
早餐 (4.2份)	阳春面	面条	35	1.4
	水煮玉米	玉米	80	0.4
	清炒菠菜	菠菜	100	0.2
	水煮蛋	鸡蛋	48	0.8
	牛奶	牛奶	224	1.4
午餐 (4.9份)	米饭	大米	50	2.1
	莴笋炒肉	猪肉	50	1
		莴笋	150	0.3
	红烧带鱼	带鱼	40	0.5
	花生油	花生油	10	1
晚餐 (3.5份)	粥	大米	15	0.6
	烙饼	烙饼	35	1.0
	糖醋藕	藕	45	0.3
	白灼虾	对虾	56	0.7
	花生油	花生油	10	1
加餐 (1.4份)	苏打饼干	苏打饼干	15	0.6
	猕猴桃	猕猴桃	40	0.2
	奶酪棒	奶酪	15	0.6

(四)一周食谱制订计划

幼儿园一周食谱的制订既要保证幼儿营养需要,又要兼顾膳食费标准。可在幼儿园一周食谱基本框架(见表6-12)基础上,分别细化一周营养食谱(见表6-13)和一周带量菜谱(见表6-14)。

---

① 寄宿制幼儿园引参考。

表 6-12　幼儿园一周食谱的基本框架举例

餐次	星期一	星期二	星期三	星期四	星期五
早点	牛奶 饼干	牛奶 饼干	牛奶 饼干	牛奶 饼干	牛奶 饼干
午餐	肉类 绿色菜	水产品 黄叶菜(豆制品)	面食 绿叶菜	禽类 根菜茄瓜类	蛋/内脏类 绿叶菜
午点	干点(咸) 湿点(甜)	干点(甜) 湿点(咸)	干点(咸) 湿点(甜)	干点(甜) 湿点(咸)	干点(咸) 湿点(甜)

表 6-13　幼儿园一周营养食谱举例

餐次	周一	周二	周三	周四	周五
早点	牛奶 黄油曲奇 手指饼干	牛奶 趣多多饼干 海苔碎曲奇	牛奶 椰丝球 坚果饼干	牛奶 奶茶小曲奇 抹茶杏仁棒	牛奶 蔓越莓小饼 葱油曲奇
午餐	米饭 小班:青豆玉米鸡丁 中、大班:蜜汁鸡翅、炒菜苋、蚝油双菇油面筋(香菇、蘑菇)、冬瓜火腿老母鸡汤	米仁米饭 小班:茄汁虾仁 中、大班:茄汁凤尾虾、鱼香茄子、荷塘小炒(荷兰豆、莲藕、胡萝卜、山药、黑木耳)、青菜肉皮汤	米饭 小班:红烧小丸子 中大班:红烧狮子头、蒜蓉生菜、彩椒炒西葫芦(红圆椒、黄圆椒)、荠菜豆腐羹	血糯米饭 小班:电烤鲳鱼片 中大班:电烤鲳鱼块、清炒杭白菜、韩式炒杂菜(菠菜、胡萝卜、韩国粉丝)、丝瓜菌菇汤(平菇、海鲜菇)	炒河粉(韭菜、韭黄、绿豆芽、牛肉糜、青圆椒、胡萝卜)、糯米烧卖、罗宋汤(红肠、番茄、土豆、洋葱、卷心菜)
餐后水果	耙耙柑	黄蕉苹果	猕猴桃	甜橙	香蕉
午点	南瓜小米羹、枣泥酥条	莜麦菜肉糜年糕汤、蜜汁素火腿	陈皮马蹄甘蔗水、海绵蛋糕	桂花番薯甜汤、马拉糕	绿豆百合莲子粥、五香鸡肝

表 6-14　幼儿园一周带量菜谱(1人份)及膳食评价

周一		
餐次	菜肴名称	食物名称及数量
早餐	牛奶	牛奶 120 g
	黄油曲奇	黄油 3 g、面粉 5 g、鸡蛋 3 g
	手指饼干	黄油 3 g、面粉 5 g、鸡蛋 3 g
中餐	米饭	大米 50 g
	茨菇牛肉糕条(小班)	茨菇 10 g、牛霖 35 g
	清炒莜麦菜	莜麦菜 30 g
	素炒三丝(茭白、胡萝卜、莴笋)	茭白 20 g、胡萝卜 5 g、莴笋 15 g
	鸡毛菜平菇汤	鸡毛菜 10 g、平菇 5 g
午点	黄瓜莲藕小米羹	黄瓜 10 g、莲藕 5 g、小米 5 g、大米 5 g
	小素鸭	素鸭 15 g
	水果:皇冠梨	皇冠梨 75 g
	调味料	糖 7 g、油 10 g

续表

	周二	
餐次	菜肴名称	食物名称及数量
早餐	牛奶	牛奶 120 g
	蔓越莓饼干	黄油 3 g、面粉 5 g、鸡蛋 3 g、蔓越莓 1 g
	抹茶曲奇	黄油 3 g、面粉 4 g、鸡蛋 3 g、抹茶粉 1 g
中餐	血糯米饭	大米 45 g、血糯米 5 g
	油焖基围虾	基围虾 60 g
	荠菜烩花菜	荠菜 5 g、花菜 30 g
	地三鲜(土豆、青圆椒、茄子)	土豆 15 g、青圆椒 5 g、茄子 20 g
	菠菜粉丝肉骨汤	菠菜 10 g、粉丝 3 g
午点	鲜奶陈皮红豆沙	牛奶 20 g、陈皮 0.5 g、红豆 10 g
	小桃酥	面粉 5 g、猪油 5 g、鸡蛋 3 g
	水果:丑橘	丑橘 75 g
	调味料	糖 7 g、油 10 g

	周三	
餐次	菜肴名称	食物名称及数量
早餐	牛奶	牛奶 120 g
	扁桃仁黄油饼干	黄油 3 g、面粉 5 g、鸡蛋 3 g、扁桃仁 1 g
	海苔碎曲奇	黄油 3 g、面粉 4 g、鸡蛋 3 g、海苔粉 1 g
中餐	米饭	大米 50 g
	香干鸭肉糕块	香干 5 g、去皮鸭胸 20 g
	胡萝卜烩杭白菜	胡萝卜 5 g、杭白菜 25 g
	三色山药(青豆、粟米、红圆椒)	山药 30 g、青豆 3 g、粟米 3 g、红圆椒 3 g
	冬瓜扁尖鸡汁汤	冬瓜 20 g、扁尖 5 g、老母鸡 5 g
午点	青菜肉糜烂糊面	青菜 10 g、肉糜 3 g、面条 15 g
	小刀切	面粉 20 g
	水果:火龙果	火龙果 75 g
	调味料	糖 7 g、油 10 g

	周四	
餐次	菜肴名称	食物名称及数量
早餐	牛奶	牛奶 120 g
	趣多多饼干	黄油 3 g、面粉 5 g、鸡蛋 3 g、巧克力豆 1 g
	可可曲奇	黄油 3 g、面粉 4 g、鸡蛋 3 g、巧克力粉 1 g
中餐	米饭	大米 50 g
	小班:茄汁龙利鱼片	龙利鱼 50 g
	蚝油生菜	生菜 35 g
	清炒豇豆	豇豆 35 g
	丝瓜菌菇汤(白玉菇、金针菇)	丝瓜 10 g、白玉菇 3 g、金针菇 3 g

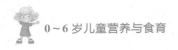

	冰糖荸荠生梨水	黄冰糖 3 g、荸荠 5 g、生梨 40 g
午点	蛋糕	鸡蛋 15 g、面粉 5 g、牛奶 5 g
	水果:甜橙	甜橙 75 g
	调味料	糖 7 g、油 10 g

周五		
餐次	菜肴名称	食物名称及数量
早餐	牛奶	牛奶 120 g
	花生碎小饼干	黄油 3 g、面粉 5 g、鸡蛋 3 g、花生碎 1 g
	咸淇淋	黄油 3 g、面粉 4 g、鸡蛋 3 g
中餐	五鲜馄饨 (青菜、荠菜、胡萝卜、肉糜、香菇)	馄饨皮 50 g 青菜 45 g、荠菜 5 g、胡萝卜 5 g、肉糜 35 g、香菇 5 g
	玉米棒	玉米棒 50 g
午点	芹菜肉糜米仁粥	芹菜 10 g、肉糜 5 g、米仁 5 g、大米 5 g
	盐水鸡肝	鸡肝 20 g
	水果:黄蕉苹果	黄蕉苹果 75 g
	调味料	糖 7 g、油 10 g

根据上面食谱得出以下膳食评价:

记账法膳食调查评价

平衡膳食的五项标准:

1)热量摄入量占供给量 85%～90% 为中等,90% 以上为好。蛋白质应占供给量 80% 以上,具体见表 6-15。

表 6-15　蛋白质摄入量及热量摄入量占比

	蛋白质	热量
平均每人每日摄入量(g/kcal)	42.23	168.92
占平均供给量%	93.83%	92.16%

2)蛋白质、脂肪、碳水化合物重量比值为 1:1:(4～5)。

3)三大营养素产热量占总热量的比例应为:蛋白质 12%～15%,脂肪 25%～30%,碳水化合物 50%～60%,具体见表 6-16。

表 6-16　三大营养素摄入量和热量占比

	蛋白质	脂肪	碳水化合物
平均每人每日摄入量(g)	42.23	45.41	178.17
比值	1	1.08	4.22
三大营养素产热量(kcal)	168.92	408.71	712.67
占总热量百分比(%)	13.09%	31.68%	55.23%

4)动物蛋白质+豆类蛋白质的摄入量>50%。

5)动物食品的热量+豆类食品的热量摄入量>20%,具体见表 6-17。

表6-17 动物和豆类蛋白摄入量和热量占比

	动物蛋白＋豆类蛋白	动物热量＋豆类热量
摄入量(g/kcal)	24.74	356.30
占总蛋白和总热量百分比(%)	58.59	27.61

(五) 食谱的评价与调整

食谱编制完成后,需要进行分析并评估是否需要调整,使其更加科学合理,即食谱评价。进行食谱评价时,要根据食物成分表核算编制的食谱所提供的能量和各种营养素的含量,并与膳食营养素参考摄入量进行比较,若相差在±10%以内,即认为是符合要求的;若相差在±10%以上,则需要对食谱进行调整,以达到推荐量的要求。

需要注意的是,编制的食谱不需要每天或每餐的能量和营养素都达到膳食营养素参考摄入量,一般要求每天摄入的能量、蛋白质、脂肪、碳水化合物、水溶性维生素的量接近参考摄入量,其他营养素的摄入量以一周为单位,达到参考摄入量即可。

1. 食谱评价的内容

① 食物种类是否齐全、多样;

② 各类食物的量是否充足;

③ 全天能量和营养素摄入量是否适宜;

④ 三餐能量摄入比是否合理,早餐是否保证能量和蛋白质的供应;

⑤ 优质蛋白质占总蛋白质的比例是否恰当;

⑥ 三大产能营养素的供能比是否适宜。

2. 食谱评价的过程

① 将食物按类别归类,并列出食物数量;

② 根据食物成分表计算每种食物所含营养素的量;

③ 计算食谱提供的各种营养素的总量,并与膳食营养素参考摄入量进行比较;

④ 计算三大产能营养素的供能比;

⑤ 计算优质蛋白质占总蛋白质的比例;

⑥ 计算三餐供能比。

3. 食谱的评价与调整

食谱营养素摄入量应达到供给量标准的90%以上。低于标准80%为供给不足;低于标准60%为缺乏;与标准相差10%上下,认为是符合要求的。

二、学龄前儿童饮食行为习惯的养成

饮食行为是在饮食活动中受思想支配而表现出来的态度及行为方式。饮食行为在学龄前期开始形成,并对儿童一生产生重要影响。健康的饮食行为不仅有利于儿童生长发育和智力发展,而且有利于儿童良好性格和心理状态的形成。

1. 学龄前儿童存在的饮食行为问题

(1) 进餐独立性不高

有研究表明,1岁的幼儿已具备独立进餐的能力。实际情况中,学龄前儿童能做到自己独立吃

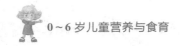

完一份饭菜的占比并不高。

（2）进餐速度过快或过慢

从食物消化吸收的角度出发,学龄前儿童进餐的适宜时间是 20～30 分钟,进餐时间小于 20 分钟视为进餐快,进餐时间大于 30 分钟视为进餐过慢。

（3）进餐专注性缺失

专注进餐,有利于促进食物充分消化吸收,同时有利于培养学龄前儿童专注的品质。学龄前儿童往往出现进餐专注性欠缺,进餐时爱看动画片、爱玩玩具、爱讲话等。

（4）挑食、偏食现象

挑食和偏食的行为表现相似,指对食物挑剔,只吃特定的一种或几种食物,或者偏爱吃某种或某几种食物。调查数据显示,学龄前儿童挑食偏食现象普遍,需要家长和教师通过多种方式加以改善。

（5）吃零食过度

零食指非正餐时间食用的各种少量的正餐以外的饮料（不包括水）和食物,分为可经常食用、可适当食用、应限制食用三个级别。学龄前儿童吃零食主要发生在家里,随着家庭经济条件逐渐改善,零食种类丰富多样,部分学龄前儿童吃零食已经影响到吃正餐。

（6）饮食偏好情况

饮食偏好指个体对于某一种食物的选择频率多于其他食物。饮食偏好受经济、文化、遗传等复杂因素的影响,从儿童早期开始形成,经过青少年时期的发展,到成年期基本稳定。饮食偏好通过影响人们的食物选择,进而影响人们的饮食结构和膳食营养。调查显示,学龄前儿童喜爱吃的食物是水果、玉米、奶类和零食类,最不爱吃的食物是苦瓜、腌制食品、洋葱、动物内脏、芹菜。

（7）饮食礼仪欠缺

礼仪是人们在长期的共同生活和相互交往中逐渐形成的行为规范,饮食礼仪指人们在就餐时应遵守的基本行为规范。学龄前儿童饮食礼仪包括就餐前洗手,对食堂工作人员表示感谢,有序取餐,正确使用餐具,进餐姿势正确,进餐过程中无特殊情况不离开座位,进餐过程中咳嗽、打喷嚏时掩口鼻,不挑食不剩饭,口中有食物时不与他人说话,餐后用毛巾或纸巾擦嘴以及洗手、漱口等。

学龄前儿童在饮食礼仪方面基本表现良好,在进餐过程中"咳嗽、打喷嚏时掩口鼻""不挑食不剩饭""口中有食物时不与他人说话"三个方面普遍欠缺。

2. 学龄前儿童饮食行为影响因素分析

（1）学龄前儿童身心特点

学龄前儿童具有独特的身心发展特点,这些特点会对他们的饮食行为产生影响。学龄前儿童胃容量较小,易产生饱腹感。他们的味蕾密度较成人大,味觉更加灵敏,导致可能出现不喜欢特殊气味的食物。普遍活泼好动,注意力易分散,进餐时也容易被外界环境吸引。此外,学龄前儿童的气质类型也与其饮食行为有相关性,如多血质的儿童,往往容易心急,坐姿随意,经常忘记擦嘴或洗手。

（2）家庭环境

家长的文化程度、科学育儿知识、家庭类型、家庭饮食行为等,都会对学龄前儿童的饮食行为产生影响。家长的文化程度高,通常具备较全面的饮食和营养知识,允许儿童根据自身需要自主选择食物种类和数量,也会让幼儿更早养成独立吃饭的好习惯,而独立吃饭会减少幼儿的挑食、偏食等不良饮食行为。祖父母如果是孩子的主要喂养人,容易出现代办包办的现象,给孩子更少独立进食的机会。过度宠溺也会使孩子养成很多不良饮食行为习惯。家庭成员的饮食习惯会潜移默化地影响孩子,包括为孩子提供食物的种类丰富度、食物的口味等。

（3）幼儿园及社会环境

幼儿园每日进餐时间、地点等是固定的,有利于培养幼儿按时进餐的习惯。幼儿园张贴的食物图片、食谱等,可以激发幼儿的食欲。部分幼儿园存在"重教育、轻保育"的现象,不利于幼儿生活习惯和自理能力的培养。

社会环境也是影响学龄前儿童饮食行为的一大因素。货架上琳琅满目的商品、色彩鲜艳的包装,对学龄前儿童有巨大的吸引力。媒体广告不断给学龄前儿童强化,加上学龄前儿童本身自制力不强,他们非常容易受到外部环境的影响。

3. 学龄前儿童不良饮食行为的干预

基于学龄前儿童饮食影响因素的分析,对其不良饮食行为的干预可从以下三个方面入手。

（1）幼儿园开展饮食与营养教育

学龄前儿童出现挑食、偏食、进餐专注力缺失、进餐礼仪欠缺等现象,除了与自身的年龄特点有关系外,也与饮食教育开展不足有关。幼儿园可以创设食育环境,如蔬菜花园、自然角、主题墙等,使幼儿受到潜移默化的影响。通过集体活动、日常生活活动,向幼儿传递科学的营养知识以及健康观念。

（2）加强家园合作

通过多种形式加强家园沟通,如家长会、家长开放日、班级群等。一方面可以帮助家长更新健康饮食知识和观念,从而改变家庭饮食行为;另一方面,有助于家长理解、支持幼儿园的饮食与营养教育,使家园形成教育合力。

（3）改善社会环境

社会环境中的一切人和事,都会对学龄前儿童的饮食行为产生影响。所以,改善社会环境需要全体公民的共同参与,如共同践行"光盘行动"、公共场所就餐时不大声喧哗、加强公众饮食健康意识、注重就餐礼仪等。

4. 幼儿园饮食行为实践指导案例

（1）小班

小班刚开学,老师发现辰辰不爱吃蔬菜。辰辰是一个小姑娘,活泼开朗,对幼儿园生活适应也很快,但是每天吃午饭的时候,辰辰总是把蔬菜挑出来,只吃肉和饭。老师问她为什么,她说蔬菜没有味道。

老师没有批评辰辰,也没有强迫辰辰把蔬菜吃下去,而是组织了一次名为"蔬菜宝宝"的集体活动。活动中,老师带来了常见的蔬菜,带领小朋友们认识它们,并且告诉大家,不同的蔬菜宝宝对我们身体有不同的好处。

活动结束后,午餐的时候,老师特意走到辰辰身边,悄悄告诉她,今天的胡萝卜能使我们的眼睛更加明亮。辰辰在老师鼓励的眼神中,将胡萝卜吃了下去。后面几天,老师每天都留心辰辰的进餐情况,发现她已经慢慢接受各种蔬菜了。

（2）中班

壮壮是一名中班的小朋友,长得高,身体也壮。但是最近,老师发现壮壮吃饭变快了,其他小朋友才吃一半的时候,壮壮已经将一碗饭吃得干干净净。虽然进餐专注是好事,但是进餐过快可能会消化不良、影响食物营养的吸收,甚至可能会引发肠道疾病。

老师联系壮壮妈妈了解情况,这才知道,壮壮吃饭变快,是因为最近壮壮想要一个望远镜,壮壮爸爸突发奇想,跟壮壮约定,谁先吃完饭,就能得到5块钱零花钱。零花钱攒够了,就可以买望远镜。壮壮为了能够早点买望远镜,每次吃饭都狼吞虎咽。

老师首先告诉壮壮妈妈,将吃饭和物质奖励挂钩的行为非常不可取,并说明了进餐过快对孩子的危害。老师和壮壮妈妈商量,立刻取消吃饭奖励零花钱的约定,并且双方共同努力,在幼儿园和家里帮助壮壮改变进餐过快的现状。

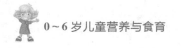

（3）大班

> 大班第一学期末，正是秋冬交替的时候，班里几个幼儿陆续出现咳嗽、打喷嚏症状。经过观察，老师发现个别幼儿咳嗽、打喷嚏的时候，不知道正确掩口鼻的方法。一日生活中，老师特别留心观察这几个幼儿，在他们咳嗽或者打喷嚏的时候，及时来到他们身边，给他们示范正确掩口鼻的方法。经过几次示范，幼儿学会了正确掩口鼻的方法。

三、幼儿园的食育实践

（一）幼儿园环境中的食育

幼儿园环境是对幼儿身心发展产生影响的一切物质与精神要素的总和，对幼儿的身心发展有重要作用。创设食育环境可通过课程活动与环境的相互渗透来发挥其最大作用，即在创设环境时考虑食育内容，在进行食育时充分利用幼儿园环境。幼儿园在创设食育环境时，应从物质环境和精神环境两方面着手，围绕以下三部分内容展开。

1. 进餐环境的准备

营造优雅舒适的集体进餐环境，感知中国传统文化中基本的进餐礼仪，是食育环境的一种重要形式。教师可利用进餐环节前的过渡环节，为幼儿讲解今日部分食材的生长环境、生长过程、所含营养成分、对身体的价值等。坚持一段时间后，可邀请幼儿参与讲解，长此以往，他们会对食材有一些基本了解，并且有想吃的欲望。此外，美妙的音乐能使人体产生和谐的共振，使整个中枢神经系统产生反应，这种反应可让内分泌系统、消化系统、呼吸系统、泌尿系统产生调节作用，增进食欲。在进餐过程中，教师可播放一些舒缓的轻音乐。另外，不论是采用"小值日生"制轮流收拾餐具，还是每个幼儿都参与其中，教师都应时刻提醒幼儿及时收拾与清理，养成良好的饮食习惯。

除了精神环境的设置，物理环境也同样重要。这里选取3个部分进行说明，将食育理念渗透进这些物品，用生活化的环境布置浸润幼儿的心田。

（1）食器的选取

为幼儿提供的餐碗要尽可能选择陶瓷制品。现在的家庭为了方便，总是为幼儿配备不锈钢或是塑料的餐碗，其轻便、不易碎的材质让幼儿缺少了锻炼双手力量和学习的机会。有分量的瓷碗带给幼儿的身体体验是完全不一样的，而易碎的特点也会让幼儿对于物体的性状有更多的认识。另外，按照卢梭所说的"自然后果的惩罚"，"应该使他们从经验中去取得教训"，儿童知道了餐碗易碎，就会更加爱惜，进而避免或减少"摔餐具"等不良行为。

（2）餐厅家具

对于餐厅使用的桌椅板凳，应选用触感好的木制材料，经久耐用，且具有多种变换的可能性。此外，木制家具要保证一定的重量，相对较重的家具也更加安全。通常，人们容易认为重的东西更有安全隐患，其实不然，有重量的家具更具稳定性，不容易倾倒。而更为重要的是，幼儿在搬凳子或桌子的过程中，一般需要反复尝试各种方法，增加了与同伴合作的可能性。如果可以在餐桌上铺上餐垫，中间摆上鲜花，可以进一步增强幼儿进食的美好体验。

（3）水龙头和水槽

幼儿对于水有着与生俱来的亲近感，当参与到餐前的洗手、餐后的清理打扫时，他们有更多的机会来感受水的特性。不同形状的水龙头能够带来完全不同的体验，幼儿在这个过程中，得以观察水流的快慢、水量大小、出水形状等。而不同的打开方式，也让幼儿有机会去调整水量的大小，逐步建立对于自己能力的肯定。同样，给幼儿使用的水槽也应该选取自然的材料，比如石槽，凹凸不平的表面可以大大增加触感体验。对于幼儿来说，生活中的每件事都应该是可玩、可探索、可引发人际关系

(尤其是同伴关系)的,这样的食育物理环境才更有趣。

2. 特色环境的创设

根据食育活动开展的需要,可充分挖掘整合可利用的环境资源,为食育活动的开展开辟各类活动空间,拓展食育活动开展的形式。比如,举办食育绘本活动,组织幼儿画出绘本中有趣的故事情节,张贴在活动室区角,供幼儿进行个别化学习。还可创设食育小剧场,幼儿参与表演,比如《吃掉你的豌豆》《汉堡男孩》《一园青菜成了精》。当然,运用民谣让幼儿发现生活中的美好和乐趣也是必不可少的。在《中国歌谣集成》中,饮食在童谣中具有多种方式呈现,比如《小鸡嘎嘎》《馋宝宝》《蔬菜造反》,教师可带领幼儿进行童谣念白或者游戏表演。在幼儿园创设的特色环境中,出现频率较多的有以下三种。

(1) 自然角或种植园创设

户外资源有限的幼儿园可在活动室内设置自然角,摆放或悬挂各种花草、蔬菜,引导幼儿观察植物每日的生长状态,感受植物的生长过程;也可在光照充足的阳台创设植物角。针对幼儿不爱吃韭菜、葱等蔬菜的情况,教师可与幼儿一起尝试土培、水培等方式种植这些蔬菜。幼儿将在参与种植、培育与收获、观察蔬菜的生长变化过程中,发现蔬菜的生长奥秘,享受收获的喜悦。收获后教师还可和幼儿共同讨论如何在烹饪中使用韭菜、葱等食材,与食堂厨师共同制作什锦煎饼、五彩饺子等,幼儿吃到自己参与种植、照料、收获和制作的食物,一定胃口大开。

户外资源丰富的幼儿园大可利用草地与屋顶种植园等空间遍植龙眼、橄榄、橘子、草莓、茉莉花等可供食育活动使用的水果与花卉。还可将土地分块划分给各班创立蔬菜、水果种植区,幼儿在采摘水果、蔬菜的过程中,会发现颜色、形状、大小等的异同。幼儿还可以探讨什么样的果实可以采摘,思考使用什么样的工具采摘更安全实用,使用什么器皿盛放更科学合理等。种植园采摘的时蔬瓜果等可直接加工成幼儿餐点,如各种蔬果熬制的时令营养水,韭菜、香葱、胡萝卜制作的煎饼,土豆、南瓜经过煎、炸、炖、炒后都可端上幼儿餐桌。

(2) 食育特色区角创设

幼儿园可结合幼儿年龄特点、季节特点以及食材的生长环境、外形特征、营养价值等,本着鼓励"当时、当季、当地"的食材选择原则,创设不同主题的特色区角,意在让幼儿认识各种食材,了解食物的营养价值和多种食用方法。如春季的"各种各样的芽芽菜""野菜飘香",夏季的"营养果蔬""小麦变形记",秋季的"五彩的食物""超级豆宝宝",冬季的"萝卜白菜的故事""面团变变变"等,都是深受幼儿喜爱的主题内容,由此而创设的特色区角更是异彩纷呈。

教师有意识地投放材料,创设幼儿感兴趣的食育特色区角环境,可以丰富幼儿的知识体系。例如,在特色区角开设"健康水吧",充分运用典雅的桌布、造型可爱的水壶、柔软舒适的靠垫等物品,通过合理的搭配和摆放营造出温馨、轻松的氛围。同时,提供适合幼儿饮用的应季、健康饮品,如大麦茶以及山楂、柠檬、菊花、蜂蜜柚子茶等,引导幼儿在了解其营养功效的基础上根据需要自主选择,增强关注自身健康的意识。投放山楂、柠檬等食材,引导幼儿在了解其营养功效的基础上提高健康意识。还可以开设面馆、水饺店等区域,让幼儿在游戏中和面、玩面、揉面、切面、押面、撕条等,不仅为幼儿提供了动手操作的机会,还有助于幼儿了解食物的不同吃法,从而激发进餐热情。除此之外,还可以在特色区角为幼儿提供实际操作所需要的食材和简易炊具,供其进行简单的烹饪操作。

(3) 体验参与式环境创设

幼儿园室内环境是展示幼儿活动和表现的最佳媒介,美观舒适的教室环境设计与布置有利于激发幼儿的学习兴趣,教室环境的设计与布置可随着食育活动的开展而变化,并为幼儿传递相应的信息。比如,想让幼儿粗浅地掌握食物中的三大营养要素:绿色食物(维生素、无机盐,可以调整身体状态)、红色食物(蛋白质、脂类,可以变成血液和肉)、黄色食物(碳水化合物、纤维素,可以变为热量和体力)。可将三种颜色的不织布贴在墙上,再把午餐中出现的食物做成卡片分类贴上,每天进餐前可把当天出现的食材贴到不同颜色的不织布下,比如青椒和圆白菜属于绿色食物,米饭和玉米属于黄色食物,牛肉和鱼肉属于红色食物……持续一段时间后,幼儿几乎就能区分所有食材。

3. 普及传统饮食文化

(1) 传统节日与幼儿食育

中国历史悠久,其中有很多传承下来的传统节日,与传统节日相关的是传统美食和代代相传的优良品质,蕴含着中华人民的智慧结晶,含有特殊的象征意义,不仅代表人们的美好祝愿,而且代表各地特有的民俗。民族文化如除夕吃饺子、元宵节吃汤圆、端午节吃粽子等,虽历经千年仍与幼儿的生活息息相关。

在食育与传统饮食文化融合传承的过程中,教师可进行食育的同时让幼儿了解传统美食背后的故事。通过师幼共同参与制作食物,讲述传统文化习俗与故事,让幼儿了解中国的传统饮食文化中蕴含的古老智慧和优良品格,了解中西餐文化的差异与餐桌礼仪等,丰富食育活动的文化内涵。例如,教师可要求每个幼儿在回到家后利用电子产品或者查阅书籍的方式,找出至少一个传统节日背后的故事,第二天与同伴分享。这样,幼儿不仅可以感受传统美食和传统节日的魅力,而且可以了解节日背后的深意。

(2) 二十四节气与幼儿食育

2016 年 11 月,"二十四节气"被列入联合国教科文组织人类非物质文化遗产代表作名录。二十四节气展开的是二十四幅美丽的画卷,画中有杏花春雨、雨生百谷,有小满未满、梅雨时节,有白露初生、秋高气爽,有瑞雪丰年、银装素裹。一年四季,周而复始,不论是春生夏长,还是秋收冬藏,无一不凝结了古代劳动人民口口相传的智慧结晶。为了让幼儿在日常生活中感知与传承这一重要的民族文化遗产,幼儿园食育不再以单纯制作美食为目的,而是顺应节气变化,展现人与自然和谐、身心和谐的饮食养生之道。

因此,开展"二十四节气"传统饮食文化启蒙教育,有利于提高幼儿对食物的认知、增强对食物的兴趣。教育过程中可融合节气相关的物候与气候、农事养生、民俗文化等内容,寓教于乐,提高幼儿对各种食材、营养等的探索意识。例如,立春时节有"咬春"的习俗,师幼可利用种植角的韭菜制作春卷;清明时节,江南地区家家户户都会吃青团,师幼可共同制作青团;立冬时节,有"立冬补冬"的风俗,北方教师可带领幼儿一起包饺子,南方吃一些鸡鸭鱼肉类大补的食物。此外,可充分利用不同节气,结合餐桌礼仪、特色饮食,使幼儿养成良好的进餐习惯。

(3) 惜食教育与感恩教育

把食物吃干净,其实是一种具有仪式感的事情,也是一种生活方式。培养幼儿爱惜粮食,文明用餐的良好习惯,需要从观念和行为两方面着手。教师可通过儿歌、视频等形式传递节约意识,让幼儿了解到每一粒米饭都来之不易。比如儿歌:吃多少,要多少,不挑食,不剩饭,我光盘,我自豪。同时,教师要在一日生活中修正幼儿的行为,养成光盘习惯。比如要求幼儿按需取餐,吃多少,要多少,按照自己的饭量就餐。光盘的前提是按需给餐,这点也非常重要,因为幼儿的个体差异大,每个孩子的饭量不同,即使是同一个孩子每天的身体状态也有差异,如果孩子真的吃不完,也不要勉强和强迫进食。

感恩,就是"对自然、社会和他人给自己的恩惠和方便由衷认可,并真诚回报的一种认识、情感和行为"。感恩教育具有潜移默化的特点,不是教师说教就能奏效的,需要通过丰富多彩的食育实践活动进行潜移默化的教育影响。比如,教师可带领幼儿参与种豆、摘豆、剥豆等劳动,感受种植的辛苦;鼓励幼儿采摘海棠、山楂,并参与清洗、去核、切片、晾晒等去体会食物的来之不易;也可自制月饼、重阳糕等,了解食物背后的秘密。珍惜食物是一种良好的行为习惯,需要幼儿园和家长重点培养并长期引导。

(4) 积极推进亲子活动——家校共育中的食育

提高亲子活动中的多元互动,指导家长进行正确的亲子互动不仅能使幼儿在亲子互动中体验合作与交往的快乐,增进亲子情、家园情,还可以使幼儿感受饮食文化的多样性与差异性,为幼儿全面发展奠定良好的基础。家庭是幼儿日常饮食的主要场所,家庭成员间的饮食习惯和态度会在日复一日的餐点中相互渗透,影响幼儿饮食观的形成。为此,应同时对家长进行食育,如让专业营养师为家长开设健康家庭餐的知识讲座、举行形式多样的实践活动等,为幼儿终身发展助力。

培养幼儿良好的饮食习惯不是一朝一夕就能完成的,而在于坚持。在开展亲子食育活动过程中,可定期邀请家长来园参与幼儿陪餐活动,通过家委会等征集幼儿健康食谱,共同营造健康平衡饮食的新风尚,共同提升食育活动的品质。也可结合传统节日、节气,以"健康文化美食节"为主线,通过美食节、营养知识竞赛、美食故事演讲、家长开放日、六一亲子活动、家长助教来园参与美食制作等契机,组织形式多样的亲子活动。如,三八节亲子制作爱心饼干、中秋节亲子制作月饼,家长带幼儿购买食材、清洗食材、制作食物及分享美食。在亲子活动中展开一场美食文化的旅程,解密食物蕴藏的奥秘,享受食物带来的满足,并在潜移默化中获得饮食文化的启蒙。

(二)学龄前儿童膳食准备中的食育

幼儿园可通过提供色香味俱全、营养丰富和用心制作的食物,影响幼儿对食物的喜好和看法,潜移默化地影响幼儿对食物本身和制作过程的兴趣,从而达到食育的目的。

1. 丰富品种,均衡幼儿营养

幼儿正处在快速成长的发育高峰,需要全面、均衡地摄入各种膳食营养。为此,应聚焦幼儿食谱、科学制订每日进餐方案、合理配制各种饮食、保证幼儿营养摄入以及对食物多样性的认识。

(1)提供少量多样蔬菜,培养幼儿喜食蔬菜的习惯

多数幼儿不喜爱吃蔬菜,对绿叶菜尤为抗拒。为改变这一状况,在制订食谱时,应提供两种及以上的蔬菜品种,同时,把多种食材混合烹制,鼓励幼儿少量多品种地品尝,解除他们面对大堆蔬菜的排斥心理。对于幼儿平时不太喜欢的胡萝卜、黑木耳、香菇、虾皮等,则在每次烧菜时适当放入少许,通过增加食用次数来保证营养摄入。通过增加蔬菜品种、减少同一品种蔬菜分量的方式,幼儿每月进食的品种可以增加到150多种,摄入的营养更为全面和均衡。

(2)增加荤菜品种,使幼儿营养摄入更为均衡

《0～6岁儿童膳食指南》中明确指出,幼儿鱼虾类摄入量每日为40～50 g,禽畜肉类每日为30～40 g。但由于鱼虾类食材加工处理烦琐且因鱼刺多等问题容易导致安全隐患,为了让幼儿吃到更多的鱼虾,根据鱼虾的特性,在剔骨、粉碎、烹调等一系列工序中,可运用多种特殊的加工手法,并把食用鱼虾的次数由每周2次增加到4次。同时,改善禽畜肉类与水产类的摄入比例,均衡荤菜中各营养素之间的搭配,使蛋白质、脂肪的摄入量得到有效调整和优化(见图6-28)。

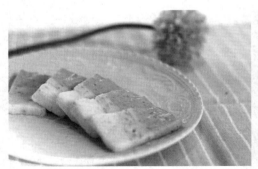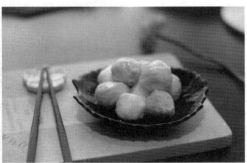

图6-28　特制荤菜美食

(3)开发坚果食品,补充微量元素

根据坚果的特性,在保证幼儿进食安全的前提下,可以开发一系列坚果食品,不仅可以有效地提高幼儿一餐两点中锌的摄入量,还可以通过此种方法逐步改善幼儿因为缺锌而产生的食欲减退和挑

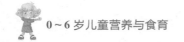
食、偏食等问题，让坚果真正起到"小身材，大能量"的功效（见图6-29）。

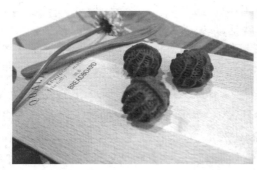
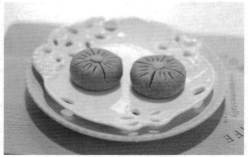

图6-29　开发的坚果食品

2. 一材多做，促进幼儿消化

幼儿期各年龄特征明显，其动手能力、咀嚼能力、消化功能等都存在较大差异。为此，在烹饪时，应根据幼儿年龄特点将同一种食材加工制作成不同的菜肴，帮助幼儿消化吸收。小班幼儿咀嚼能力逐渐提高，食材可以切成丝、片、丁等形状，鼓励幼儿进行咀嚼；对于中、大班幼儿，逐步提供一些切成块状的食物，适当调动其口齿运动，锻炼其咀嚼功能。

以"虾谱"为例：小班幼儿乳牙基本长全，咀嚼能力逐渐发展，把虾切成虾仁粒，让小班幼儿适当进行咀嚼，既锻炼了肌能，又满足了营养摄入；为中、大班幼儿准备的是剥去大半个虾壳的"基尾虾"、对半切开的"开片虾"，甚至整只大虾，这不仅给幼儿提供了咀嚼的机会，更在享用美食的同时锻炼了幼儿的动手能力（见图6-30）。

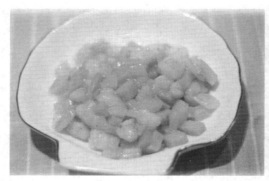
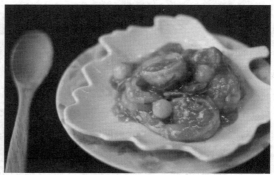

图6-30　虾制佳肴

3. 精工巧作，吸引幼儿进餐

幼儿机体的各项机能尚未发育健全，对于一些质地坚硬、纤维素长的食物往往咀嚼不了、消化不良、吸收不透；对于一些营养价值很高但有特殊气味或特殊滋味的食材，常常排斥和拒绝。以下加工制作办法，可以让幼儿接受并爱上"特异"食物，充分发挥各种食物的营养效力。

（1）变嫩

将食物加工变嫩是食品烹制的重要手段。以牛肉为例，牛肉中含有十分丰富的蛋白质，氨基酸组成更接近人体需要，能提高机体抗病能力，对生长发育有促进作用，是幼儿餐桌上必不可少的佳肴。但是，由于牛肉的肌肉纤维韧性强、肉质老，难以吞咽咀嚼，许多孩子不愿吃牛肉。

为此，可以这样处理牛肉：一是攻坚，把牛肉去除筋膜打成牛肉泥，让难以咀嚼的牛肉变"嫩"；二是优化，把牛肉泥制成肉茸，蒸熟后切成小牛排、牛肉丁等不同形状；三是美化，根据牛肉的不同形状，配上不同颜色、不同口味的时蔬，如山芋、洋葱、青椒，让牛肉"秀色可餐"，激发幼儿的食欲（见图6-31）。

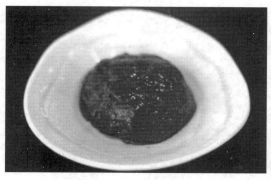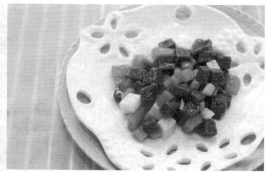

图 6-31 牛肉美食

（2）去腥

有些食物，虽有丰富的营养价值，但因其特殊的腥味，让人望而生畏。以鸭肝为例，富含维生素 A 和铁、锌等元素，具有养血、明目之功效，可是鸭肝特有的腥、臊、膻味却吓退了绝大多数孩子。

为此，去除腥、臊、膻味成为烹调鸭肝的关键。在烹调鸭肝前，先把原材料彻底清洗干净，加入料酒浸泡，让鸭肝内的血水充分渗出后洗净，用刀背去除筋膜和苦胆，用刀面不断碾压将其制成肝泥，然后蒸成肝糕，再把肝糕切成不同形状，搭配上猕猴桃、草莓、哈密瓜等时令水果，快速翻炒，制成美味的水果鸭肝（见图 6-32）。

经过巧妙加工，不仅去除了鸭肝难闻的异味，而且水果中的酸甜可以去掉肝的苦味，水果中的维生素 C 可以促进鸭肝中铁质的吸收。

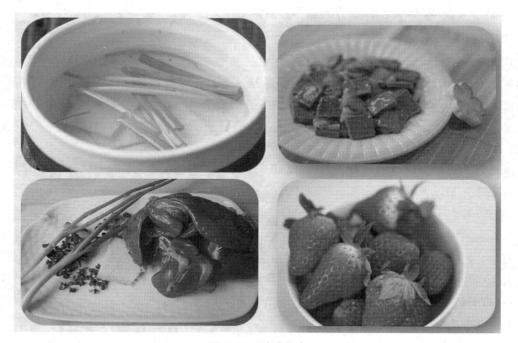

图 6-32 鸭肝美食

（3）混搭

有些食物不宜大量摄入，但又不可或缺，比如坚果。通过问卷发现，多数家长因为食用坚果存在安全隐患及难以下咽而放弃给幼儿食用。研究发现，坚果中含有 15%~20% 的优质蛋白质和十几种重要的氨基酸以及维生素、钙、磷、锌、铁等元素，对幼儿生长发育十分有利。为此，可以根据不同坚果的特质制作各种坚果点心。

一是把坚果打碎制成馅料。分别把板栗、核桃、花生等磨成粉,并加工制成点心馅料,做成板栗小雏菊、核桃枣泥卷、莲心酥皮派、花生核桃酥等各种诱人可口的点心(见图6-33)。

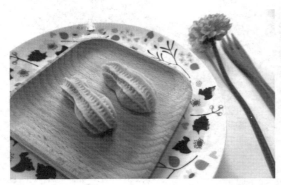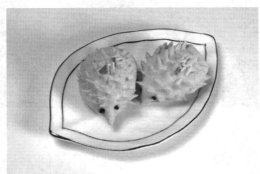

图6-33 混搭美食

二是把坚果碾碎拌入面粉。将夏威夷果、腰果等各种坚果碾磨成粉末或打成碎粒,和在面粉中制作成各式饼干等。玲珑的造型、可口的味道、可爱的色彩,可使幼儿忘记坚果特有的气味,食欲大增。

三是将小粒坚果外嵌于点心表面。将颗粒较小的松仁、瓜仁等坚果直接镶嵌于点心表面,或将大颗坚果打碎后镶嵌于点心表面,制作成松仁马拉糕、瓜仁麦芬、腰果蜂糕等,使原本软糯的面点平添一种奇妙的口感,深受生性好奇的幼儿们的喜爱。

(三) 不同年龄段幼儿进餐环节的食育

1. 小班(3～4 岁)

(1) 实践演练

幼儿在家里享用长辈辛苦准备的餐食,很多时候认为是正常的事情。初入幼儿园,首先要引导幼儿感恩长辈,理解长辈准备餐食的辛苦。午餐的时候,当食堂工作人员把餐车推进班级的时候,请幼儿安静坐在自己的座位上,等待分餐,然后有序取餐。取餐完毕,引导幼儿对食堂工作人员表示感谢。

(2) 注意事项

感恩教育不是一蹴而就的,可以通过安排幼儿参观食堂、帮助食堂工作人员择菜等活动,加深幼儿对食堂工作人员辛苦劳动的理解。

2. 中班(4～5 岁)

(1) 实践演练

进餐时,个别幼儿出现剩饭的现象。询问原因后,发现幼儿表示不喜欢吃个别菜,或者吃不下这么多。老师告诉幼儿,每种食物都有特别的营养,都是对人们身体有帮助的,如果是因为吃不下这么多,可以在取餐的时候告诉食堂工作人员,将饭菜减量一些。

(2) 注意事项

幼儿园个别幼儿会出现挑食或者食量小的情况。遇到这种情况,强迫幼儿进食是不可取的。应鼓励幼儿进食不同种类的食物,以达到营养均衡的目的。同时,尊重幼儿的个体差异。对于食量比较小的幼儿,允许其根据自身情况自主决定进食量。

3. 大班(5～6 岁)

(1) 实践演练

大班幼儿已经了解不同颜色的食物提供不同的营养,故安排自助餐形式的午餐,引导幼儿在"红黄绿"搭配原则的指导下为自己搭配营养午餐。

（2）注意事项

初始搭配午餐的时候,可能会出现营养不均衡的情况。可以通过个别指导引导幼儿搭配"红黄绿"食物,或者可以通过多次组织自助餐形式的午餐,使幼儿熟练掌握"红黄绿"搭配原则。

（四）集体教学活动中的食育

幼儿园集体教育活动是教师与全体幼儿的直接互动方式,主要由教师选择活动的内容、手段和方法,布置相应的教育环境。整个活动过程以教师的直接引导或指导为主,幼儿在同一时间、同一空间内做相同的事情,如集体上课、参观、餐前谈话、听故事、听音乐、唱歌、开展语言游戏等。幼儿园集体教育活动中的食育可从三个方面开展。

1. 幼儿园食育课程举例

食育课程以"尊崇自然之道,传承优秀文化,保护生态环境和增进个体身心健康"为理念,目标为"食知、食操、食趣、食礼"四个维度,涵盖了知识、能力、情感态度和价值观三个维度的课程目标,此外还独有食育的特色,强调饮食礼仪的养成。同时,以"食物、农耕、自然、身体和厨房"为内容,以"常态化食育活动、食育环境创设、幼儿自我健康管理和家园合作"为食育课程实施途径。

为了让幼儿粗浅地掌握食物中的三大营养要素,教师设计了"红黄绿食品我都爱"活动对幼儿进行食育。

案例

红黄绿食品我都爱

活动适宜季节:任何季节

主要目标领域:健康

辅助目标领域:科学

【建议目标】

小班:1. 在教师的引导下,初步了解什么是"红黄绿"食品。

 2. 初步了解每天应多吃"黄、绿"食品,并在教师的提醒下逐步养成营养均衡的良好饮食习惯。

中班:1. 能够通过教师的介绍,知道"红黄绿"食物代表的意思。

 2. 知道每天应该多食用一些"黄色"的营养食品和"绿色"的营养食品,并能逐步养成营养均衡的良好饮食习惯。

大班:1. 明白"红黄绿"食物代表的营养特征,并能将日常食品进行初步的区分。

 2. 每天能主动食用一些"黄色"的营养食品和"绿色"的营养食品,并能自觉养成营养均衡的良好饮食习惯。

【活动准备】

1. 食物金字塔图卡/挂图。

2. 印有"等分图"(可参见食物均衡比例图)的A4纸若干张(与幼儿数量相同)。

3. 水彩笔若干盒(与幼儿数量相同)。

【活动过程】

1. 活动导入

直接导入:向幼儿展示食物金字塔图卡。小朋友们,来看一看,这里有这么多的食物,你们都喜欢吃哪一种呀?

教师总结：老师给大家展示的这张图卡叫"食物金字塔"，它可以指导我们更健康地吃饭，小朋友向它学习吃饭可以长得更健康更聪明！

2．活动开展

（1）认识图卡

教师请幼儿看看这种图卡上面都有些什么，并让幼儿猜猜这张图卡可以如何指导我们更科学地进餐。

教师总结：有人把食物分成了三种颜色，我们一起来看看他们是如何分的吧。

（2）分别介绍

我们每天要吃好多食物，但要吃得最多的是黄色食物，也叫主食，吃了它们之后可以让我们更有力气。（边说边指着图卡中对应的食物指给小朋友们看）让我们的肚子饱饱的食物有米饭、面条、包子、饺子、窝窝头、玉米面、小米粥等。

我们还要多吃的是绿色食物，也叫副菜。这些食物里有丰富的维生素，吃了可以让我们少生病，变得更开心，比如大苹果、胡萝卜、菠菜、香蕉、西红柿等水果蔬菜。

当然，红色食物也少不了（边说边拿出图卡中对应的食物指给小朋友们看），如牛肉、猪肉、羊肉、鸡肉、鸡蛋、牛奶、豆腐、鱼肉，我们吃了可以长得更强壮。

请幼儿看看自己平时吃什么颜色的食物最多，最爱吃什么颜色的食物。

教师总结：今天我们学习了三种颜色的食物，"黄色食物"是让我们更有力气的食物，"绿色食物"是让我们少生病的，"红色食物"是让我们更加强壮的。在平时的生活中，黄色食物是我们吃得最多的食物，应该多吃一些绿色食物。

（3）指认图卡

了解到了三种颜色食物的分类方式，再一起来看看食物金字塔里的食物都属于什么颜色的。教师带领幼儿一起指认图卡中的食物，并学着使用刚才"红黄绿"的食物分类方式进行归类。

（4）红黄绿选选看

可在活动室内分红黄绿白四种颜色区域，请幼儿站在白色区域中。教师在前面出示各种日常生活中常见的食物，请幼儿根据食物属性选择并站在相应的颜色区域内，看看哪些小朋友选得又快又准确。

【活动延伸】

活动名称：自配午餐

教师可在活动之后，给每名幼儿发放印有"等分图"的A4纸一张，让幼儿根据自己的喜好，参照"食物金字塔"为自己画一幅包含黄色食品3个、绿色食品2个、红色食品1个的午餐。画完后，可以让每个幼儿分别向大家展示一下自己搭配好的"红黄绿"营养"午餐"，还可将作品展示在教室的"作业墙"上。

2．幼儿园食育游戏举例

幼儿园游戏是指处于宏观的教育背景之下，由教师根据幼儿的年龄特点组织开展，事先设有明确的教育目标，并准备材料、创设环境，旨在促进幼儿发展的活动。幼儿园食育游戏主要以教师为对幼儿进行食育而组织开展的集体活动为主，兼具娱乐性与教育性；同时，以教师在集体活动过后将活动材料投放到相应区域，幼儿自主开展的区域活动为辅。二者相互结合，共同促进幼儿的发展。组织幼儿园食育游戏前，可先搜集相关的游戏内容，再结合幼儿的兴趣与年龄特点进行组织实施。下面的案例是开展的"二十四节气"传统饮食文化游戏。

案例

在河北一带,有这样一句农谚:"寒露霜降,收割大豆。"在河北民间,还流传着"炒豆豆"的游戏:该游戏由两个人配合完成,两人面对面手拉手站立,一边说"炒炒炒豆豆",一边左右晃着胳膊,做出炒豆子的姿势。之后一边接着说"炒完豆豆翻跟头",一边举起一侧的胳膊,两人一块从高举的胳膊下面钻过去,变成背对背、手拉手站立的姿势,开始炒豆豆,此为一个完整的游戏过程。游戏过后,教师可将黄豆投放到区角当中,让幼儿练习"夹豆豆"的游戏,也可扩充关于黄豆的营养价值与功用的小常识。

3. 幼儿园食操活动举例

"食操"活动主要指将食物栽培、食物加工、饮食行为交织在一起的人类行为,主要包括"栽培"和"做饭"。培育食材是人类的特征之一,通过栽培体验,幼儿在开花、结果、收获的过程中获得成就感、满足感、责任感、注意力以及关心他人、他物的情感体验。从播种到收获的过程中,提高理解问题和解决问题的综合能力。人类做饭这一行为的核心是使用火,因此也有"火育"一说,是让幼儿体验火的温暖及火的优点。可为幼儿提供与火亲密接触的机会,通过使用火做饭这一生活文化,使幼儿了解食物制作过程,达到食育的目的。下面是一个幼儿自己制作食物的案例。

案例

在小厨房里,中班的幼儿可以一起动手制作红枣葡萄干糯米糕,它的制作过程非常简单:取一个小面团,团成圆形;先按个窝,再把大拇指放进小窝窝里,按住小面团转动团圆,这样一个糯米糕就做好了;然后把红枣和葡萄干点缀在窝头表面,上锅蒸15～20分钟。可以请幼儿分组观察火以及感受锅周围温度的变化,时间一到,就可让幼儿品尝自己动手制作的食物了。

第三节　日本保育机构的食育实践

一、日本保育所的食育理念

邻国日本的饮食文化与我国的传统文化有较深的渊源,借鉴日本在食育方面的经验是十分有意义的。日本的《保育所保育指针》对保育所的食育推进工作做了具体描述。

保育所食育工作的目标是使儿童学会正确地对待食物,培养健康生活的基本能力。因为食物是健康的基础,通过食育培养儿童丰富的人性,对于提高其生存能力十分关键,保育所应积极组织和推进食物相关的活动和教育。

依据《食育基本法》和《保育所食育工作指针》,保育所应将食育作为保育工作内容的一环。此外,保育所应将其作为所长的职责,并在保育员、烹饪员、营养师和护理员等全体职员的配合以及各保育机构的创新之下,推进食育工作。

除此之外,保育所应使儿童养育人加深对食物和饮食的理解,使其乐于烹饪食物并和儿童共同进餐。保育机构应发挥厨房等场所优势,开展与饮食习惯相关的研讨,提供建议,并且创造机会让儿

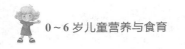

童体验烹饪过程。

（一）食育的目标和内容

保育所在儿童生活和游戏过程中，会有意识地使儿童积累与食物和饮食相关的体验，期待其成长为享受食物、乐意进食的儿童。

1. 食育的目标

保育所开展的食育工作，致力于培养儿童"食物处理能力"。为培养此能力，保育所会在每日的生活和游戏中，引导儿童有意识地积累与食物和饮食相关的体验，成长为乐意进食并且和成人或朋友融洽相处的人。开展食育工作时，保育所应同儿童家庭和社区配合，发挥各自职员的专业性，共同推进食育工作。

2. 食育的内容

日本《保育所食育工作指针》第五项指出，保育所须在食育工作中加入有关食育理念的教育，增强儿童对食物和饮食相关的个人体验。日本《保育所保育指针》中的"保育的内容"以及"保育计划和评价"中都涉及与食育相关的内容，说明了日本保育所对食育工作的重视程度。食育理念已渗透到保育工作的多个层面，不仅在促进儿童健康方面发挥巨大的作用，在儿童的情绪和社会性发展，甚至是语言和交流能力的培养中，都发挥着重要作用。

《保育所食育工作指针》从食物和饮食视角出发，为促进儿童的健康与发展设定了食育五个方面的内容：

① 食物、饮食和健康：通过食物和饮食，促进儿童身心健康及培养其安全生活的能力。

② 食物、饮食和人际关系：为使儿童同他人互助互爱，通过食物和饮食使儿童学会与人相处。

③ 食物、饮食和文化：通过食物和饮食，培养儿童集体观念，使其理解和传承各种文化，并培养其创造力。

④ 食物、饮食和生命培育：通过食物和饮食，使儿童珍惜和尊重包括自身在内的所有生命。

⑤ 食物、饮食和烹饪：通过食物和饮食，使儿童关注食材、接触食材，提高其对烹饪和食材的关心程度。

（二）食育计划

为培养儿童的饮食习惯并给予适当的支持，保育所将制订包括食物提供在内的食育计划，并将其纳入到保育工作的计划之中，同时对其进行评价及不断完善。

1. 制订食育计划和评价

保育所在制订食育计划之时，可参考《保育所食育计划开展指南》并有意识地让儿童作为主体参与到食育计划的制订之中。同时留意以下事项：

① 保育所将把食育计划纳入"保育课程"的整体计划以及具体的"指导计划"内容之中。

② 保育所内食物的提供是食育工作的一部分，因此，保育所应制订包括食物提供在内的食育计划。

③ 在制订计划时，保育所应留意计划的灵活性和发展性，使其具有适用于各年龄阶段儿童的一贯性。

④ 保育所应根据食育计划，了解实践工作是否开展得适当，并记录工作过程和结果。然后，通过对实践工作进行评价，努力改善之后的实践工作。

⑤ 保育所应将包括饮食内容在内的食育工作情况向养育人和社区传达，评价食育计划及其实施情况，并与下一计划的开展做好衔接。

2. 提供饮食的注意点

保育所在提供日常饮食之时,将根据儿童的状态调整其用餐方法和用餐量。为了使儿童快乐用餐,保育所应该特别注意以下情况,并制订计划。

① 保育所根据儿童入所前的出生成长记录把握儿童的生长发育水平、健康状态、营养状态和生活情况等,依据上述情况确保儿童摄取需要的营养。此外,所依据儿童的咀嚼和吞咽功能的发育水平,留意食物的种类、多少、大小、软硬以及餐具等,并且设法增加儿童与饮食相关体验的机会。

② 为培养哺乳期和断乳期儿童的进食欲望,保育所要综合考虑儿童的家庭生活,根据每个儿童的具体情况确定进餐时间、烹饪方法和进餐量。若养育人要求母乳喂养,保育所采取冷冻的方法保存母乳,以保证母乳的卫生安全。

③ 为提供安全安心的饮食,保育所要注意食材和食物的卫生,严选食材,并采用正确的方法保存和烹饪食材。

④ 为培养儿童对各地不同饮食文化的兴趣,保育所要注意饮食内容和庆典活动的饮食安排内容。

⑤ 保育所随时把握儿童的具体饮食情况,全体职员共同评价饮食计划以及其实施过程,为改善供餐品质及能给儿童提供美味且具有吸引力的饮食而努力。

3. 创设适合食育工作的环境

为使儿童通过自身的感受和体验,对自然恩赐的食材和烹饪人员心怀感激,保育所应关注儿童和烹饪人员之间的交流接触,留意厨房等和饮食相关的保育环境。保育所应留意以下事项,有计划性地配置所内人员、布置所内的设备设施。

① 保育所应培养儿童对自然馈赠的食材,以及为其种植、烹饪并准备食物相关人员的感激之心,培养儿童对生命的珍惜和尊重。此外,不仅要考虑到儿童运动消耗与食欲的关系,而且要注意引导儿童亲身体验食物制作的过程,感受食材的来之不易,通过创造这样的环境和经验,对儿童进行食育。

② 为保持儿童情绪稳定,保育所应确保设定充足的用餐时间。为保持用餐室环境温馨且舒适惬意,保育所应留意室内采光、桌椅、餐具以及厨房和保育室等的环境。

③ 在儿童和保育员、营养师、烹饪员、养育人或社区居民一同用餐或烹饪时,保育所应创造能使儿童提高人际相处能力的环境。

4. 针对特殊需求儿童的应对措施

对于身体状态欠佳、食物过敏和有障碍缺陷等情况的儿童,保育所会根据每个儿童的具体身心状态,在医生和保健医生等专业人员的指导和合作下采取适当的应对方式。保育所在全体职员的配合协作之下推进食育工作,尤其在配备了营养师的情况下,应观察儿童的健康状况、生长发育水平、营养状况和饮食习惯情况,发挥专业水平,对食谱的制订、食材的选定、烹饪方法、进餐方法和用餐量进行指导。此外,保育所应根据需要接受医疗机构等专业机构的指示。

（1）身体状况欠佳儿童的应对措施

为防止儿童病情恶化,使其痊愈,保育所应根据儿童病发时的状态、恢复期的状态、具体疾病以及每个儿童身心状况的表现提供适当的饮食。保育所须根据需要,在医生的指导和指示下提供饮食。

（2）食物过敏儿童的应对措施

保育所须遵循专业医师的指导和指示,为食物过敏的儿童提供适当的饮食,尤其要提供去除过敏源的饮食。

养育人的希望和要求也有可能会妨碍儿童健康和生长发育。保育所有必要就此和食物过敏儿童、其他儿童及养育人充分沟通,并取得理解。比如,其他儿童不要带含有过敏源的食物到保育所,

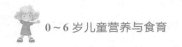

或者避免食物过敏儿童和不过敏儿童在同一桌就餐。保育人员可以通过为食物过敏儿童提供不同颜色的餐垫,进行区分。

（3）有障碍缺陷儿童的应对措施

对于有障碍和缺陷的儿童,保育所可以为其提供区别于其他儿童的饮食。在进餐时,为其提供必要的帮助。保育所有必要在治疗机构等专业机构的指示下,关心、留意每个儿童的身心状况,尤其是这些儿童咀嚼、吞咽和手指的运动技能。此外,保育所必须注意防止误饮误食等事故的发生。再者,保育所应让其他儿童和养育人正确理解有障碍儿童的饮食习惯。

（4）就儿童饮食方面对养育人的援助

保育所在儿童家庭的配合和协作之下开展食育工作也十分重要。向养育人告知儿童在所内的用餐情况和保育所如何开展食育工作的具体情况,有助于提高家庭内部对食育工作的关心程度。保育所的保育人员可以和养育人沟通关于饮食习惯和食育的相关事宜,并为其提供建议和帮助。例如,开展包括三餐和零食餐点在内的家长参观活动和试食活动,邀请养育人参加烹饪实践。保育所可以将上述活动纳入具体的计划安排之中,并通过家长会等形式,增进养育者之间的交流,借此推进家庭内部的食育工作。

社区、家庭内部,也存在与儿童饮食相关的问题和烦恼,也可能成为育儿的困扰。保育所应通过饮食活动加深家长对儿童的理解、减轻家人的育儿压力,提高家庭和地区的育儿水平。同时,应充分利用好保育所的厨房等设备,开展有关饮食习惯的活动,为家庭和社区提供帮助。

二、日本托育机构(保育园)的食育实践

如果将食育看作个人成长与发展过程中的一部分,其起点可以追溯到婴幼儿时期,该阶段也是构建整个食育体系的关键。下面将从有关食物的知识、食物准备和整理、用餐过程、家园协作四个方面具体介绍日本托育机构(保育园)中推进食育的实践经验。

（一）有关食物的知识

婴幼儿因其年龄特点和发展规律,多以直接的体验和操作进行学习。因此在日常的用餐过程和与照护人的互动交流中,即会渗透有关食物的知识,比如保育士会在婴幼儿接触、品尝食物时,向婴幼儿描述食物的性状、口感、味道,为婴幼儿建立初步的有关食物的认知经验。随着婴幼儿逐渐长大,也会鼓励婴幼儿通过自然观察、游戏操作等了解食物的来源、分类方式,辨别健康食物,或亲自参与种植和收获。

与此同时,为了推广与食物相关的知识,日本出版了很多以食育为主题的婴幼儿绘本,使得婴幼儿在游戏活动中和日常生活的方方面面(如吃饭前、午睡前),都能够以润物细无声的方式建立婴幼儿对食物的熟悉感、亲近感,把食育渗透到日常生活的每个环节。

通常在午餐前,保育士也会组织婴幼儿简单地了解当天的餐食,包括食材的种类及营养价值。或在用餐过程中,根据婴幼儿的反馈进行随机教育。比如在一则日本保教纪录片中,便出现了如下画面:当一名小男孩告知保育士"小鱼干有点硬硬的"时候,保育士则耐心地向所有孩子讲述:"是的,今天的小鱼干是硬硬的,需要你们使点劲去嚼,这样的咀嚼能够帮助我们强健牙齿。"

（二）食物准备和整理

在幼儿能力允许的范围内,提倡让其较早承担一些力所能及的劳作。参与餐食的准备和整理工作是保育园中稍大月龄幼儿集体活动中习以为常的事务。由于日本是一个自然灾害频发的国家,人们的危机意识较强,家长们也会有意识地培养幼儿独立自主、自我照护的能力。在劳动和服务他人

的过程中，不仅自身的动手能力会得以发展，也会不断累积信心和成就感。

（三）用餐过程

众所周知，日本的传统用餐礼仪是很有仪式感的，包括在用餐前说"我开动了"，在用餐后告知大家"我吃饱了"并表示对于食物的赞美和对准备食物者的谢意等。在保育园中，也会通过保育士的言传身教和积极鼓励，培养婴幼儿的用餐礼仪。

（四）家园协作

在日本，如果家庭有需要，保育园可以收托非常小月龄的婴儿，这就意味着家庭与学校机构，同样承载着食育的责任。同时，作为专业的儿童保育机构，保育园不仅会在机构内系统地推进食育工作，也会与家庭保持紧密的合作关系，通过知识讲座、带量食谱发放、营养配餐建议等来促成家庭与学校机构保持相对一致的营养和喂养实践。

下面呈现两所托育机构（保育园）的食育实践，以更好地理解食育的具体开展情况。

1. 御茶水女子大学儿童园

（1）食育理念

日本御茶水女子大学儿童园是隶属于东京都文京区所管辖的集保育园（0～6岁）与幼稚园（3～6岁）功能为一体的实验性公立园所。该园是日本推行幼儿教育改革的代表性园所，其食育实践在日本备受瞩目。截至2021年3月，该园共有93名在园婴幼儿，其中1岁以下婴儿6人，1～2岁幼儿10人，2～3岁幼儿11人，3岁、4岁、5岁每个年级各22人。该园的教育目标中，关于"我们想培养这样的孩子"的表述如下：

① 培养好好吃饭、好好睡觉、好好游戏、身心健康的孩子；

② 和各种人相处，学会珍惜自己和朋友的孩子；

③ 对事物抱有"我想试试"的心情，并谨慎尝试的孩子；

④ 通过与自然和文化的接触，学会用心表现的孩子。

该园将"好好吃饭"放在了教育目标的首位。由此可以看出"好好吃饭"是幼儿"好好睡觉""好好游戏"并且成为"身心健康的孩子"的基础，同时食育在该园的儿童观中占有重要的地位。关于食育的定位，日本2005年颁布的《食育基本法》中强调，"食育是生活之基本，是智育、德育与体育的基础"（见图6-34）。它确定了食育的法律地位。由此可以看出，食育对婴幼儿的身体成长和人格形成都有很大影响。

该园的教育理念如图6-35所示，由五个因素构成，分别是"与人关系""与地球关系""与社区关系""与家庭关系""与游戏关系"。其中，由"与地球关系"这一因素强调的是人与自然界的动植物的关系，在人与自然和谐共处的可持续发展观下，让幼儿了解到人类是食用地球上生长的各种各样的食物而逐渐长大的。认识到生命的多样性与重要性这一理念，也是构成该园食育课程的核心思想。

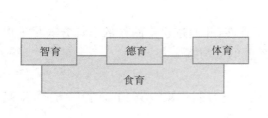

图6-34　《食育基本法》中食育的定位

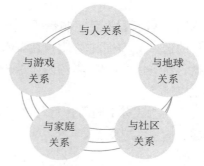

图6-35　御茶水女子大学儿童园教育理念图示

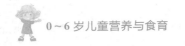

（2）食育实践

该园的食育实践要点如表6-18所示，整体上该园将上午11点设定为午餐时间，但根据年龄段会有不同的实施要点。针对0~2岁婴幼儿，会对应婴幼儿的个体差异及有无过敏的症状错峰安排进食时间。针对3~6岁的幼儿，该园更加关注幼儿们一起进餐的愉悦，会增加集体用餐的时间。集体用餐时需要教师在一旁守护，敏锐把握幼儿的需求。

表6-18　御茶水女子大学儿童园食育实践要点

年龄段	食育要点
0~2岁	按年龄错峰设定吃饭时间
3~6岁	体会一起用餐的快乐，设定集体进餐的机会

在食育实践当中，该园非常重视以下三点：第一是"进食的愉悦"，这与《食育基本法》的理念相一致；第二是食育的个性化方针，尤其是0~2岁婴幼儿，受其年龄发育特征的影响，食育方针具有个性化的特征；第三是对食物过敏的有效应对，如错峰进食或推行分餐等措施。

（3）食育特色

综合该园的食育理念及实践，可以看出该园在食育上有以下四点特色（见图6-36）。

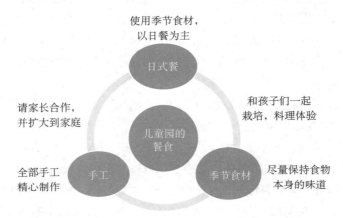

图6-36　御茶水女子大学儿童园食育特色

（出自：御茶水女子大学儿童园营养师　川岛雅子）

① 以日本传统料理为中心

该园重视让儿童体验日本独有的餐食味道和家庭生活中不常做的食材以及烹饪方法，《食育基本法》中也提及了"重视日本传统的饮食文化"。因为在快节奏的现代生活中，快餐更多地出现在儿童的餐桌上，因此日本政府提倡在饮食中多增加传统食物，多让儿童了解从古至今流传下来的饮食文化。

② 重视季节性食材及手工制作的餐点

在食材的选择上，该园非常重视蔬菜水果的当季性，并通过手工制作的烹饪方式尽量保持食材本身的味道。在烹饪的过程中，该园还十分重视幼儿的参与感。

③ 制作家乡菜

日本的不同地区有不同的食材与烹饪方式，该园通过制作家乡菜、节日餐等方式，提高幼儿对"食"的兴趣和愉悦的感受。

④ 家园合作

该园还十分注重与家长的合作，例如，通过开展试吃会来增进园所与家长，家长与家长之间的交流。园所还会为家长提供简易食谱，供家长在家庭料理中再现园内餐点。

2. 埼玉县浦安市托育机构的食育实践

（1）浦安市的食育方针

浦安市将食育作为重点民生工程,旨在希望从婴幼儿到高龄者的全体市民都能拥有健康身心。而食育则是实现健康身心的重要保证,该市制定了《浦安市儿童健康身心指针》,强调婴幼儿时期的饮食生活和规律的生活习惯是影响一生的基础,教育者有责任帮助婴幼儿获得正确的知识。为了市民们能从小构建起饮食生活的基础,浦安市提出了以下四点食育目标:

① 进食时间要有规律;

② 品味着进食;

③ 在实现健康目标的前提下选择食物;

④ 积极参与烹调的过程。

除了上述四大食育目标,浦安市食育理念(见图 6-37)的核心是对"食"的愿景,希望婴幼儿对"食"充满兴趣与期待。也希望幼儿对食物有感激之心,注重劳动人民的辛苦付出,体会到"粒粒皆辛苦"。这一理念也与御茶水女子大学附属儿童园"与人关系""与地球关系"的食育理念有共通之处。"食"的乐趣则体现了日本厚生劳动省提出的"想让婴幼儿成为能够开心吃饭的人"这一目标。

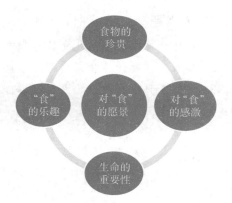

图 6-37 浦安市食育理念

（2）食育实践

浦安市托育机构中面向 2 岁幼儿的代表性食育实践案例"收获紫苏"很有参考意义。

该实践的目标如下:

① 幼儿们亲自浇水,感受紫苏的生长;

② 通过食物感受收获的美好与餐点的美味。

活动过程为:

在实践中,幼儿们会为干枯的紫苏主动浇水,待紫苏成熟之后,幼儿会和教师们一同一片一片采摘紫苏的叶子,小心收集整理。幼儿们都很期待吃到自己采摘的紫苏叶。因此,营养士和教育者们一同探讨紫苏料理的菜单,大家各抒己见,最后一致决定把紫苏放进豆腐肉饼中。幼儿们带着好奇心在午餐中寻找紫苏,最后在肉饼中发现了绿色的叶子。

在上面这个食育实践课程中,营养士发现幼儿们主动参与到食材的种植会大大提升他们进食的欲望。从植物的生长到亲自食用,幼儿们乐在其中,充满了对"食"的乐趣。此外,幼儿在和教师们的沟通中也大大提高了参与烹调食物的直接经验,从而对"食"产生更大的兴趣。

综上,通过分析日本的食育理念及实践特色,可为我国托育机构中食育活动的开展提供建议与参考。

 本章小结

本章讲述了托幼机构儿童的营养基本知识、不同年龄段婴幼儿饮食特点及集体养育照护方法和中外食育对比等,还介绍了托幼机构食育实践的优秀案例,为集体儿童照护中的营养和食育工作提供了有价值的参考资料。

思考与练习

一、选择题

1. 为了帮助婴幼儿养成良好的饮食行为习惯,哪一个年龄段的班级应该为婴幼儿提供尝试使用宝宝餐具的机会?(　　)

    A. 乳儿班(母乳期)　　　　　　　　　　B. 乳儿班(离乳期)

    C. 托小班(学步期)　　　　　　　　　　D. 托大班(走步期)

2. 学龄前儿童应每日饮奶(　　)或相当量的奶制品。

    A. 100～200 ml　　　　B. 200～300 ml　　　　C. 300～400 ml　　　　D. 500 ml 以上

二、简答题

1. 集体环境中的婴幼儿食育与家庭环境中的食育有哪些异同?

2. 参与集体婴幼儿食育的工作人员需要具备哪些能力?

3. 观察托育机构的一日流程,归纳总结哪些环节涉及食育,可以如何将食育自然融入婴幼儿的日常照护中。

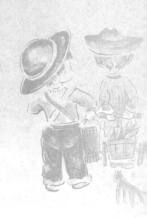

第七章
0～6岁儿童营养与喂养行为评价

 学习目标

1. 了解儿童养育人喂养行为评价工具及其优缺点。
2. 理解养育人喂养行为与儿童饮食行为的关系。
3. 掌握儿童营养评价的方法及具体指标的含义,知道如何识别儿童存在的营养问题。
4. 运用所学知识,设计针对不同儿童的营养和喂养行为评价方案。

 学习导引

儿童时期的营养状况直接影响了体格与智力的发育,及时了解儿童的营养状况特别是及时地对看护人的喂养方式作出评价十分重要。本章首先介绍了儿童营养评价的方法以及具体评价指标的含义和适用情况,其次介绍了养育人的喂养行为对儿童饮食行为的影响,最后列举了国内外养育人喂养行为的评价工具及其适用年龄段和侧重点,以为喂养行为评价提供支持。

 知识结构

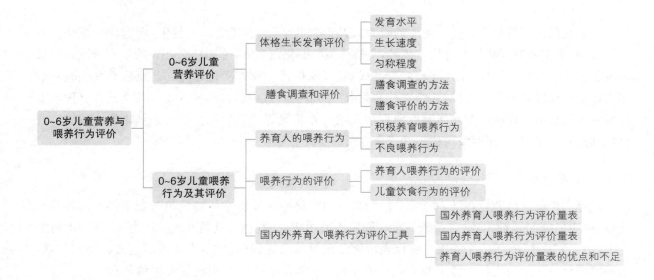

2017年发布的《中国儿童肥胖报告》显示,目前我国主要城市0～7岁儿童肥胖率约为4.3%,估计有476万人,并且学龄前儿童是儿童肥胖高发阶段之一。可见,目前我国儿童的营养问题较为严重,营养过剩与营养不足的情况并存,其主要原因在于营养膳食不均衡。因此,需要对儿童的营养状况进行及时、准确的评价,为后续调整喂养方式或进行营养干预提供指导,以保障儿童的早期发展。

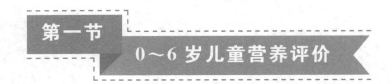

第一节　0～6岁儿童营养评价

儿童的生长发育需要充足的营养物质供给,营养不良,特别是3岁以内的严重营养不良,可严重影响儿童的体格和智力发育。儿童营养评价主要是用以评价儿童摄入的营养物质与生理需要量之间的平衡,有助于识别儿童个体或群体存在的营养问题,及时补充和调整营养物质供给,从而保证儿童身体和心理的健康成长。儿童营养评价包括体格发育评价、膳食调查与评价,以及实验室检查。体格生长发育评价有助于了解当前儿童摄入的营养物质是否满足身体发育的需要;儿童膳食营养评价通过了解儿童摄入食物的数量和质量,评价儿童获得的能量和营养物质;实验室检查通过检查儿童血液、体液、排泄物中的营养素及其代谢产物的水平,了解各种营养素在机体内被吸收利用的情况。

此外,采集儿童的健康和喂养史,对于初步评价儿童营养状况也有一定的参考价值。可通过询问病史和体格检查结果,详细询问家庭或托幼机构:儿童的进食情况,每餐膳食的种类、数量,每日进餐次数、食欲、饮食习惯;询问喂养史,如母乳喂养、人工喂养和部分母乳喂养情况、次数;了解人工喂养何种乳品或代乳品为主,每日次数、每次的量、冲调浓度、配制方法,喂养次数及数量;断乳时间,辅助食品添加时间、种类及数量;大、小便情况等。了解喂养情况有助于评价儿童营养状况或营养性疾病的成因。

一、体格生长发育评价

生长是指儿童各器官、系统、身体的长大以及形态的变化,有相应的测量值,即有量的变化。发育指细胞、组织和器官功能的分化与成熟,是机体质的变化,包括情感和社会心理的发育成熟。生长和发育密不可分,生长过程中伴随着发育的成熟,反映机体的动态变化趋势。儿童营养性疾病常表现为体格生长发育异常,通过对儿童生长发育指标的监测,可以及时、准确地反映儿童营养状况。通过对生长发育进行连续的监测能够纵向观察儿童营养状况的动态变化特点。儿童体格生长发育评价包括发育水平、生长速度及匀称程度三个方面。

(一)发育水平

发育水平就是将儿童在某一时间阶段的某一项体格生长发育指标测量值与正常参考人群值相比较,也叫横断面测量比较,表示该儿童在同质人群中所处的位置,就是儿童的发育水平,一般可分为上、中上、中、中下、下5个等级。它仅表示该儿童目前已达到的水平,不能说明过去存在的问题,也不能预示该儿童的生长趋势。如果某一指标大于或者小于正常儿童测量参考值的最高或者最低标准,提示应就医检查,以便进行及时的干预治疗。体格生长评估常用指标:体重、身高(长)、头围、胸围、上臂围和皮下脂肪厚度。

1. 体重

体重指人体的总质量,包括儿童的骨骼、肌肉、皮下脂肪、内脏及体液的综合重量,是衡量营养状况最重要的指标。新生儿出生体重与胎龄、胎次、性别和宫内营养状况有关。出生后1周内常因奶量摄入不足、水分丢失过多、胎粪排出等因素,导致生理性体重下降,生后3~4日达最低点,7~10日恢复为出生体重。生后3~4个月的体重是出生体重的2倍,12个月时是出生体重的3倍,24个月时是出生体重的4倍。学龄前儿童每年体重增长约2 kg。

2. 身高(长)

身高(长)指头顶到足底的垂直距离,是人体线性生长的重要指标。身高(长)的增长受到遗传、内分泌、宫内发育的影响,短期的疾病与营养状况对身高(长)的影响较小。生后第1年增加25 cm;生后第2年增加12 cm;2岁至学龄前期每年增加6~7 cm。

3. 胸围

将软尺零点固定于儿童的乳头下缘,使软尺接触皮肤,经两肩胛骨下缘绕胸围一圈回至零点,读取的数值即是胸围。新生儿出生时胸围约32 cm,比头围小1~2 cm,出生第1年增加迅速,平均可增加12 cm。一般情况下,儿童在1岁以内头围比胸围大,1岁时胸围逐渐超过头围。以后,胸围和头围的差距逐渐增加。

4. 头围

头围指自眉弓上缘经枕骨结节绕头一周的长度。头围表示头颅的大小和脑的发育程度,是筛查婴幼儿潜在脑发育或神经功能异常的常用指标。生后第1年,每月增加1 cm;第2年,总共增加2 cm;2岁时达到成人时头围的80%。

5. 上臂围

上臂围是在身高、体重获取困难情况下的一种替代指标,用以评价营养状况。上臂围代表肌肉、骨骼、皮下脂肪和皮肤的生长,1岁以内上臂围增长迅速。左上臂围测量可筛查5岁以下儿童营养状况:大于13.5 cm为营养良好;12.5~13.5 cm为营养中等;小于12.5 cm为营养不良。

6. 皮下脂肪厚度

皮下脂肪厚度也叫皮褶厚度,反映了皮下脂肪状况,可用于衡量儿童营养状况及肥胖程度。常用腹壁和背部皮下脂肪测量。

(二) 生长速度

对儿童的体重或者身高(长)测量后,要进行动态纵向观察(比如生长监测),看其每月生长发育是否正常。这种连续纵向的测量观察,可以跟随儿童自身的生长轨迹,及时发现生长偏离(增长过快、过慢或者不增长)情况,早期采取干预措施。每年增长的体重和身高值称为年生长速率。生长速度的评价比生长水平更能真实反映儿童生长状况,定期体检是评估生长速度评价的有效手段。生长曲线是表示生长速度最简单、直观的方法,生长曲线是将不同年龄的体格生长参照值按百分位数法或Z值绘成曲线图。可以通过连续追踪获得儿童的生长"轨道",以及时发现生长偏离现象,分析原因并采取措施。常用5种不同类别的生长曲线:年龄的体重、年龄的身长(高)、年龄的头围、身长(高)的体重和年龄的体质指数。

(三) 匀称程度

匀称程度是通过多项生长指标的综合评价所反映的体形和身材匀称度。对儿童体重、身长等各项指标之间的关系进行评估,可评价孩子的身材发育是否匀称。比如,通过对儿童的坐高/身高比值进行评估,可以看出小儿下肢的发育是否正常。体形匀称指数有身高/体重、胸围/身高、Quetelet指

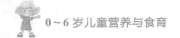
数、Kaup 指数和 BMI（Body Mass Index，身体质量指数）指数。例如，Kaup 指数是用儿童的体重（kg）/身高（cm）^{2} 来评价孩子是否太胖或者太瘦等。

具体标准可参考附录3"中国7岁以下儿童生长发育参照标准"。该标准是由原卫生部组织相关专家研究制定，于2009年6月2日正式公布的。该标准包含了儿童的身高、体重、头围、平均值标准。

二、膳食调查和评价

膳食调查和评价是通过对群体或个体每天的进餐次数、摄入食物的种类和数量等调查，再根据食物成分表计算出每人每日摄入的能量和其他营养素，然后与推荐供给标准进行比较，评价出膳食质量能否满足儿童健康所需，并了解膳食计划、食物分配和烹调加工过程中存在的问题，做出膳食指导。

选择科学可行的膳食调查方法是开展膳食调查的第一步。国际上采用的膳食调查方法可以分为两类：第一类可以测算每日食品或营养摄入量，方法包括24 h膳食回顾、重复的24 h膳食回顾、1～7天的膳食估量记录法及1～7天的膳食称重记录法，其中最常用的为3天膳食称重记录法；第二类的膳食调查方法可以反映膳食习惯和食物摄入频率，包括膳食回顾法和食物摄入频率问卷。

（一）膳食调查的方法

常用的膳食调查方法有四种，即称重法、询问法、查账法和化学分析法，四种方法各有特点，可根据不同情况采用。

1. 称重法

实际称量各餐进食量，以生熟比例计算实际摄入量。可用于团体、家庭或个人的膳食调查，根据食物消费量计算出每人每天各种营养素的平均摄入量，调查时间为3～7天。多应用群体和个体儿童膳食调查。结果常以平均数法分析记录，计算每日摄入食物种类、数量以及各种食物中营养素的量。称重法比较准确，但工作量较大，不适合大规模的调查。

2. 询问法

询问法简便易行，易于应用，多用于个体儿童膳食调查。通过询问儿童养育人，了解刚刚过去的一段时间内儿童的膳食情况，如回顾24 h、3天或一周内每日所摄入的食物种类和数量。也可以了解儿童长期的饮食习惯和膳食结构。询问法简便易行，但因受被调查对象记忆力和对度量的判断差异影响，其结果不够准确。

3. 记账法

记账法是大规模进行膳食调查的方法，适用于账目清楚的学校等集体食堂单位，多用于群体儿童膳食调查。可查阅某一时期内各种食物消费总量，并根据同一时期的进餐人数，粗略计算每人每日各种食物的摄取量，再按照食物成分表计算这些食物所供给的能量和营养素数量。记账法简便、快速，但不够精确，因为对食物剩余量难以估算。账目清楚、进餐儿童数统计准确是此方法实施的前提，如与称重法结合使用可提高准确性。

4. 化学分析法

化学分析法是将儿童的一日份全部熟食收集齐全，在实验中进行化学分析，测定其中能量和各种营养素含量的方法。该法手续复杂，除非特殊情况需要精确测定，一般不做。

（二）膳食评价的方法

除了通过儿童体格生长发育来直接判断儿童营养状况外，也可以通过以上的膳食调查获得膳食评价结果,并与膳食营养素参考摄入量进行比较,评价儿童的营养状况。

此外,还可以通过对营养素的摄入量、均衡性等指标来判断儿童的营养情况,比如"膳食指数法"就是膳食综合质量评价方法。也可以通过评价"膳食营养素摄入量"是否达到"平均摄入量"或者"推荐摄入量"这些人群的既定指标,反映儿童的营养状况。

1. 膳食指数法

膳食模式是指膳食种类、数量、比例、进食方式和频率,可用以评价食物、营养素和膳食行为间的交互作用,以评估膳食的整体质量。膳食模式分析的常用方法是膳食指数,儿童膳食指数法主要评价内容包括营养素和膳食行为。中国膳食平衡指数(DBI)是依据《中国居民膳食指南》和《平衡膳食宝塔》,选择谷薯杂粮、蔬菜水果、乳类及大豆类、动物性食物、酒精和调味品、食物种类和水 7 个食物组合,按照膳食质量指数法的原理制定的,可以用于人群膳食快速评价与指导。

中国儿童膳食指数(Chinese children dietary index,CCDI)是专为中国学龄儿童定制的总体膳食质量评价方法。我国依据《中国居民膳食指南(2016 年)》《中国居民膳食营养素参考摄入量(2013 年)》等更新中国儿童膳食指数各指标标准,制定了新版中国儿童膳食指数(CCDI-16)。该方法适用于中国儿童青少年(7～17 岁)的膳食质量评价,可以综合评估儿童的进食食物、营养素和饮食行为。CCDI-16 由谷类、蔬菜、水果、奶及奶制品、豆类及其制品、肉类、水产品、蛋类、饮水量及含糖饮料、维生素 A、脂肪酸、膳食纤维、食物多样性、同父母和(外)祖父母共进晚餐的次数与能量平衡 16 个指标组成,每个指标以膳食指南推荐能量摄入水平与食物摄入范围为基础并均赋值 10 分,故 CCDI-16 的赋分范围为 0～160 分,得分越高表示整体实际膳食摄入与推荐摄入水平越接近,即整体质量越好。

根据以上原则,一些学者研制了中国学龄前儿童膳食指数法,它是用于评估对学龄前儿童生长发育具有重要影响的营养素或食物摄入不足与过量情况的膳食指数法。共纳入总脂肪、饱和脂肪、谷物、水果、添加糖、蔬菜、乳制品、过量的果汁和铁 8 个指标。根据总脂肪、饱和脂肪和添加糖所占供能的比例进行评价,其他指标根据摄入量进行评价。总脂肪和饱和脂肪赋值 5 分,其他指标均赋值 10 分,共计 70 分。

2. 膳食营养素摄入量

以预防慢性疾病为目标,在推荐的每日膳食营养摄入量(Recommended Dietary Allowances,RDA)基础上发展起来一组每日平均膳食参考营养素摄入量的系列标准,即膳食营养素参考摄入量(Dietary Reference Intakes,DRIs),DRIs 是指一组每日平均膳食营养素摄入量的参考值。2000 年《中国居民膳食营养素参考摄入量》发布,中国营养学会于 2010 年开始了对 2000 版的修订,完成了 2013 版,其中增加近 10 种营养素的平均需要量。世界各国公认的 DRIs 包括 4 项营养水平标准:平均需要量(Estimated Average Requirements,EAR)、推荐营养素摄入量(Recommended Nutrient Intakes,RNI)、适宜摄入量(Adequate Intakes,AI)、可耐受最高摄入量(Tolerable Upper Intake Level,UL)。

平均需要量(EAR)是根据个体需要量的研究资料制订的,是根据某些指标判断可以满足某一特定性别、年龄及生理状况群体中 50% 个体需要量的摄入水平,这一摄入水平不能满足群体中另外 50% 个体对该营养素的需要。平均需要量是制定每日膳食营养摄入量的基础。

推荐摄入量(RNI)相当于传统使用的每日膳食营养摄入量,是可以满足某一特定性别、年龄及生理状况群体中绝大多数(97%～98%)个体需要量的摄入水平。长期摄入推荐摄入量水平,可以满足身体对营养素的需要,保持健康和维持组织中有适当的储备。推荐摄入量的主要用途是作为个体每日摄入营养素的目标值。

适宜摄入量(AI)。在个体需要量的研究资料不足,不能计算平均需要量,因而不能求得推荐摄入量时,可设定适宜摄入量(AI)来代替推荐摄入量。适宜摄入量是通过观察或实验获得的健康人群某种营养素的摄入量。例如纯母乳喂养的足月产健康婴儿,从出生到4～6个月,他们的营养素全部来自母乳。母乳中供给的营养素量就是他们的适宜摄入量值,适宜摄入量的主要用途是作为个体营养素摄入量的目标。

适宜摄入量与推荐摄入量相似之处是两者都用作个体摄入的目标,能满足目标人群中几乎所有个体的需要。适宜摄入量和推荐摄入量的区别在于适宜摄入量的准确性远不如推荐摄入量,可能显著高于推荐摄入量。因此,使用适宜摄入量时要比使用推荐摄入量更加注意。

可耐受最高摄入量(UL)是平均每日可以摄入某营养素的最高量,这个量对一般人群中的几乎所有个体都不至于损害健康。如果某营养素的毒副作用与摄入总量有关,则该营养素的可耐受最高摄入量是依据食物、饮水及补充剂提供的总量而定。如毒副作用仅与强化食物和补充剂有关,则可耐受最高摄入量依据这些来源来制定。

可以通过营养素摄入量的各个指标对个体和集体儿童的营养状况进行评价。针对个体儿童,营养素摄入量低于平均需要量,营养素摄入不足的发生风险高达50%,提示必须提高儿童的营养素摄入。营养素摄入量在平均需要量和推荐摄入量之间,表明营养素摄入不足的发生风险仅为2%～3%,营养素摄入量达到或远高于推荐摄入量时,表明营养素摄入量是充足的。针对群体儿童,儿童群体营养素摄入量低于平均需要量的占比,即为营养素摄入不足的比例。儿童营养素摄入量达到或高于推荐摄入量的比例越高,表明儿童群体营养素摄入不足的比例较小。

宏量营养素供能比例要适宜,即指儿童摄入蛋白质占总能量的10%～15%,摄入脂肪占总能量的30%～35%,摄入碳水化合物占总能量的50%～60%。膳食能量分布要合理,每日三餐食物供能应适当,即早餐供能应占每日总能量的25%～30%,中餐应占每日总能量的35%～45%,零食应占每日总能量的10%,晚餐应占总能量的25%～30%。此外,儿童能量的摄入要充足,即儿童能量摄入大于平均需要量。蛋白质摄入达到或高于推荐摄入量或适宜摄入量,表明蛋白质摄入充足,优质蛋白质应达到膳食总蛋白质的$\frac{1}{2}$;矿物质、维生素摄入应达到或高于推荐摄入量或适宜摄入量。

3. 营养质量指数法

营养质量指数(Index of Nutrition Quality,INQ)即营养素密度(该食物所含某营养素占供给量的比)与热能密度(该食物所含热能占供给量的比)之比。INQ＝1时,该食物提供营养素能力与提供能量能力相当,为"营养质量合格产品";INQ＞1时,该食物提供营养素能力大于提供能量能力,为"营养质量合格食物",并特别适合超重和肥胖者;INQ＜1时,该食物提供营养素能力小于提供能量能力,为"营养质量不合格食物"。INQ的优点在于只用一个数值,简单明了地表达了食物的营养质量,比食物成分表更为实用。

4. 实验室检查

血液、尿液、体液的营养物质及其代谢产物的生物化学和生理检查,可反映儿童近期的营养状况,包括电解质、血清总蛋白、白蛋白、血红蛋白、血糖以及微量元素和维生素,如铁、锌、钙、磷及维生素A、B_1、B_2、C、D等。碱性磷酸酶、骨碱性磷酸酶、谷胱甘肽还原酶等酶或辅酶,可反映儿童营养代谢状况。

5. 儿童营养素推荐摄入量

《中国居民膳食营养素参考摄入量(2013版)》详细介绍了0～6岁儿童不同年龄阶段能量、宏量营养素、微量营养素以及碳水化合物和脂肪营养素的参考摄入量。具体分为0～6月龄婴儿能量和宏量营养素参考摄入量,0～6月龄婴儿微量营养素参考摄入量,7～12月龄婴儿能量和宏量营养素参考摄入量,7～12月龄婴儿微量营养素参考摄入量,1～3岁幼儿能量和宏量营养素参考摄入量,1～3岁幼儿碳水化合物和脂肪营养素参考摄入量,1～3岁幼儿微量营养素参考摄入量,4～6岁学龄前儿童能量和宏量营养素参考摄入量,4～6岁学龄前儿童碳水化合物和脂肪营养素参考摄入量,

4～6岁学龄前儿童微量营养素参考摄入量。具体数值可参考中国营养学会官网中的"学龄前儿童主要营养素每日推荐摄入量"（见表7-1）。

表7-1　学龄前儿童主要营养素每日推荐摄入量

年龄（岁）	性别	能量（kcal）	蛋白质（g）	钙（mg）	铁（mg）	碘（mg）	锌（mg）	维生素A（μg）	维生素C（mg）
2岁	男	1 100	25	600	9	90	4	310	40
	女	1 000	25	600	9	90	4	310	40
3岁	男	1 250	30	600	9	90	4	310	40
	女	1 200	30	600	9	90	4	310	40
4岁	男	1 300	30	600	10	90	5.5	360	50
	女	1 250	30	600	10	90	5.5	360	50
5岁	男	1 400	30	600	10	90	5.5	360	50
	女	1 300	30	600	10	90	5.5	360	50
6岁	男	1 600	35	600	10	90	5.5	360	50
	女	1 450	35	600	10	90	5.5	360	50

第二节　0～6岁儿童喂养行为及其评价

喂养是儿童养育过程中的一个核心环节，儿童的营养摄入和饮食习惯养成与养育人的喂养行为密切相关。回应性喂养可以帮助儿童形成良好的饮食行为习惯，相反，养育人过度限制或者放任儿童的饮食行为都可能导致儿童形成不健康的饮食行为习惯。因此，需要了解和客观评价养育人的喂养行为。

一、养育人的喂养行为

广义上，养育人的喂养行为包括儿童食物的制备、喂养时的养育人行为、与儿童的行为互动和喂养环境准备等一系列的行为。养育人的饮食行为、对食物的态度和信念、接受喂养时儿童的行为以及喂养习惯都会影响儿童的饮食行为。喂养行为不仅仅是一个单纯的喂食过程，而是喂养人与儿童之间密切互动的过程，影响着儿童的心理行为发展。喂养行为受到喂养者的喂养知识、态度、社会经济文化等因素的影响。长期不适宜的喂养行为，将造成营养失衡，导致儿童营养不良或营养过剩。若儿童早期出现营养不良，可使儿童生长发育迟缓，增加慢性疾病的易感性。早期超重、肥胖可增加儿童在青少年期和成年期发生肥胖的概率，会带来高血压、糖尿病等并发症，并可造成儿童心理问题。因此，儿童早期喂养行为已成为儿童营养、心理行为研究者和儿童保健医生关注的热点。

狭义上，养育人的喂养行为主要指在喂养过程中，养育人的行为和儿童的进食行为，特别是两者之间的互动行为，如国际上提倡的回应性喂养（也叫回应式喂养）和不被提倡的强迫喂养等。从对儿

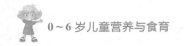

童健康有利与否可以把喂养行为分为积极喂养行为和消极喂养行为。积极的喂养行为不仅要有利于儿童的进食过程,还要注重在喂养过程中促进儿童的全面发展。

(一)养育人的积极养育喂养行为

养育人的积极喂养行为是一系列有助于帮助儿童养成良好进食习惯的行为,包括养育人在喂养过程中对儿童的敏感性、回应式喂养和适度协助儿童进食等。喂养中的敏感性强调养育人与儿童的积极互动,建立良好的情感和依恋关系,及时感知到儿童的饱腹和饥饿线索,并进行喂养行为的调整,促使儿童根据自己的生理需要量调节食物摄入,养成健康的饮食行为。具体表现为喂养过程中养育人要有耐心,不可催促孩子;喂养时与儿童说话,并有眼神的接触,用积极的语言鼓励孩子;喂养氛围良好,特别是养育人的情绪良好,营造更加轻松的就餐环境。

以下策略有助于促进儿童健康饮食行为习惯的养成。

1. 提供营养健康的食品

使用新鲜的食材制作食物,荤素搭配合理;减少不健康食品,如过度加工食品、高热量低营养食品等;为儿童提供的食物不仅要有营养还要好吃,以及便于儿童自己吃,如搭配不同味道、口感和色泽的食物来鼓励儿童进食,给予可以用手抓的食物以便儿童自己吃。

2. 合理安排用餐时间和食物摄入量

合理安排正餐和零食的时间,根据儿童的实际需求,控制食物的摄入量,限制零食次数,不以给予食物作为奖励的方式。

3. 适当辅助进食

尊重儿童的自主进食,让儿童自主选择餐具和喜好的食物,观察儿童吃饱的信号,不强迫喂养,不要求必须吃完食物;让儿童自主进食,养育人适当辅助,耐心引导。

4. 与家人一起用餐

使孩子感受到家人一起用餐的温馨,养育人通过示范自己健康的饮食行为习惯、传递健康饮食的知识等帮助儿童形成良好的饮食行为。

5. 安静卫生的用餐环境

安静整洁、无干扰的环境,有利于儿童把注意力放到吃饭这件事情上。还应减少玩具、电子产品,甚至是大人的干扰。

(二)养育人的不良喂养行为

"喂养"一词过多强调了养育人对儿童的喂养行为,其实在喂养中培养儿童自主进食的能力和习惯也非常重要。喂养应该是指养育人适当辅助儿童进食,并帮助儿童学会独立吃饭的过程。因为喂养中养育人过度干涉不仅会影响儿童独立吃饭的能力培养,还会影响对儿童的食育,甚至使其形成偏食、挑食或者过度进食的饮食问题,或是引起超重肥胖等营养不良问题,危及健康。以下四种类型养育人不合理的喂养行为会对儿童的饮食行为和健康产生诸多不利影响。

1. 控制型养育人

控制型养育人会过度限制儿童不健康食物的摄入量,可能导致儿童将注意力转移至所限制食物,而忽略自己的饱腹和饥饿信号,反而摄入更多的食物,并引起食物偏好、情绪性多食和食物敏感性等饮食问题。研究表明,控制型养育人会减少儿童蔬菜和水果摄入量,增加含盐和糖食物摄入量,减少儿童的饱腹敏感性。

2. 压力型养育人

压力型养育人会强迫儿童喜爱某种"有营养"的食物,破坏食欲自主调节能力的发育,降低了儿童的饱腹和饥饿敏感性。同时还会导致儿童摄入一些不健康的食物。压力型养育人会增加儿童不健康食物的摄入量,也会增加儿童的情绪性多食。

3. 纵容型养育人

纵容型养育人顺从儿童的饮食偏好,不控制摄入食物的质和量,影响健康饮食行为的养成,会导致儿童摄入更多的垃圾食物、快餐和含糖食物。纵容型养育人会减少儿童健康食物的摄入,增加糖果、饼干等低营养、高能量食物的摄入。

4. 放任型养育人

放任型养育人较少控制儿童食物的数量和质量,对饮食行为产生不利影响。放任型养育人会导致儿童蔬菜、水果等健康食物摄入减少,高能量食物摄入增加。

二、喂养行为的评价

对喂养行为的评价一般包括两个维度,一是对养育人的喂养行为评价,二是对儿童的进食行为评价。前者是重点,因为喂养行为实质上是一个亲子双方互动的过程,而养育人在其中起着主导作用。

(一)养育人喂养行为的评价

国内外的学者开发了多种评价养育人喂养行为的量表,通过对这些量表的梳理发现,对养育人喂养行为的评价集中以下五个方面:①养育人对喂养行为的认识;②用餐时间安排,摄入的食物,包括零食的数量和种类;③具体的喂养行为,如放任喂养、压力喂养、限制喂养、回应喂养;④养育人对儿童的饮食要求;⑤对儿童体重过轻过重的担心等。

也可以根据养育人在喂养行为中的控制维度和敏感维度,把养育人的喂养行为分为:权威型喂养行为、压力型喂养行为、纵容型喂养行为和放任型喂养行为。

1. 权威型喂养行为(高控制/高敏感)

指养育人较多地参与教养儿童的过程,包括喂养过程。实施必要的控制,并高敏感性地支持儿童自主性进食。

2. 压力型喂养行为(高控制/低敏感)

指养育人限制、惩罚、拒绝和霸道,较少鼓励儿童自主进食。

3. 纵容型喂养行为(低控制/高敏感)

指缺乏对儿童饮食行为的监督,鼓励自主进食,较少引导。

4. 放任型喂养行为(低控制/低敏感)

指养育人对儿童缺少控制,也没有对自主进食的支持,缺乏鼓励与控制行为。

(二)儿童饮食行为的评价

在评价养育人喂养行为时,离不开儿童的饮食行为,如儿童对饮食的兴趣和偏好,包括进食诱因、食物偏好、运动技能、行为依从性等。也可以按照对食物的接近和疏远来评价儿童对食物的喜好。

1. 获得食物

① 食物敏感性:儿童通过嗅觉、视觉等对食物外部特征的反应。

② 享受食物:儿童表现出对食物的广泛兴趣。

③ 情绪性多食:儿童在出现愤怒、焦虑等不良情绪时表现出的进食量增加。

2. 回避食物

① 饱腹敏感性:儿童通过对食物的饱腹敏感性,调整进食的能力。

② 情绪性少食:儿童在不良情绪时表现出的食欲下降,进食量减少。

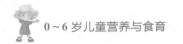

③ 挑食：儿童拒绝熟悉或不熟悉的食物，进食多样性减少。

④ 进食减慢：进食速度减慢。

三、国内外养育人喂养行为评价工具

根据所评价儿童的年龄，可将喂养行为评价量表分为婴幼儿、学龄前和多阶段喂养行为评价工具。儿童的饮食习惯在 4 岁左右基本建立并保持稳定，现有量表多集中在评估 2～7 岁儿童养育人的喂养行为。从量表评价的重点内容来看，2000 年前开发的量表维度多集中在评估喂养时养育人与儿童之间的互动和饮食环境；2000 年以后，由于美国近 25% 的儿童出现超重肥胖，喂养行为量表更加关注饮食与体重的关系，如体重认知、食物量控制、情绪喂养、逼迫喂养等。同时，随着回应性照护的重要性被认知，量表中也增加了回应性喂养对儿童体重影响的研究和评估。

（一）国外养育人喂养行为评价量表

国外学者开发了较多的、针对 0～6 岁儿童养育人喂养行为的评价量表，具体量表名称、条目数、维度、评估方式可参见表 7-2。

表 7-2　国外养育人喂养行为评价量表

量表名称	适用年龄	编写时间（年）	条目数	评价内容（量表维度）	评估方式
NCAFS	0～12 月龄	1989	76	儿童维度：对线索的清晰度、对养育人的反应；养育人维度：对线索的敏感性、对孩子痛苦的反应、社交情绪成长促进、认知成长促进	观察法
IFSQ	3～20 月龄	2009	83	放任喂养、压力喂养、限制喂养、回应喂养、纵容喂养	养育人自报
FPSQ	21～27 月龄	2014	40	食欲的不信任、行为奖励、饮食奖励、说服性喂养、规整化饮食环境及用餐时间、家庭膳食、显性控制、隐性控制	养育人自报
SCPF	1～3 岁	2017	34	限制暴露、规律喂养、限制进食、逼迫进食	养育人自报
PFQ	2～5 岁	2001	32	喂养困难、担心孩子过度进食或超重、逼迫进食、食物安抚、担心孩子体重过轻、孩子对喂养关系的掌控、喂养互动、不符合年龄的喂养	养育人自报
PFSQ	4～7 岁	2002	27	情感性喂养、方法性喂养、鼓励性喂养、控制性喂养	养育人自报
CFSQ	3～5 岁	2005	19	养育人对孩子的饮食要求、养育人对孩子的饮食反应	养育人自报
FDQ	3～7 岁	2008	8	愤怒/沮丧喂养、食物数量的要求、食物类型的要求	养育人自报
CPFP	3～5 岁	2011	24	高度控制、高度应变、以儿童为中心的喂养、鼓励高营养食物、禁止高能量食物、进餐行为、进餐时间安排	养育人自报
FSQ	2～6 岁	2011	32	用餐结构、一致的用餐时间、儿童控制进食、养育人控制进食、餐间进食、鼓励光盘	养育人自报
CEBI	2～11 岁	1991	40	儿童维度：食物偏好、运动技能、行为依从性 养育人维度：对孩子的行为控制、对喂养的认知和感觉、家庭成员之间的互动	养育人自报

量表名称	适用年龄	编写时间（年）	条目数	评价内容（量表维度）	评估方式
CFQ	2~11岁	2001	31	养育人对喂养责任的认知、养育人对自身体重的感知、养育人对儿童体重的感知、养育人对儿童体重的担忧、监督饮食、限制喂养、逼迫喂养	养育人自报
OCCQ	4~11岁	2006	9	零食的显性控制、零食的隐性控制	养育人自报
CFPQ	2~8岁	2007	49	儿童控制、情感调节、鼓励平衡和多样化膳食、饮食环境、食物奖励、参与食物准备、示范行为、监督饮食、逼迫饮食、为了健康的限制、为了体重的限制、营养教育	养育人自报

1. 婴幼儿喂养行为评价工具

（1）哺乳儿童喂养评估量表（Nursing Child Assessment Feeding Scale，NCAFS）

Barnard等以白人为主的630个美国西部家庭为研究对象开发了NCAFS，量表Cronbach's alpha为0.56~0.83。Eric等使用NCAFS评估大于12月龄的幼儿时发现需调整量表以获得较为准确的评估结果。NCAFS评价的内容包括儿童维度，如儿童对养育人的反应。养育人维度：对线索的敏感性、对孩子痛苦的反应、社交情绪成长促进、认知成长促进。

（2）婴儿喂养方式问卷（Infant Feeding Style Questionnaire，IFSQ）

Thompson等以低收入非裔美国家庭的154名3~20月龄婴幼儿母亲为研究对象开发了IFSQ，量表Cronbach's alpha为0.75~0.95，还需增加不同人群的研究以拓宽适用范围。评价内容包括养育人的五类喂养行为：放任喂养、压力喂养、限制喂养、回应喂养、纵容喂养。

（3）喂养实践和结构问卷（Feeding Practices and Structure Questionnaire，FPSQ）

Jansen等以澳大利亚的462名21~27月龄的幼儿和养育人为研究对象开发了FPSQ，量表Cronbach's alpha为0.61~0.89。该研究参与者大多是受过良好教育的白人，需增加对不同种族和文化背景的研究。Jansen于2016年进一步修订量表为FPSQ-28，进行3个时段的纵向测量来反映喂养行为的变化。评价内容包括行为奖励、饮食奖励、说服性喂养、规整化饮食环境、规整化用餐时间等。

（4）父母喂养结构和控制问卷（The Structure and Control in Parent Feeding，SCPF）

Savage等以美国白人为主的334名1~3岁儿童和养育人为研究对象开发了SCPF，量表Cronbach's alpha均大于0.70。该研究针对具有肥胖高风险的儿童和母亲，还需进行不同人群的研究。评价内容包括养育人的四类喂养行为，如限制暴露、规律喂养、限制进食、逼迫进食。

2. 学龄前儿童喂养行为评价工具

（1）学龄前儿童喂养问卷（Preschooler feeding questionnaire，PFQ）

Baughcum等以美国的634名23~60月龄的儿童和母亲为研究对象开发了PFQ，量表Cronbach's alpha为0.18~0.87。A Jain等于2004年使用PFQ时发现量表的部分维度存在理解问题，需对相关条目进行修改以提高量表的信效度。2007年，Seth等将PFQ修订为西班牙语版本，部分维度信度较低，可能由于语言和文化背景的差异导致受试者的理解差异。主要评价的内容包括喂养困难、担心孩子过度进食或超重、逼迫进食、食物安抚、担心孩子体重过轻、孩子对喂养关系的掌控、喂养互动、不符合年龄的喂养。

（2）父母喂养方式问卷（Parental Feeding Style Questionnaire，PFSQ）

Wardle等以英国的214对4~7岁同性双胞胎儿童家庭为研究对象开发了PFSQ，量表Cronbach's alpha为0.67~0.83。该研究参与者以完整的白人家庭为主，不同的社会和文化群体可能会出现不同的结果。HR Clark 等于 2008 年对 PFSQ 进行修订,修订后版本的部分维度信度较低。PFSQ 还被应用于荷兰、中国香港等国家和地区的喂养行为问题研究。评价内容包括情感性喂养、方法性喂养、鼓励性喂养、控制性喂养。

(3) 照护者喂养方式量表(Caregiver's Feeding Style Questionnaire,CFSQ)

Hughes 等以低收入人群中 130 名西班牙裔和 101 名非裔 3~5 岁儿童和养育人为研究对象开发了 CFSQ,量表 Cronbach's alpha 为 0.67~0.86,重测信度为 0.82~0.85。评价内容包括养育人对孩子的饮食要求、养育人对孩子的饮食反应。

(4) 喂养需求问卷(The Feeding Demands Questionnaire,FDQ)

MS Faith 等以美国多个种族的 85 名 3~7 岁儿童和母亲为研究对象开发了 FQD,量表 Cronbach's alpha 为 0.70~0.86。但该研究针对双胞胎儿童家庭,样本量较小且缺乏男性照护者,还缺乏重测信度等。评价内容包括养育人的愤怒/沮丧喂养、食物数量的要求、食物类型的要求。

(5) 父母喂养实践控制量表(Control in Parental Feeding Practices,CPFP)

Megumi Murashima 等以 330 个多种族低收入的 3~5 岁儿童和母亲为研究对象开发了 CPFP,量表 Cronbach's alpha 为 0.59~0.79,重测信度为 0.45~0.85。评价内容包括高度控制、高度应变、以儿童为中心的喂养、鼓励高营养食物、禁止高能量食物、进餐行为、进餐时间安排。

(6) 喂养策略问卷(Feeding Strategies Questionnaire,FSQ)

KS Berlin 等以美国白人为主的 990 名 2~6 岁儿童和父母为研究对象开发了 FSQ,量表 Cronbach's alpha 为 0.70~0.89。评价内容包括用餐结构、一致的用餐时间、儿童控制进食、养育人控制进食、餐间进食、鼓励光盘。

3. 多阶段儿童喂养行为评价工具

这类评价工具可以覆盖不同年龄段的儿童,2~11 岁,便于做不同年龄段之间的比较。

(1) 儿童饮食行为清单(Children's Eating Behavior Inventory,CEBI)

Archer 等以加拿大 206 名非临床和 110 名临床的 2~11 岁儿童和母亲为研究对象开发了 CEBI,量表 Cronbach's alpha 大于 0.70,重测信度为 0.84~0.87。评价内容包括儿童维度的食物偏好、运动技能、行为依从性,以及养育人维度的对孩子的行为控制、对喂养的认知和感觉、家庭成员之间的互动。

(2) 儿童喂养问卷(Child Feeding Questionnaire,CFQ)

Birch 等以来自美国三个不同种族的 668 名 2~11 岁儿童和养育人为研究对象开发了 CFQ,量表 Cronbach's alpha 为 0.70~0.92。CFQ 是目前应用较为广泛的喂养行为评价工具,经翻译和修订成不同语言应用于欧美白种人、低收入黑人和拉美裔美籍人、日本人、华裔澳大利亚人、中国人等。该量表侧重于评估养育人的消极喂养行为,缺少对积极喂养行为的评估。评价内容包括育人对喂养责任的认知、养育人对自身体重的感知、养育人对儿童体重的感知、养育人对儿童体重的担忧、监督饮食、限制喂养、逼迫喂养。

(3) 显性与隐性控制问卷(Overt and Covert Control Questionnaire,OCCQ)

Ogden 等以 297 名英国白人中产阶级家庭为主的 4~11 岁儿童和养育人为研究对象开发了 OCCQ,量表 Cronbach's alpha 为 0.71 和 0.79。该研究样本选择有偏倚,对摄入食物的关注不仅包括零食,也包括全部饮食。Brown 等于 2008 年对 OCCQ 进行修订,增加了对正餐的显性与隐性控制两个维度,维度名称为零食的显性控制、零食的隐性控制。

(4) 综合性喂养实践问卷(Comprehensive Feeding Practices Questionnaire,CFPQ)

Dara 等以白人和高收入的美国家庭为主的 2~8 岁儿童和养育人为研究对象开发了 CFPQ,量表 Cronbach's alpha 为 0.49~0.87。CFPQ 的评估内容较为全面,包括消极和积极的喂养行为,已在新西兰、巴西、马来西亚等国家进行修订和应用,但还需增加不同人群和重测信度等的研究。评价内容包括儿童控制、情感调节、鼓励平衡和多样化膳食、饮食环境、食物奖励、参与食物准备、示范行为、监督饮食、逼迫饮食、为了健康的限制、为了体重的限制、营养教育。

（二）国内养育人喂养行为评价量表

国内量表同样划分为婴幼儿、学龄前和多阶段喂养行为评价工具。国内量表一开始以汉化国外量表为主，汉化量表对跨文化研究喂养行为与儿童健康之间的关系提供了启示，同时也需要进行更广泛的研究以提高量表的文化适宜性。随着国内对喂养行为的重视，近年来也开展了基于我国养育人喂养行为的量表开发研究。各量表的具体条目数、维度和评估方式见表7-3。

表7-3　国内养育人喂养行为评价量表

量表名称	适用年龄	编写时间（年）	条目数	评价内容（量表维度）	评估方式
婴幼儿养育人喂养行为量表	6～24月龄	2017	27	强迫孩子进食、担心孩子进食过少、情绪性或工具性喂养、养育人主导进食、担心孩子进食过多	养育人自报
中文版照护者喂养方式量表	3～5岁	2007	25	养育人对孩子的饮食要求、养育人对孩子的饮食反应	养育人自报
学龄前儿童照护人喂养行为量	3～6岁	2019	35	责任喂养、体重担忧、鼓励健康饮食、饮食内容限制、饮食行为限制、逼迫喂养、监督喂养	养育人自报
中文版儿童喂养问卷	1～4岁	2014	28	养育人对喂养责任的认知、养育人对自身体重的感知、养育人对儿童体重的感知、养育人对儿童超重的担忧、限制喂养、逼迫喂养、监督饮食、食物奖励	养育人自报
	2～7岁	2016	26		

1. 婴幼儿喂养行为评价工具

谢丽惠等以中国11所社区卫生服务中心的928名婴幼儿为研究对象开发了婴幼儿养育人喂养行为量表，量表Cronbach's alpha为0.737～0.843。该研究缺乏重测信度且存在样本选择偏倚，缺乏农村幼儿数据。评价内容包括强迫孩子进食、担心孩子进食过少、情绪性或工具性喂养、养育人主导进食、担心孩子进食过多。

2. 学龄前儿童喂养行为评价工具

（1）中文版照护者喂养方式量表

谢健等以中国城市的1 051名3～5岁儿童和养育人为研究对象开发了中文版照护者喂养方式量表，Cronbach's alpha分别为0.852和0.867，重测信度分别为0.869和0.849。该研究样本选择有偏倚，缺乏农村儿童数据。评价内容包括养育人对孩子的饮食要求和养育人对孩子的饮食反应。

（2）学龄前儿童父母喂养行为量表（Chinese Preschooler's Caregivers Feeding Behavior Scale, CPCFBS）

袁静等以中国城市的768名3～6岁儿童和养育人为研究对象开发了CPCFBS，量表Cronbach's alpha为0.65～0.88，重测信度为0.64～0.84，该研究样本主要为城市儿童，缺乏农村儿童数据。评价内容包括责任喂养、体重担忧、鼓励健康饮食、饮食内容限制、饮食行为限制、逼迫喂养、监督喂养。

3. 多阶段儿童喂养行为评价工具

刘卫红等以254名1～4岁华裔澳大利亚家庭的儿童和母亲为研究对象开发了中文版儿童喂养问卷，量表Cronbach's alpha为0.60～0.93。郑丽霞等于2016年也对CFQ进行了汉化，研究对象为198名上海浦东新区2~7岁儿童和养育人,Cronbach's alpha 为 0.598~0.867,重测信度为 0.791~0.963,研究样本均存在选择偏倚。评价内容包括养育人对喂养责任的认知、养育人对自身体重的感知、养育人对儿童体重的感知、养育人对儿童超重的担忧、限制喂养、逼迫喂养、监督饮食、食物奖励。

(三)养育人喂养行为评价量表的优点和不足

目前国内外已开发出多种评估量表。对于不同年龄段的儿童、不同国家和种族、不同经济文化背景的人群均有覆盖。各量表在研究设计、样本特征和喂养测量等方面有所不同,但仍有些共同的问题:

① 评估内容:部分量表所关注的维度比较局限,如忽视回应性喂养行为,导致评估的喂养行为不够全面,并且量表的维度界定方式各有不同,有些维度代表相同含义但名称不同,如情绪性喂养和食物安抚,没有统一的行为定义。

② 评估方法:大多数量表为养育人自报形式,无法保证养育人是否准确地报告他们的喂养行为,且缺乏对养育人喂养行为的观察研究和评价。

③ 适用人群:不同的国家、种族和经济文化条件,会导致不同的喂养行为。目前的研究大多针对欧美国家和经济条件较好的家庭,虽然也进行了其他不同的国家、经济条件的家庭的研究,但各量表评估标准不同,无法共同比较,并且大多研究只以母亲为研究对象,缺乏其他照护人的喂养行为评价。

④ 量表设计:部分量表的设计不够严谨,信效度检验不够全面。这些问题可能导致量表无法准确评估养育人的喂养行为,导致实际情况与评估结果存在偏差。

比较而言,国际上较重视对养育人喂养行为的评价,国内自主研发的量表较少,在后续对养育人喂养行为量表进行研究与开发时,需要考虑。

① 现有关于喂养行为和儿童营养不良,特别是超重和肥胖之间的关联研究中,大多采用的是汉化版的喂养行为评价量表,要加强基于我国文化背景的喂养行为评估工具研究,其中要考虑我国特有的国情和传统文化特点,如城乡差异大、祖父母照护比例高等现象。

② 现有量表的评估形式多是由养育人自报,存在填报人的回忆偏倚,要加强喂养行为观察评估量表的开发,使用更客观的方法来准确评估养育人的喂养行为。

③ 对父亲或其他喂养人进行评估的量表很少,由于父亲和其他喂养人在过去几年中在儿童喂养方面的作用越来越大,应纳入多种喂养人类型,包括母亲、父亲、奶奶、保姆等,以评估他们的喂养行为的影响。

④ 适用于3岁以下儿童的评估量表很少,尤其是2岁以下儿童,不同年龄段的儿童有不同的饮食需要和饮食行为,开发针对不同年龄段的喂养行为评估量表,如0~3岁、3~6岁等。

⑤ 增加有关回应性喂养的研究,回应性喂养行为在儿童营养和生长方面具有潜在的关键作用,研究发现,回应性喂养行为的干预会对饮食模式和体重结果产生积极的影响。养育人的喂养是儿童的健康和营养状态的基础,开发基于我国社会文化背景的养育人喂养行为评估量表有助于客观了解养育人的喂养行为,将为开展儿童营养和健康问题研究提供可靠的工具。

 本章小结

本章讲述了儿童营养评价的基本知识、不同类型养育人的喂养特点及其可能对儿童饮食行为造成的影响,并列举出国内外评价工具,将营养与喂养行为评价相关知识进行梳理和呈现。通过学习,可以在实际评价过程中查阅相关指标和知识点,为后续量表开发提供帮助。

思考与练习

一、选择题

1. 下列哪一项指标可以体现儿童的体格发育水平?(　　)

    A. 体重　　　　　　　B. 胸围　　　　　　　C. 皮下脂肪厚度　　　D. 生长速度

2. 下列哪一种调查方法适用于大规模的膳食调查?(　　)

    A. 称重法　　　　　　B. 询问法　　　　　　C. 记账法　　　　　　D. 化学分析法

二、简答题

1. 常用的膳食调查方法有哪些? 它们分别具有什么样的特点和适用情况?

2. 体格生长发育评价、膳食调查和评价、实验室检查在评价儿童营养情况时侧重内容有何差异?

3. 针对目前量表存在的不足,在国内自主研发量表时,需要注意哪些要点?

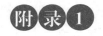

婴幼儿喂养健康教育核心信息

（国家卫生健康委员会，2021）

　　婴幼儿喂养主要包括儿童从出生到3岁期间的母乳喂养、辅食添加、合理膳食和饮食行为培养。这一时期是生命最初1 000天中的重要阶段，科学良好的喂养有利于促进儿童健康，为其一生发展奠定良好基础。通过强化健康教育，向父母、养育人和社会公众传播婴幼儿科学喂养的重要意义，普及喂养知识和技能，是改善儿童营养状况、减少和控制儿童营养不良与疾病发生的重要措施。

一、母乳是婴儿最理想的天然食物，0～6个月婴儿提倡纯母乳喂养

　　母乳含有丰富的营养素、免疫活性物质和水分，能够满足0～6个月婴儿生长发育所需全部营养，任何配方奶、牛羊奶等无法替代。6个月内的健康婴儿提倡纯母乳喂养，不需要添加水和其他食物。母乳喂养经济、方便、省时、卫生，有助于婴儿达到最佳的生长发育及健康状态。早产儿、低体重儿更加提倡母乳喂养。母亲应当按需哺乳，每日8～10次及以上，确保婴儿摄入足够乳汁。要了解和识别婴儿咂嘴、吐舌、寻觅等进食信号，及时哺喂，不应等到婴儿饥饿哭闹时再哺喂。婴儿从出生开始，应当在医生指导下每天补充维生素D 400～800国际单位，促进生长发育。正常足月婴儿出生后6个月内一般不用补充钙剂。

二、母乳喂养能够有效促进母婴健康，降低患病风险

　　母乳喂养可以降低婴儿患感冒、腹泻、肺炎等疾病的风险，减少成年后肥胖、糖尿病和心脑血管疾病等慢性病的发生，促进大脑发育，增进亲子关系。母乳喂养还可减少母亲产后出血、乳腺癌、卵巢癌的发生风险。绝大多数母亲都能成功母乳喂养，母亲和家庭应当树立母乳喂养信心。婴儿配方奶是无法纯母乳喂养时的无奈选择。

三、特殊情形下母乳喂养，应当听从医务人员指导

　　哺乳母亲患病时，应当及时咨询医务人员，了解疾病和用药对母乳喂养的影响，遵循医务人员意见，确定是否继续母乳喂养。母亲患一般感冒、腹泻时，乳汁中的特异抗体可以保护婴儿免于感染，母亲可坚持母乳喂养。婴儿发生腹泻，不需要禁食，可以继续母乳喂养，应当在医生指导下及时补充体液，避免发生脱水。对于早产儿、低出生体重儿和其他患病婴儿，应当听从医务人员指导，做到科学合理喂养。

四、婴儿6个月起应当添加辅食，在添加辅食基础上可继续母乳喂养至2岁及以上

　　6个月后单一母乳喂养已不能完全满足婴儿生长发育需求，应当在继续母乳喂养基础上引入其他营养丰富的食物。这一时期，婴儿进食能力日渐完善，是添加辅食的最佳时机。此外，6个月前后也是婴儿行为发育的关键时期，添加辅食能够帮助婴儿逐步适应不同食物，促进味觉发育，锻炼咀嚼、吞咽和消化功能,培养良好饮食习惯,避免日后挑食和偏食。过早、过迟添加辅食均会影响婴儿生长发育。在添加辅食的基础上,母乳喂养可持续至2岁及以上,保障婴幼儿获取足够的营养素和能量。混合喂养及人工喂养的婴儿,满6个月也要及时添加辅食。

五、添加辅食坚持由少量到多量、由一种到多种,引导婴儿逐步适应

添加辅食应从每日一次开始,尝试在一餐中以辅食替代部分母乳,逐步过渡到以单独一餐辅食替代一次母乳。添加辅食还应当从单一食物开始,每次只添加一种新食物,逐次引入。开始可选择含铁丰富的泥糊状食物,每次喂食1小勺,逐渐加量。父母或养育人要耐心鼓励婴儿尝试新的食物,留意观察婴儿反应。有的婴儿很快接受新的食物,有的则需要多次尝试。待婴儿2~3日习惯一种新食物口味后,再添加另外一种,逐步刺激味觉发育。引入新食物1~2日内,婴儿若出现皮疹、腹泻、呕吐等轻微不适,应当暂停添加,待症状好转后再次尝试小量喂食。若仍出现不适或症状严重,应当及时就医。

六、6个月至2岁期间逐步增加辅食添加的频次、种类,确保婴幼儿良好生长发育

婴幼儿辅食添加频次、种类不足,将明显影响生长发育,导致贫血、低体重、生长迟缓、智力发育落后等健康问题。6~9个月婴儿,每日需要添加辅食1~2次,哺乳4~5次,辅食与哺乳交替进行。9~12个月婴儿,每日添加辅食增为2~3次,哺乳降为2~3次。1~2岁幼儿鼓励尝试家庭膳食,每日与家庭成员共同进食3餐,期间加餐2次,并继续母乳喂养。制作辅食的食物包括谷薯类、豆类和坚果类、动物性食物(鱼、禽、肉及内脏)、蛋、含维生素A丰富的蔬果、其他蔬果、奶类及奶制品7类。添加辅食种类每日应当不少于4种,并且至少要包括1种动物性食物、1种蔬菜和1种谷薯类食物。6~12个月辅食添加对婴儿生长发育尤为重要,要特别注意添加的频次和种类。

七、逐渐调整辅食质地,满足6个月至2岁婴幼儿所需营养素和能量供给

6个月至2岁婴幼儿生长发育迅速,营养和能量需求高。这个阶段婴幼儿胃容量有限,因此辅食质地需要保持足够稠度。与婴幼儿的咀嚼、吞咽能力相适应,婴幼儿的辅食应当从泥糊状逐步过渡到团块状固体食物。婴儿6个月之后添加泥糊状食物,9个月过渡到带小颗粒的稠粥、烂面、肉末、碎菜等,10~12个月食物应当更稠,并可尝试块状食物。1岁以后吃软烂饭,2岁左右接近家庭日常饮食。贫困地区或食物供应不够丰富的地区,婴幼儿不能从食物中获得充足营养和微量元素时,应当在医生指导下给予辅食营养补充剂(如营养包)。

八、耐心鼓励婴幼儿进食,培养良好饮食习惯

婴幼儿6个月至2岁添加辅食,2~3岁基本独立进食,喂养方式发生变化。从哺乳逐渐过渡到喂食、自主进食、与家人同桌吃饭,这个过程可促进婴幼儿大动作、精细动作的发育,有利于家庭亲子关系建立,促进儿童情感、认知、语言和交流能力发展。父母和养育人要营造快乐、轻松的进食环境,鼓励但不强迫婴幼儿进食。引导婴幼儿与家人一起就餐,自主进食。关注婴幼儿发出的饥饿和饱足信号,与婴儿面对面充分交流,不以食物作为奖励和惩罚手段。婴幼儿进餐时不观看电视、电脑、手机等电子产品,每次进餐时间控制在20分钟左右,最长不超过30分钟。

九、提倡家庭自制食物,控制婴幼儿糖和盐的摄入

鼓励家庭选择新鲜、营养丰富的食材,自制多样化食物,为婴幼儿提供丰富的味觉体验,促进味觉发育。清淡口味有利于婴幼儿感受、接受不同食物的天然味道,降低偏食挑食风险,也有利于控制糖、盐摄入,降低儿童期及成人期发生肥胖、糖尿病、高血压、心脑血管疾病的风险。1岁以内婴儿辅

食应当保持原味,不加盐、糖和调味品。1岁以后辅食要少盐少糖。2岁后幼儿食用家庭膳食,仍要少盐少糖,避免食用腌制品、熏肉、含糖饮料等高盐高糖和辛辣刺激性食物。2岁以内婴幼儿辅食宜单独制作,保持食物清洁卫生,预防腹泻和其他疾病。婴幼儿进食要有成人看护,不逗笑打闹,防止进食意外。整粒花生、坚果、果冻等食物易吸入气管,引起窒息,婴幼儿应当避免食用。

十、定期评价婴幼儿生长发育和营养状况,及时获取科学喂养指导

营养评价和健康指导,是儿童健康检查服务的重要内容。1岁以内婴儿应当在3、6、8和12个月时,1~3岁幼儿在18、24、30和36个月时,到乡镇卫生院、社区卫生服务中心(站)或妇幼保健院接受儿童健康检查,评价生长发育和营养状况,在医生指导下及时调整喂养行为。

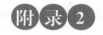

托育机构婴幼儿喂养与营养指南(试行)

（国家卫生健康委员会,2021）

　　根据《国务院办公厅关于促进 3 岁以下婴幼儿照护服务发展的指导意见》（国办发〔2019〕15 号）、《托育机构设置标准(试行)》和《托育机构管理规范(试行)》、《托儿所、幼儿园建筑设计规范(2019 年版)》、《婴幼儿辅食添加营养指南》（WS/T 678—2020）、《中国居民膳食指南(2016)》、《婴幼儿喂养健康教育核心信息》,我委组织编写了《托育机构婴幼儿喂养与营养指南(试行)》。本指南适用于经有关部门登记、卫生健康行政部门备案,为 3 岁以下婴幼儿提供全日托、半日托、计时托、临时托等托育服务的机构。

　　一、6～24 月龄婴幼儿喂养与营养要点

　　托育机构应与家庭配合,为实现母乳喂养提供便利条件,尽量采用亲喂母乳喂养。在母乳喂养同时为婴幼儿提供适宜的辅食。

　　1. 支持母乳喂养

　　托育机构在妇幼保健机构、基层医疗卫生机构的指导下,做好母乳喂养宣教。按照要求设立喂奶室或喂奶区域,并配备相关设施、设备。鼓励母亲进入托育机构亲喂,做好哺乳记录,保证按需喂养。

　　2. 辅食添加原则与注意事项

　　(1) 从 6 月龄开始添加辅食,首选富含铁的泥糊状食物。

　　(2) 鼓励尝试新的食物,每次只引入 1 种。留意观察是否出现呕吐、腹泻、皮疹等不良反应,适应 1 种食物后再添加其他新的食物。若婴幼儿出现不适或严重不良反应,及时通知家长并送医。

　　(3) 逐渐调整辅食质地,与婴幼儿的咀嚼吞咽能力相适应,从稠粥、肉泥等泥糊状食物逐渐过渡到半固体或固体食物等。1 岁以后可吃软烂食物,2 岁之后可食用家庭膳食。

　　(4) 逐渐增加食物种类,保证食物多样化,包括谷薯类、豆类和坚果类、动物性食物（鱼、禽、肉及内脏）、蛋、含维生素 A 丰富的蔬果、其他蔬果、奶类及奶制品等 7 类。

　　(5) 辅食应选择安全、营养丰富、新鲜的食材,并符合婴幼儿喜好。婴幼儿辅食应单独制作,1 岁以内婴儿辅食应当保持原味,不加盐、糖和调味品。制作过程注意卫生,进食过程注意安全。

　　3. 自带食物管理

　　如家长要求使用自带食物,托育机构应与家庭充分沟通,并做好接收和使用记录。如使用特殊医学用途婴儿配方食品,家长应提供医生或临床营养师的建议。

　　4. 顺应喂养

　　托育机构应根据不同年龄婴幼儿的营养需要、进食能力和行为发育需要,提倡顺应喂养。喂养过程中,应及时感知婴幼儿发出的饥饿和饱足反应（动作、表情、声音等）,及时做出恰当的回应,鼓励但不强迫进食。从开始辅食添加起,引导婴幼儿学习在嘴里移动、咀嚼和吞咽食物,逐步尝试自主

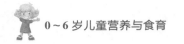

进食。

二、24～36月龄幼儿的喂养与营养要点

1. 合理膳食

（1）食物搭配均衡，每日膳食由谷薯类、肉类、蛋类、豆类、乳及乳制品、蔬菜水果等组成。同类食物可轮流选用，做到膳食多样化。

（2）每日三餐两点，主副食并重。加餐以奶类、水果为主，配以少量松软面点。分量适宜，不影响正餐进食量。晚间不宜安排甜食，以预防龋齿。

（3）保证幼儿按需饮水，根据季节酌情调整。提供安全饮用水，避免提供果汁饮料等。

（4）选择安全、营养丰富、新鲜的食材和清洁水制备食物。制作过程注意卫生，进食过程注意安全。

（5）食物合理烹调，适量油脂，少盐、少糖、少调味品。宜采用蒸、煮、炖、煨等方法，少用油炸、熏制、卤制等。

2. 培养良好的习惯

（1）规律进餐，每次正餐控制在30分钟内。鼓励幼儿自主进食。

（2）安排适宜的进餐时间、地点和场景，根据幼儿特点选择和烹制食物，引导幼儿对健康食物的选择，培养不挑食不偏食的良好习惯，不限制也不强迫进食。进餐时避免分散注意力。开始培养进餐礼仪。

（3）喂养过程中注意进食安全，避免伤害。不提供易导致呛噎的食物，如花生、腰果等整粒坚果和葡萄、果冻等。

（4）合理安排幼儿的身体活动和户外活动，建议户外活动每天不少于2小时。

三、婴幼儿食育

食育有益于身心健康，增进亲子关系。托育机构与家庭配合开展食育，让婴幼儿感受、认识和享受食物，培养良好进食行为和饮食习惯，启蒙中华饮食文化。

1. 感受和认识食物

适时引导婴幼儿感受食物，通过视觉、触觉、嗅觉、味觉、听觉等感知食物的色、香、味、质地，激发对食物的兴趣，促进认识食物，接受新食物。可以让幼儿观察或参与简单的植物播种、照料、采摘等过程，并让幼儿参与食物的制备。

2. 培养饮食行为

营造安静温馨、轻松愉悦的就餐环境，引导婴幼儿享受食物，逐步养成规律就餐、专注就餐、自主进食的良好饮食习惯。正确选择零食，避免高糖、高盐和油炸食品。

3. 体验饮食文化

培养用餐礼仪、感恩食物、珍惜食物。结合春节、元宵、端午和中秋等传统节日活动，让幼儿体验中华饮食文化。

四、喂养和膳食管理

1. 规章制度建设

按照《食品安全法》《食品安全法实施条例》等要求，严格落实各项食品安全工作，强化责任意识，制定食品安全应急处置预案，做好食源性疾病防控工作。

（1）托育机构应建立完善的母乳、配方食品和商品辅食喂养管理制度和操作规范，包括喂奶室管理制度，配方食品和商品辅食的接收、查验及储存、使用制度，及相关卫生消毒制度。

（2）托育机构从供餐单位订餐的，应当建立健全机构外供餐管理制度，选择取得食品经营许可、能承担食品安全责任、社会信誉良好的供餐单位。对供餐单位提供的食品随机进行外观查验和必要检验，并在供餐合同（或者协议）中明确约定不合格食品的处理方式。

（3）鼓励母乳喂养，为哺乳母亲设立喂奶室，配备流动水洗手等设施、设备。

（4）托育机构乳儿班和托小班设有配餐区，位置独立，备餐区域有流动水洗手设施、操作台、调配设施、奶瓶架，配备奶瓶清洗、消毒工具，配备奶瓶、奶嘴专用消毒设备，配备乳类储存、加热设备。

（5）托育机构应配备食品安全管理人员，并制订食堂管理人员、从业人员岗位工作职责，食品安全管理人员及从业人员上岗前应当参加食品安全法律法规和婴幼儿营养等专业知识培训。

（6）婴幼儿膳食应有专人负责，班级配餐由专人配制分发，工作人员与婴幼儿膳食要严格分开。

（7）做好乳类喂养、辅食添加、就餐等工作记录。

2. 膳食和营养要求

食品应储存在阴凉、干燥的专用储存空间。标注配方食品的开封时间，每次使用后及时密闭，并在规定时间内食用。配方食品应按照产品使用说明按需、适量调配，调配好的配方奶 1 次使用，如有剩余，直接丢弃。配方食品在规定的配餐区完成。调配好的配方奶，喂养前需要试温，做好喂养记录。

（1）托育机构应根据不同月龄（年龄）婴幼儿的生理特点和营养需求，制订符合要求的食谱，并严格按照食谱供餐。

（2）食谱按照不同月龄段进行制订和实施，每 1 周或每 2 周循环 1 次。食谱要具体到每餐次食物品种、用量、烹制或加工方法及进食时间。

（3）主副食的选料、洗涤、切配、烹调方法要适合不同月龄（年龄）婴幼儿，减少营养素的损失，符合婴幼儿清淡口味，达到营养膳食的要求。烹调食物注意色、香、味、形，提高婴幼儿的进食兴趣。

（4）食谱中各种食物提供的能量和营养素水平，参照中国营养学会颁布的《中国居民膳食营养素参考摄入量（DRIs）（2013）》推荐的相应月龄（年龄）婴幼儿每日能量平均需要量（EER）和推荐摄入量（RNI）或适宜摄入量（AI）确定。

（5）食谱各餐次热量分配：早餐提供的能量约占一日的 30%（包括上午 10 点的点心），午餐提供的能量约占一日的 40%（含下午 3 点的午后点），晚餐提供的能量约占一日的 30%（含晚上 8 点的少量水果、牛奶等）。

（6）食谱中各种食物的选择原则以及食物用量，参照中国营养学会颁布的《7～24 月龄婴幼儿喂养指南（2016）》《学龄前儿童膳食指南（2016）》中膳食原则，以及《7～24 月龄婴幼儿平衡膳食宝塔》《学龄前儿童平衡膳食宝塔》中建议的食物推荐量范围。

（7）半日托及全日托的托育机构至少每季度进行一次膳食调查和营养评估。提供一餐的托育机构（含上、下午点）每日能量和蛋白质供给量应达到相应建议量的 50% 以上；提供两餐的托育机构，每日能量和蛋白质供给量应达到相应建议量的 70% 以上；提供三餐的托育机构，每日能量和蛋白质和其他营养素的供给量应达到相应建议量的 80% 以上。

（8）三大营养素热量占总热量的百分比是蛋白质 12%～15%，脂肪 30%～35%，碳水化合物 50%～65%。优质蛋白质占蛋白质总量的 50% 以上。

（9）有条件的托育机构可为贫血、营养不良、食物过敏等婴幼儿提供特殊膳食，有特殊喂养需求的，婴幼儿监护人应当提供书面说明。

（10）定期进行生长发育监测，保障婴幼儿健康生长。

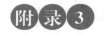 附 录 3

中国 7 岁以下儿童生长发育参照标准

表1　7岁以下男童身高(长)标准值(cm)

年龄	月龄	−3SD	−2SD	−1SD	中位数	+1SD	+2SD	+3SD
出生	0	45.2	46.9	48.6	50.4	52.2	54.0	55.8
	1	48.7	50.7	52.7	54.8	56.9	59.0	61.2
	2	52.2	54.3	56.5	58.7	61.0	63.3	65.7
	3	55.3	57.5	59.7	62.0	64.3	66.6	69.0
	4	57.9	60.1	62.3	64.6	66.9	69.3	71.7
	5	59.9	62.1	64.4	66.7	69.1	71.5	73.9
	6	61.4	63.7	66.0	68.4	70.8	73.3	75.8
	7	62.7	65.0	67.4	69.8	72.3	74.8	77.4
	8	63.9	66.3	68.7	71.2	73.7	76.3	78.9
	9	65.2	67.6	70.1	72.6	75.2	77.8	80.5
	10	66.4	68.9	71.4	74.0	76.6	79.3	82.1
	11	67.5	70.1	72.7	75.3	78.0	80.8	83.6
1 岁	12	68.6	71.2	73.8	76.5	79.3	82.1	85.0
	15	71.2	74.0	76.9	79.8	82.8	85.8	88.9
	18	73.6	76.6	79.6	82.7	85.8	89.1	92.4
	21	76.0	79.1	82.3	85.6	89.0	92.4	95.9
2 岁	24	78.3	81.6	85.1	88.5	92.1	95.8	99.5
	27	80.5	83.9	87.5	91.1	94.8	98.6	102.5
	30	82.4	85.9	89.6	93.3	97.1	101.0	105.0
	33	84.4	88.0	91.6	95.4	99.3	103.2	107.2
3 岁	36	86.3	90.0	93.7	97.5	101.4	105.3	109.4
	39	87.5	91.2	94.9	98.8	102.7	106.7	110.7
	42	89.3	93.0	96.7	100.6	104.5	108.6	112.7
	45	90.9	94.6	98.5	102.4	106.4	110.4	114.6
4 岁	48	92.5	96.3	100.2	104.1	108.2	112.3	116.5

续表

年龄	月龄	−3SD	−2SD	−1SD	中位数	+1SD	+2SD	+3SD
	51	94.0	97.9	101.9	105.9	110.0	114.2	118.5
	54	95.6	99.5	103.6	107.7	111.9	116.2	120.6
	57	97.1	101.1	105.3	109.5	113.8	118.2	122.6
5 岁	60	98.7	102.8	107.0	111.3	115.7	120.1	124.7
	63	100.2	104.4	108.7	113.0	117.5	122.0	126.7
	66	101.6	105.9	110.2	114.7	119.2	123.8	128.6
	69	103.0	107.3	111.7	116.3	120.9	125.6	130.4
6 岁	72	104.1	108.6	113.1	117.7	122.4	127.2	132.1
	75	105.3	109.8	114.4	119.2	124.0	128.8	133.8
	78	106.5	111.1	115.8	120.7	125.6	130.5	135.6
	81	107.9	112.6	117.4	122.3	127.3	132.4	137.6

注：表中 3 岁前为身长，3 岁及 3 岁后为身高。

表 2   7 岁以下女童身高(长)标准值(cm)

年龄	月龄	−3SD	−2SD	−1SD	中位数	+1SD	+2SD	+3SD
出生	0	44.7	46.4	48.0	49.7	51.4	53.2	55.0
	1	47.9	49.8	51.7	53.7	55.7	57.8	59.9
	2	51.1	53.2	55.3	57.4	59.6	61.8	64.1
	3	54.2	56.3	58.4	60.6	62.8	65.1	67.5
	4	56.7	58.8	61.0	63.1	65.4	67.7	70.0
	5	58.6	60.8	62.9	65.2	67.4	69.8	72.1
	6	60.1	62.3	64.5	66.8	69.1	71.5	74.0
	7	61.3	63.6	65.9	68.2	70.6	73.1	75.6
	8	62.5	64.8	67.2	69.6	72.1	74.7	77.3
	9	63.7	66.1	68.5	71.0	73.6	76.2	78.9
	10	64.9	67.3	69.8	72.4	75.0	77.7	80.5
	11	66.1	68.6	71.1	73.7	76.4	79.2	82.0
1 岁	12	67.2	69.7	72.3	75.0	77.7	80.5	83.4
	15	70.2	72.9	75.6	78.5	81.4	84.3	87.4
	18	72.8	75.6	78.5	81.5	84.6	87.7	91.0
	21	75.1	78.1	81.2	84.4	87.7	91.1	94.5
2 岁	24	77.3	80.5	83.8	87.2	90.7	94.3	98.0
	27	79.3	82.7	86.2	89.8	93.5	97.3	101.2

年龄	月龄	－3SD	－2SD	－1SD	中位数	＋1SD	＋2SD	＋3SD
	30	81.4	84.8	88.4	92.1	95.9	99.8	103.8
	33	83.4	86.9	90.5	94.3	98.1	102.0	106.1
3岁	36	85.4	88.9	92.5	96.3	100.1	104.1	108.1
	39	86.6	90.1	93.8	97.5	101.4	105.4	109.4
	42	88.4	91.9	95.6	99.4	103.3	107.2	111.3
	45	90.1	93.7	97.4	101.2	105.1	109.2	113.3
4岁	48	91.7	95.4	99.2	103.1	107.0	111.1	115.3
	51	93.2	97.0	100.9	104.9	109.0	113.1	117.4
	54	94.8	98.7	102.7	106.7	110.9	115.2	119.5
	57	96.4	100.3	104.4	108.5	112.8	117.1	121.6
5岁	60	97.8	101.8	106.0	110.2	114.5	118.9	123.4
	63	99.3	103.4	107.6	111.9	116.2	120.7	125.3
	66	100.7	104.9	109.2	113.5	118.0	122.6	127.2
	69	102.0	106.3	110.7	115.2	119.7	124.4	129.1
6岁	72	103.2	107.6	112.0	116.6	121.2	126.0	130.8
	75	104.4	108.8	113.4	118.0	122.7	127.6	132.5
	78	105.5	110.1	114.7	119.4	124.3	129.2	134.2
	81	106.7	111.4	116.1	121.0	125.9	130.9	136.1

注:表中3岁前为身长,3岁及3岁后为身高。

表3　7岁以下男童体重标准值(kg)

年龄	月龄	－3SD	－2SD	－1SD	中位数	＋1SD	＋2SD	＋3SD
出生	0	2.26	2.58	2.93	3.32	3.73	4.18	4.66
	1	3.09	3.52	3.99	4.51	5.07	5.67	6.33
	2	3.94	4.47	5.05	5.68	6.38	7.14	7.97
	3	4.69	5.29	5.97	6.70	7.51	8.40	9.37
	4	5.25	5.91	6.64	7.45	8.34	9.32	10.39
	5	5.66	6.36	7.14	8.00	8.95	9.99	11.15
	6	5.97	6.70	7.51	8.41	9.41	10.50	11.72
	7	6.24	6.99	7.83	8.76	9.79	10.93	12.20
	8	6.46	7.23	8.09	9.05	10.11	11.29	12.60
	9	6.67	7.46	8.35	9.33	10.42	11.64	12.99
	10	6.86	7.67	8.58	9.58	10.71	11.95	13.34

续表

年龄	月龄	-3SD	-2SD	-1SD	中位数	+1SD	+2SD	+3SD
	11	7.04	7.87	8.80	9.83	10.98	12.26	13.68
1 岁	12	7.21	8.06	9.00	10.05	11.23	12.54	14.00
	15	7.68	8.57	9.57	10.68	11.93	13.32	14.88
	18	8.13	9.07	10.12	11.29	12.61	14.09	15.75
	21	8.61	9.59	10.69	11.93	13.33	14.90	16.66
2 岁	24	9.06	10.09	11.24	12.54	14.01	15.67	17.54
	27	9.47	10.54	11.75	13.11	14.64	16.38	18.36
	30	9.86	10.97	12.22	13.64	15.24	17.06	19.13
	33	10.24	11.39	12.68	14.15	15.82	17.72	19.89
3 岁	36	10.61	11.79	13.13	14.65	16.39	18.37	20.64
	39	10.97	12.19	13.57	15.15	16.95	19.02	21.39
	42	11.31	12.57	14.00	15.63	17.50	19.65	22.13
	45	11.66	12.96	14.44	16.13	18.07	20.32	22.91
4 岁	48	12.01	13.35	14.88	16.64	18.67	21.01	23.73
	51	12.37	13.76	15.35	17.18	19.30	21.76	24.63
	54	12.74	14.18	15.84	17.75	19.98	22.57	25.61
	57	13.12	14.61	16.34	18.35	20.69	23.43	26.68
5 岁	60	13.50	15.06	16.87	18.98	21.46	24.38	27.85
	63	13.86	15.48	17.38	19.60	22.21	25.32	29.04
	66	14.18	15.87	17.85	20.18	22.94	26.24	30.22
	69	14.48	16.24	18.31	20.75	23.66	27.17	31.43
6 岁	72	14.74	16.56	18.71	21.26	24.32	28.03	32.57
	75	15.01	16.90	19.14	21.82	25.06	29.01	33.89
	78	15.30	17.27	19.62	22.45	25.89	30.13	35.41
	81	15.66	17.73	20.22	23.24	26.95	31.56	37.39

表4 7 岁以下女童体重标准值(kg)

年龄	月龄	-3SD	-2SD	-1SD	中位数	+1SD	+2SD	+3SD
出生	0	2.26	2.54	2.85	3.21	3.63	4.10	4.65
	1	2.98	3.33	3.74	4.20	4.74	5.35	6.05
	2	3.72	4.15	4.65	5.21	5.86	6.60	7.46
	3	4.40	4.90	5.47	6.13	6.87	7.73	8.71

续表

年龄	月龄	−3SD	−2SD	−1SD	中位数	＋1SD	＋2SD	＋3SD
	4	4.93	5.48	6.11	6.83	7.65	8.59	9.66
	5	5.33	5.92	6.59	7.36	8.23	9.23	10.38
	6	5.64	6.26	6.96	7.77	8.68	9.73	10.93
	7	5.90	6.55	7.28	8.11	9.06	10.15	11.40
	8	6.13	6.79	7.55	8.41	9.39	10.51	11.80
	9	6.34	7.03	7.81	8.69	9.70	10.86	12.18
	10	6.53	7.23	8.03	8.94	9.98	11.16	12.52
	11	6.71	7.43	8.25	9.18	10.24	11.46	12.85
1岁	12	6.87	7.61	8.45	9.40	10.48	11.73	13.15
	15	7.34	8.12	9.01	10.02	11.18	12.50	14.02
	18	7.79	8.63	9.57	10.65	11.88	13.29	14.90
	21	8.26	9.15	10.15	11.30	12.61	14.12	15.85
2岁	24	8.70	9.64	10.70	11.92	13.31	14.92	16.77
	27	9.10	10.09	11.21	12.50	13.97	15.67	17.63
	30	9.48	10.52	11.70	13.05	14.60	16.39	18.47
	33	9.86	10.94	12.18	13.59	15.22	17.11	19.29
3岁	36	10.23	11.36	12.65	14.13	15.83	17.81	20.10
	39	10.60	11.77	13.11	14.65	16.43	18.50	20.90
	42	10.95	12.16	13.55	15.16	17.01	19.17	21.69
	45	11.29	12.55	14.00	15.67	17.60	19.85	22.49
4岁	48	11.62	12.93	14.44	16.17	18.19	20.54	23.30
	51	11.96	13.32	14.88	16.69	18.79	21.25	24.14
	54	12.30	13.71	15.33	17.22	19.42	22.00	25.04
	57	12.62	14.08	15.78	17.75	20.05	22.75	25.96
5岁	60	12.93	14.44	16.20	18.26	20.66	23.50	26.87
	63	13.23	14.80	16.64	18.78	21.30	24.28	27.84
	66	13.54	15.18	17.09	19.33	21.98	25.12	28.89
	69	13.84	15.54	17.53	19.88	22.65	25.96	29.95
6岁	72	14.11	15.87	17.94	20.37	23.27	26.74	30.94
	75	14.38	16.21	18.35	20.89	23.92	27.57	32.00
	78	14.66	16.55	18.78	21.44	24.61	28.46	33.14
	81	14.96	16.92	19.25	22.03	25.37	29.42	34.40

表5　7岁以下男童头围标准值(cm)

年龄	月龄	−3SD	−2SD	−1SD	中位数	+1SD	+2SD	+3SD
出生	0	30.9	32.1	33.3	34.5	35.7	36.8	37.9
	1	33.3	34.5	35.7	36.9	38.2	39.4	40.7
	2	35.2	36.4	37.6	38.9	40.2	41.5	42.9
	3	36.7	37.9	39.2	40.5	41.8	43.2	44.6
	4	38.0	39.2	40.4	41.7	43.1	44.5	45.9
	5	39.0	40.2	41.5	42.7	44.1	45.5	46.9
	6	39.8	41.0	42.3	43.6	44.9	46.3	47.7
	7	40.4	41.7	42.9	44.2	45.5	46.9	48.4
	8	41.0	42.2	43.5	44.8	46.1	47.5	48.9
	9	41.5	42.7	44.0	45.3	46.6	48.0	49.4
	10	41.9	43.1	44.4	45.7	47.0	48.4	49.8
	11	42.3	43.5	44.8	46.1	47.4	48.8	50.2
1岁	12	42.6	43.8	45.1	46.4	47.7	49.1	50.5
	15	43.2	44.5	45.7	47.0	48.4	49.7	51.1
	18	43.7	45.0	46.3	47.6	48.9	50.2	51.6
	21	44.2	45.5	46.7	48.0	49.4	50.7	52.1
2岁	24	44.6	45.9	47.1	48.4	49.8	51.1	52.5
	27	45.0	46.2	47.5	48.8	50.1	51.4	52.8
	30	45.3	46.5	47.8	49.1	50.4	51.7	53.1
	33	45.5	46.8	48.0	49.3	50.6	52.0	53.3
3岁	36	45.7	47.0	48.3	49.6	50.9	52.2	53.5
	42	46.2	47.4	48.7	49.9	51.3	52.6	53.9
4岁	48	46.5	47.8	49.0	50.3	51.6	52.9	54.2
	54	46.9	48.1	49.4	50.6	51.9	53.2	54.6
5岁	60	47.2	48.4	49.7	51.0	52.2	53.6	54.9
	66	47.5	48.7	50.0	51.3	52.5	53.8	55.2
6岁	72	47.8	49.0	50.2	51.5	52.8	54.1	55.4

表6　7岁以下女童头围标准值(cm)

年龄	月龄	−3SD	−2SD	−1SD	中位数	+1SD	+2SD	+3SD
出生	0	30.4	31.6	32.8	34.0	35.2	36.4	37.5
	1	32.6	33.8	35.0	36.2	37.4	38.6	39.9
	2	34.5	35.6	36.8	38.0	39.3	40.5	41.8

年龄	月龄	−3SD	−2SD	−1SD	中位数	+1SD	+2SD	+3SD
	3	36.0	37.1	38.3	39.5	40.8	42.1	43.4
	4	37.2	38.3	39.5	40.7	41.9	43.3	44.6
	5	38.1	39.2	40.4	41.6	42.9	44.3	45.7
	6	38.9	40.0	41.2	42.4	43.7	45.1	46.5
	7	39.5	40.7	41.8	43.1	44.4	45.7	47.2
	8	40.1	41.2	42.4	43.6	44.9	46.3	47.7
	9	40.5	41.7	42.9	44.1	45.4	46.8	48.2
	10	40.9	42.1	43.3	44.5	45.8	47.2	48.6
	11	41.3	42.4	43.6	44.9	46.2	47.5	49.0
1岁	12	41.5	42.7	43.9	45.1	46.5	47.8	49.3
	15	42.2	43.4	44.6	45.8	47.2	48.5	50.0
	18	42.8	43.9	45.1	46.4	47.7	49.1	50.5
	21	43.2	44.4	45.6	46.9	48.2	49.6	51.0
2岁	24	43.6	44.8	46.0	47.3	48.6	50.0	51.4
	27	44.0	45.2	46.4	47.7	49.0	50.3	51.7
	30	44.3	45.5	46.7	48.0	49.3	50.7	52.1
	33	44.6	45.8	47.0	48.3	49.6	50.9	52.3
3岁	36	44.8	46.0	47.3	48.5	49.8	51.2	52.6
	42	45.3	46.5	47.7	49.0	50.3	51.6	53.0
4岁	48	45.7	46.9	48.1	49.4	50.6	52.0	53.3
	54	46.0	47.2	48.4	49.7	51.0	52.3	53.7
5岁	60	46.3	47.5	48.7	50.0	51.3	52.6	53.9
	66	46.6	47.8	49.0	50.3	51.5	52.8	54.2
6岁	72	46.8	48.0	49.2	50.5	51.8	53.1	54.4

表7　45～110 cm身长的体重标准值(男)

身长 (cm)	体重(kg)						
	−3SD	−2SD	−1SD	中位数	+1SD	+2SD	+3SD
46	1.80	1.99	2.19	2.41	2.65	2.91	3.18
48	2.11	2.34	2.58	2.84	3.12	3.42	3.74
50	2.43	2.68	2.95	3.25	3.57	3.91	4.29
52	2.78	3.06	3.37	3.71	4.07	4.47	4.90
54	3.19	3.51	3.87	4.25	4.67	5.12	5.62
56	3.65	4.02	4.41	4.85	5.32	5.84	6.41

续表

身长 (cm)	体重（kg）						
	−3SD	−2SD	−1SD	中位数	+1SD	+2SD	+3SD
58	4.13	4.53	4.97	5.46	5.99	6.57	7.21
60	4.61	5.05	5.53	6.06	6.65	7.30	8.01
62	5.09	5.56	6.08	6.66	7.30	8.00	8.78
64	5.54	6.05	6.60	7.22	7.91	8.67	9.51
66	5.97	6.50	7.09	7.74	8.47	9.28	10.19
68	6.38	6.93	7.55	8.23	9.00	9.85	10.81
70	6.76	7.34	7.98	8.69	9.49	10.38	11.39
72	7.12	7.72	8.38	9.12	9.94	10.88	11.93
74	7.47	8.08	8.76	9.52	10.38	11.34	12.44
76	7.81	8.43	9.13	9.91	10.80	11.80	12.93
78	8.14	8.78	9.50	10.31	11.22	12.25	13.42
80	8.49	9.15	9.88	10.71	11.64	12.70	13.92
82	8.85	9.52	10.27	11.12	12.08	13.17	14.42
84	9.21	9.90	10.66	11.53	12.52	13.64	14.94
86	9.58	10.28	11.07	11.96	12.97	14.13	15.46
88	9.96	10.68	11.48	12.39	13.43	14.62	16.00
90	10.34	11.08	11.90	12.83	13.90	15.12	16.54
92	10.74	11.48	12.33	13.28	14.37	15.63	17.10
94	11.14	11.90	12.77	13.75	14.87	16.16	17.68
96	11.56	12.34	13.22	14.23	15.38	16.72	18.29
98	11.99	12.79	13.70	14.74	15.93	17.32	18.95
100	12.44	13.26	14.20	15.27	16.51	17.96	19.67
102	12.89	13.75	14.72	15.83	17.12	18.64	20.45
104	13.35	14.24	15.25	16.41	17.77	19.37	21.29
106	13.82	14.74	15.79	17.01	18.45	20.15	22.21
108	14.27	15.24	16.34	17.63	19.15	20.97	23.19
110	14.74	15.74	16.91	18.27	19.89	21.85	24.27

表 8　80～140 cm 身高的体重标准值（男）

身长 (cm)	体重（kg）						
	−3SD	−2SD	−1SD	中位数	+1SD	+2SD	+3SD
80	8.61	9.27	10.02	10.85	11.79	12.87	14.09
82	8.97	9.65	10.41	11.26	12.23	13.34	14.60
84	9.34	10.03	10.81	11.68	12.68	13.81	15.12
86	9.71	10.42	11.21	12.11	13.13	14.30	15.65

续表

身长	体重(kg)						
(cm)	－3SD	－2SD	－1SD	中位数	＋1SD	＋2SD	＋3SD
88	10.09	10.81	11.63	12.54	13.59	14.79	16.19
90	10.48	11.22	12.05	12.99	14.06	15.30	16.73
92	10.88	11.63	12.48	13.44	14.54	15.82	17.30
94	11.29	12.05	12.92	13.91	15.05	16.36	17.89
96	11.71	12.50	13.39	14.40	15.57	16.93	18.51
98	12.15	12.95	13.87	14.92	16.13	17.54	19.19
100	12.60	13.43	14.38	15.46	16.72	18.19	19.93
102	13.05	13.92	14.90	16.03	17.35	18.89	20.74
104	13.52	14.41	15.44	16.62	18.00	19.64	21.61
106	13.98	14.91	15.98	17.23	18.69	20.43	22.54
108	14.44	15.41	16.54	17.85	19.41	21.27	23.56
110	14.90	15.92	17.11	18.50	20.16	22.18	24.67
112	15.37	16.45	17.70	19.19	20.97	23.15	25.90
114	15.85	16.99	18.32	19.90	21.83	24.21	27.25
116	16.33	17.54	18.95	20.66	22.74	25.36	28.76
118	16.83	18.10	19.62	21.45	23.72	26.62	30.45
120	17.34	18.69	20.31	22.30	24.78	27.99	32.34
122	17.87	19.31	21.05	23.19	25.91	29.50	34.48
124	18.41	19.95	21.81	24.14	27.14	31.15	36.87
126	18.97	20.61	22.62	25.15	28.45	32.96	39.56
128	19.56	21.31	23.47	26.22	29.85	34.92	42.55
130	20.18	22.05	24.37	27.35	31.34	37.01	45.80
132	20.84	22.83	25.32	28.55	32.91	39.21	49.23
134	21.53	23.65	26.32	29.80	34.55	41.48	52.72
136	22.25	24.51	27.36	31.09	36.23	43.78	56.20
138	23.00	25.40	28.44	32.44	37.95	46.11	59.62
140	23.79	26.33	29.57	33.82	39.71	48.46	62.96

表9 45～110 cm身长的体重标准值(女)

身长	体重(kg)						
(cm)	－3SD	－2SD	－1SD	中位数	＋1SD	＋2SD	＋3SD
46	1.89	2.07	2.28	2.52	2.79	3.09	3.43
48	2.18	2.39	2.63	2.90	3.20	3.54	3.93
50	2.48	2.72	2.99	3.29	3.63	4.01	4.44
52	2.84	3.11	3.41	3.75	4.13	4.56	5.05

续表

身长 (cm)	体重(kg)						
	−3SD	−2SD	−1SD	中位数	+1SD	+2SD	+3SD
54	3.26	3.56	3.89	4.27	4.70	5.18	5.73
56	3.69	4.02	4.39	4.81	5.29	5.82	6.43
58	4.14	4.50	4.91	5.37	5.88	6.47	7.13
60	4.59	4.99	5.43	5.93	6.49	7.13	7.85
62	5.05	5.48	5.95	6.49	7.09	7.77	8.54
64	5.48	5.94	6.44	7.01	7.65	8.38	9.21
66	5.89	6.37	6.91	7.51	8.18	8.95	9.82
68	6.28	6.78	7.34	7.97	8.68	9.49	10.40
70	6.64	7.16	7.75	8.41	9.15	9.99	10.95
72	6.98	7.52	8.13	8.82	9.59	10.46	11.46
74	7.30	7.87	8.49	9.20	10.00	10.91	11.95
76	7.62	8.20	8.85	9.58	10.40	11.34	12.41
78	7.93	8.53	9.20	9.95	10.80	11.77	12.88
80	8.26	8.88	9.57	10.34	11.22	12.22	13.37
82	8.60	9.23	9.94	10.74	11.65	12.69	13.87
84	8.95	9.60	10.33	11.16	12.10	13.16	14.39
86	9.30	9.98	10.73	11.58	12.55	13.66	14.93
88	9.67	10.37	11.15	12.03	13.03	14.18	15.50
90	10.06	10.78	11.58	12.50	13.54	14.73	16.11
92	10.46	11.20	12.04	12.98	14.06	15.31	16.75
94	10.88	11.64	12.51	13.49	14.62	15.91	17.41
96	11.30	12.10	12.99	14.02	15.19	16.54	18.11
98	11.73	12.55	13.49	14.55	15.77	17.19	18.84
100	12.16	13.01	13.98	15.09	16.37	17.86	19.61
102	12.58	13.47	14.48	15.64	16.98	18.55	20.39
104	13.00	13.93	14.98	16.20	17.61	19.26	21.22
106	13.43	14.39	15.49	16.77	18.25	20.00	22.09
108	13.86	14.86	16.02	17.36	18.92	20.78	23.02
110	14.29	15.34	16.55	17.96	19.62	21.60	24.00

表 10　80～140 cm 身高的体重标准值(女)

身长 (cm)	体重(kg)						
	−3SD	−2SD	−1SD	中位数	+1SD	+2SD	+3SD
80	8.38	9.00	9.70	10.48	11.37	12.38	13.54
82	8.72	9.36	10.08	10.89	11.81	12.85	14.05

身长（cm）	体重（kg）						
	－3SD	－2SD	－1SD	中位数	＋1SD	＋2SD	＋3SD
84	9.07	9.73	10.47	11.31	12.25	13.34	14.58
86	9.43	10.11	10.87	11.74	12.72	13.84	15.13
88	9.80	10.51	11.30	12.19	13.20	14.37	15.71
90	10.20	10.92	11.74	12.66	13.72	14.93	16.33
92	10.60	11.36	12.20	13.16	14.26	15.51	16.98
94	11.02	11.80	12.68	13.67	14.81	16.13	17.66
96	11.45	12.26	13.17	14.20	15.39	16.76	18.37
98	11.88	12.71	13.66	14.74	15.98	17.42	19.11
100	12.31	13.17	14.16	15.28	16.58	18.10	19.88
102	12.73	13.63	14.66	15.83	17.20	18.79	20.68
104	13.15	14.09	15.16	16.39	17.83	19.51	21.52
106	13.58	14.56	15.68	16.97	18.48	20.27	22.41
108	14.01	15.03	16.20	17.56	19.16	21.06	23.36
110	14.45	15.51	16.74	18.18	19.87	21.90	24.37
112	14.90	16.01	17.31	18.82	20.62	22.79	25.45
114	15.36	16.53	17.89	19.50	21.41	23.74	26.63
116	15.84	17.07	18.50	20.20	22.25	24.76	27.91
118	16.33	17.62	19.13	20.94	23.13	25.84	29.29
120	16.85	18.20	19.79	21.71	24.05	26.99	30.78
122	17.39	18.80	20.49	22.52	25.03	28.21	32.39
124	17.94	19.43	21.20	23.36	26.06	29.52	34.14
126	18.51	20.07	21.94	24.24	27.13	30.90	36.04
128	19.09	20.72	22.70	25.15	28.26	32.39	38.12
130	19.69	21.40	23.49	26.10	29.47	33.99	40.43
132	20.31	22.11	24.33	27.11	30.75	35.72	42.99
134	20.96	22.86	25.21	28.19	32.12	37.60	45.81
136	21.65	23.65	26.14	29.33	33.59	39.61	48.88
138	22.38	24.50	27.14	30.55	35.14	41.74	52.13
140	23.15	25.39	28.19	31.83	36.77	43.93	55.44

主要参考文献

1. 国务院. 中国儿童发展纲要(2021—2030 年)[R]. (2021-9-8)[2022-6-1]http://www. gov. cn/zhengce/content/2021-09/27/content_5639412. htm.

2. 杨玉凤. 重视早期营养对婴幼儿认知发展及行为疾病的重要性[J]. 中国儿童保健杂志,2021,29(2):117-119.

3. 王琳琳,吴大吉. 婴幼儿缺铁性贫血与超重/肥胖的关系[J]. 上海医药,2020,41(4):57-59.

4. 计晓红,叶红,张方英,郁花. 上海市虹梅社区婴幼儿营养性疾病影响因素调查分析[J]. 中国妇幼保健,2020,35(1):123-126.

5. 许培斌,尹春岚. 婴幼儿养育照护中的回应性喂养[J]. 中国儿童保健杂志,2020,28(9):955-957.

6. 李辉霞,郑剑飞,黄广文,等. 出生体重对 6～23 月龄婴幼儿体格发育和贫血影响[J]. 中国公共卫生,2019,35(6):726-730.

7. 陈亚华,毛华芬. 鄞州区 0～2 岁婴幼儿超重和肥胖现状及影响因素分析[J]. 中国慢性病预防与控制,2018,26(1):31-33.

8. 任桂英,张瑞娟,齐娟,邹余粮. 学龄前儿童超重、肥胖流行状况分析[J]. 河北医药,2021,43(8):1255-1261.

9. 杨可欣,汪静,孙靓,等. 北京市东城区学龄前儿童超重/肥胖现状及影响因素分析[J]. 华南预防医学,2021,47(2):136-140.

10. 于冬梅,琚腊红,赵丽云,等. 中国 0～5 岁儿童超重、肥胖分布特征[J]. 中华流行病学杂志,2018(6):710-714.

11. 中国营养学会膳食指南修订专家委员会妇幼人群指南修订专家工作组. 中国学龄前儿童膳食指南(2016)[R]. 中国儿童保健杂志,2017,25(4):217-219.

12. 周艳芬. 江都城区 2016—2018 年学龄前儿童健康状况分析[J]. 中国继续医学教育,2019,11(27):44-46.

13. 苏宜香. 儿童营养及相关疾病[M]. 北京:人民卫生出版社,2016.

14. 杨月欣,葛可佑. 中国营养科学全书[M]. 北京:人民卫生出版社,2019.

15. Kleinman, R. E. 儿童营养学[M]. 申昆玲,译. 北京:人民军医出版社,2015.

16. 婴幼儿喂养与营养指南[J]. 中国妇幼健康研究,2019,30(4):392-417.

17. 解洪丽,邵明军,刘传合,等. 全国 31 个城市儿童食物过敏自我报告率调查[J]. 国际儿科学杂志,2017,44(9):637-641.

18. 王卫平,孙锟,常立文. 儿科学(第 9 版)[M]. 北京:人民卫生出版社,2018.

19. 杨月欣,王光亚,潘兴昌. 中国食物成分表(第 2 版)[M]. 北京:北京大学医学出版社,2009.

20. 孙长颢. 营养与食品卫生学[M]. 北京:人民卫生出版社,2017.

21. 缺铁性贫血营养防治专家共识[J]. 营养学报,2019,41(5):417-426.

22. 中华医学会地方病学分会,中国营养学会,中华医学会内分泌学分会. 中国居民补碘指南[M]. 北京:人民卫生出版社,2018.

23. 仰曙芬,吴光驰.维生素 D 缺乏及维生素 D 缺乏性佝偻病防治建议[J].中国儿童保健杂志,2015,23(7):781-782.

24. 李里特."食育"是国民健康的大事[J].中国食物与营养,2006(3):4-7.

25. 李浩.幼儿食育[M].北京:知识产权出版社,2020.

26. 农林水产省.食育推进政策[R].2019.

27. 厚生劳働省.保育所食育活动推进指南[R].2004.

28. 厚生劳働省.保育所食物提供指南[R].2012.

29. 刘晓洁,黄琼,等.食育在中国 2019[M].北京:科学普及出版社,2020.

30. 张秋萍.幼儿园食育课程的建构与实施[J].学前教育研究,2018(08):70-72.

31. 管梦雪,周楠.国内学前儿童饮食行为研究进展[J].中国公共卫生,2020,36(5):845-848.

32. 复旦大学公共卫生学院托育问题研究课题组.上海市 0～6 岁儿童照护服务现状分析[R].北京:国际救助儿童会(英国)北京代表处,2020.

33. 陈旭微.幼儿家庭进餐行为主体性影响因素分析[J].陕西学前师范学院学报,2017,33(7):75-82.

34. 曹桂莲.0～3 岁儿童亲子活动设计与指导[M].上海:复旦大学出版社,2014.

35. 王颖蕙.0～3 岁儿童玩具与游戏[M].上海:复旦大学出版社,2019.

36. 李静,黄彦红,董颖,等.沈阳市 1～5 岁儿童饮食行为问题的家庭环境影响因素研究[J].中国儿童保健杂志,2013,21(9):995-997.

37. 侯鹏,王灵恩,刘晓洁,李云云,薛莉,成升魁.国内外食育研究的理论与实践[J].资源科学,2018,40(12):2369-2381.

38. 程蓓.食育的中国之策——基于日、美两国的经验[J].中国德育,2019(4):14-18.

39. 杨海河,游川.0～3 岁婴幼儿营养与喂养[M].北京:北京师范大学出版社,2020.

40. 康松玲,贺永琴.婴幼儿营养与喂养[M].上海:上海科技教育出版社,2017.

41. 厚生劳动省.保育所保育指針[R],2018.

42. 小川雄二.保育園・幼稚園ですすめる食育の理論と実践[M].东京:芽ばえ社,2009.

43. 张娜,马冠生.《中国儿童肥胖报告》解读[J].营养学报,2017,39(6):530-534.

44. 赵金璐,黄佳琦.中国及发展中国家儿童营养现状、原因及政策比较研究[J].中国食物与营养,2021,27(3):5-11.

45. 王畅,童连.国内外家长喂养行为评价研究进展[J/OL].中国儿童保健杂志:1-6[2022-06-27].http://kns.cnki.net/kcms/detail/61.1346.r.20211112.1522.018.html.

46. 孙远明.食品营养学[M].北京:科学出版社,2006.

47. 李铎.食品营养学[M].北京:化学工业出版社,2011.

48. 苏宜香.《中国居民膳食营养素参考摄入量,2013 版》儿童相关 DRIs 修订要点解读[J].中国儿童保健杂志,2015,23(7):673-675.

49. 房玥晖,何宇纳,李春丽.基于中国学龄前儿童平衡膳食指数的 2010—2012 年中国学龄前儿童膳食质量评价[J].中华预防医学杂志,2020,54(6):662-667.

50. 郑丽霞,宋道平,陈楚琳,等.中文版儿童喂养问卷在学龄前儿童家长中的信效度分析[J].中国儿童保健杂志,2016,24(10):1019.

51. 谢丽惠.婴幼儿养育人喂养行为量表编制及评价[D].北京:首都儿科研究所,2017.

52. 谢健.看护人喂养方式量表中文版的研制及信度和效度研究[D].北京:中国疾病预防控制中心,2007.

53. 袁静,张昊,徐通,等.学龄前儿童父母喂养行为量表的编制与评价[J].中国儿童保健杂志,2018,

26(5):483-487.

54. 国家卫生健康委办公厅. 婴幼儿喂养健康教育核心信息[EB/OL]. [2022-6-3]http://www.nwccw. gov. cn/2020-08/24/content_286637. htm

55. 藤森平司. 食育:从摄取营养到重视饮食行为[M]. 孔晓霞,译. 北京:当代中国出版社,2014.

56. 宋媛,贺永琴. 食育从儿童抓起:让食育走进教育视野[M]. 上海:上海社会科学院出版社,2015.

57. 周念丽. "活教育"中的食育[M]. 上海:复旦大学出版社,2019.

58. 张迅捷,赵琼. 营养配餐设计与实践[M]. 北京:中国医药科技出版社,2019.

59. 李茜. 婴幼儿食育活动中的进餐环节[J]. 早期教育,2021(22):10-11.

60. 李娅,卢清. 近五年我国幼儿园食育研究现状解析与发展趋势——基于 CiteSpace 的文献计量可视化分析[J]. 教育观察,2021,10(16):5-10.

61. 张怡. 借食而育,打造"舌尖上的未来"[J]. 教育视界,2021(7):71-73.

62. 探寻食育的 N 种打开方式[J]. 教育家,2021(8):5.

63. 陈迪,冯梅. "食育"与德智体美劳"五育"的关系探析[J]. 食品与机械,2021,37(10):185-188,221.

64. 河南省实验幼儿园食育课程简介[J]. 学前教育研究,2021(1):2.

65. 陶秀珍. 幼儿园食育环境创设初探[J]. 安徽教育科研,2020(24):54-55.

66. RUGGIERO C F, HOHMAN E E, BIRCH L L, et al. INSIGHT responsive parenting intervention effects on child appetite and maternal feeding practices through age 3 years[J]. Appetite,2021,159(3):105060.

67. United Nations International Children's Emergency Fund(UNICEF). The state of the world's children 2019 — Children, food and nutrition: Growing well in a changing world[R]. New York: UNICEF Office of Global Insight and Policy, 2019.

68. BIRCH L L, FISHER J O, GRIMM-THOMAS K, et al. Confirmatory factor analysis of the Child Feeding Questionnaire: a measure of parental attitudes, beliefs and practices about child feeding and obesity proneness[J]. Appetite, 2001, 36(3): 201-210.

69. HODGES E A, HOUCK G M, KINDERMANN T. Validity of the nursing child assessment feeding scale during toddlerhood[J]. Western journal of nursing research, 2009, 31(5): 662-678.

70. HODGES E A, HOUCK G M, KINDERMANN T. Reliability of the nursing child assessment feeding scale during toddlerhood[J]. Issues in Comprehensive Pediatric Nursing, 2007, 30(3): 109-130.

71. BAUGHCUM A E, POWERS S W, JOHNSON S B, et al. Maternal feeding practices and beliefs and their relationships to overweight in early childhood[J]. Journal of Developmental & Behavioral Pediatrics, 2001, 22(6): 391-408.

72. THOMPSON A L, MENDEZ M A, BORJA J B, et al. Development and validation of the infant feeding style questionnaire[J]. Appetite, 2009, 53(2): 210-221.

73. JANSEN E, MALLAN K M, NICHOLSON J M, et al. The feeding practices and structure questionnaire: construction and initial validation in a sample of Australian first-time mothers and their 2-year olds[J]. International Journal of Behavioral Nutrition and Physical Activity, 2014, 11(1): 1-13.

74. JANSEN E, WILLIAMS K E, MALLAN K M, et al. The Feeding Practices and Structure Questionnaire(FPSQ-28): A parsimonious version validated for longitudinal use from 2 to

5 years[J]. Appetite, 2016(100)：172-180.

75. SAVAGE J S, ROLLINS B Y, KUGLER K C, et al. Development of a theory-based questionnaire to assess structure and control in parent feeding（SCPF）[J]. International Journal of Behavioral Nutrition and Physical Activity, 2017, 14(1)：1-11.

76. JAIN A, SHERMAN S N, CHAMBERLIN L A, et al. Mothers misunderstand questions on a feeding questionnaire[J]. Appetite, 2004, 42(3)：249-254.

77. SETH J G, EVANS A E, HARRIS K K, et al. Preschooler feeding practices and beliefs：differences among Spanish-and English-speaking WIC clients [J]. Family & Community Health, 2007, 30(3)：257-270.

78. BERLIN K S, DAVIES W H, SILVERMAN A H, et al. Assessing family-based feeding strategies, strengths, and mealtime structure with the Feeding Strategies Questionnaire[J]. Journal of Pediatric Psychology, 2011, 36(5)：586-595.

79. ARCHER L A, ROSENBAUM P L, STREINER D L. The children's eating behavior inventory：reliability and validity results[J]. Journal of Pediatric Psychology, 1991, 16(5)：629-642.

80. ANDERSON C B, HUGHES S O, FISHER J O, et al. Cross-cultural equivalence of feeding beliefs and practices：The psychometric properties of the child feeding questionnaire among Blacks and Hispanics[J]. Preventive medicine, 2005, 41(2)：521-531.

81. GENG G, ZHU Z, SUZUKI K, et al. Confirmatory factor analysis of the Child Feeding Questionnaire(CFQ) in Japanese elementary school children[J]. Appetite, 2009, 52(1)：8-14.

82. LIU W-H, MALLAN K M, MIHRSHAHI S, et al. Feeding beliefs and practices of Chinese immigrant mothers. Validation of a modified version of the Child Feeding Questionnaire[J]. Appetite, 2014(80)：55-60.

83. SHAMARINA S, WONG Y W, ZALILAH M S. Confirmatory Factor Analysis of the Malay Version Comprehensive Feeding Practices Questionnaire Tested among Mothers of Primary School Children in Malaysia[J]. The scientific world journal, 2014：676174.

84. DAVISON K K, GICEVIC S, AFTOSMES-TOBIO A, et al. Fathers' representation in observational studies on parenting and childhood obesity：a systematic review and content analysis[J]. American Journal of Public Health, 2016, 106(11)：e14-e21.

85. DISANTIS K I, HODGES E A, JOHNSON S L, et al. The role of responsive feeding in overweight during infancy and toddlerhood：a systematic review[J]. International journal of obesity, 2011, 35(4)：480-492.

图书在版编目(CIP)数据

0～6岁儿童营养与食育/童连主编. —上海：复旦大学出版社，2022.8
ISBN 978-7-309-16195-3

Ⅰ.①0…　Ⅱ.①童…　Ⅲ.①学前儿童-饮食营养学　Ⅳ.①R153.2

中国版本图书馆 CIP 数据核字(2022)第 093650 号

0～6岁儿童营养与食育
童　连　主编
责任编辑/赵连光

复旦大学出版社有限公司出版发行
上海市国权路 579 号　邮编：200433
网址：fupnet@ fudanpress.com　http://www.fudanpress.com
门市零售：86-21-65102580　　团体订购：86-21-65104505
出版部电话：86-21-65642845
常熟市华顺印刷有限公司

开本 890×1240　1/16　印张 11.75　字数 331 千
2022 年 8 月第 1 版
2022 年 8 月第 1 版第 1 次印刷

ISBN 978-7-309-16195-3/R・1943
定价：40.00 元